全国医药类高职高专规划教材

供护理类专业用

护理心理学

（第2版）

主　编　蓝琼丽
副主编　王　霞　许　燕
编　委　（以姓氏笔画为序）
王　霞　山西职工医学院
刘丽华　湖南师范大学医学院
许　燕　首都医科大学燕京医学院
黄苏丽　广西科技大学医学院
温　萌　徐州医学院
蓝琼丽　广西科技大学医学院

西安交通大学出版社
XI'AN JIAOTONG UNIVERSITY PRESS

图书在版编目(CIP)数据

护理心理学/蓝琼丽主编. —2 版. —西安:西安交通大学出版社,2018.12
ISBN 978 - 7 - 5693 - 1002 - 3

Ⅰ.①护… Ⅱ.①蓝… Ⅲ.①护理学-医学心理学 Ⅳ.①R471

中国版本图书馆 CIP 数据核字(2018)第 271334 号

书　　名	护理心理学(第 2 版)
主　　编	蓝琼丽
责任编辑	宋伟丽

出版发行	西安交通大学出版社
	(西安市兴庆南路 10 号　邮政编码 710049)
网　　址	http://www.xjtupress.com
电　　话	(029)82668357　82667874(发行中心)
	(029)82668315(总编办)
传　　真	(029)82668280
印　　刷	陕西东威印务有限公司

开　　本	787mm×1092mm　1/16	印张 12	字数 286 千字
版次印次	2019 年 1 月第 2 版　　2019 年 1 月第 1 次印刷		
书　　号	ISBN 978 - 7 - 5693 - 1002 - 3		
定　　价	32.00 元		

读者购书、书店添货,如发现印装质量问题,请与本社发行中心联系、调换。
订购热线:(029)82665248　(029)82665249
投稿热线:(029)82668803　(029)82668804
读者信箱:med_xjup@163.com

前 言

　　护理心理学是护理和助产专业学生必修的一门课程。本课程在临床护理教学中十分重要,主要任务是向学生传授心理学的基础知识和与护理实践相关的专业心理学知识。本教材的编写以现代医学观和整体化护理思想为指导,紧紧围绕护理、助产专业的人才培养目标,依据最新的护士执业资格考试大纲进行编写,并在此基础上进行适当扩展;吸收了国内外护理心理学前沿的研究成果,增强了教材的时代性;在具体内容的编写中,理论知识以够用为度,更多体现的是心理护理方法的介绍等,增强了教材的实用性。在内容的编排上,每章前点明该章的学习目标,正文中插入知识链接,在章后设置用于思维拓展训练的目标检测,突出启发式教学的思想,激发学生学习积极性。

　　全书共分 10 章,包括绪论、心理学基础知识、护理人员心理、心理应激与心身疾病、临床心理评估、心理护理、临床心理护理方法、患者心理、专科患者心理护理、临床特殊问题的心理护理。我们力图通过本教材的学习,使学生掌握必要的心理学基础知识和心理应激的应对知识;了解护士的职业心理特点,掌握护理工作者应具备的心理素质并进行相应的职业角色人格训练;掌握患者的心理特点及评估、心理干预方法;为将来开展临床心理护理做好准备。本教材按 36 学时编写,其中理论 30 学时,实践 6 学时。在教学过程中,各学校可根据实际情况,对本教材内容和学时的分配做适当调整。

　　本教材主要适用于专科层次的护理和助产专业学生,也可作为相关医学心理学课程选用的辅助教材,还可作为临床护理工作者参阅的资料。

　　由于编者水平有限,疏漏之处在所难免,恳请专家、同仁和广大读者批评、指正。我们将虚心接受,再接再厉,为护理心理学的发展做出更多的贡献。

蓝琼丽

2018 年 10 月

目 录

第一章 绪 论

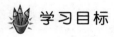 学习目标

【掌握】护理心理学的概念、研究对象；医学模式转变及其主要观点；现代护理模式。
【熟悉】护理心理学的研究方法和任务；学习护理心理学的意义。
【了解】护理心理学发展简史及国内外护理心理学发展趋势。

第一节　护理心理学概述

随着当代医学模式由生物医学模式向生物-心理-社会医学模式的转变，人们对健康和疾病的认识也在不断更新。现代护理学为适应医学模式的转变，护理模式从以疾病为中心的功能制护理转变为以患者为中心的系统化整体护理，这就对临床护理工作提出了更新、更高的要求。护理心理学作为一门新兴的学科，扩大和丰富了护理学科，成为心理学在临床应用方面的重要分支之一，对提高临床护理质量，推动医学的进步和发展起到了重要的作用。

一、概念

护理心理学(nursing psychology)是研究护理人员和护理对象的心理活动特点和活动规律，解决临床护理实践中的心理行为问题，以实现最佳护理的一门学科。护理心理学是护理学和心理学相结合而形成的一门交叉学科，它既是心理学的一个分支，又是护理学的重要组成部分。护理心理学既需要心理学的理论阐明护理过程中护理人员与患者个体间的相互作用，揭示其心理活动的规律，又需要广泛吸收医学、护理学等学科的研究成果。护理心理学是现代医学、护理学迅速发展的产物，是心理学应用研究向护理领域渗透的结果。

二、护理心理学的研究对象、任务及方法

(一)护理心理学的研究对象

护理心理学作为一门新兴学科，其研究对象包括护理情境中的护理对象和护理人员。其中护理对象包括患者、亚健康状态的人和健康人。护理是个体之间相互作用的过程，因此，护理心理学不仅要研究护理对象和护理人员静态的心理现象，还要研究在护理情境中动态的心理活动及其变化规律。

(二)护理心理学的研究任务
1. 研究心理社会因素与躯体健康的关系
心理社会因素与躯体病变存在着内在联系。诸多的心理社会因素，如社会的政治、经济、

文化及生活中的各种应激事件,是许多疾病(如冠心病、高血压、溃疡病)的致病和诱发因素,对于疾病的发生、发展、治疗及预后产生不同程度的影响。同时,个体的生理病变又会影响其心理状态,无论什么病,均会对患者的心理活动产生不良影响,而那些严重的疾病(如恶性肿瘤、精神疾病)则常常导致患者产生严重的心理障碍。因此,如果护理人员能够认识和掌握心理社会因素与躯体健康相互影响的规律,在临床护理实践中就能较好地把握患者心理行为问题的根源,对患者进行系统护理,促使患者早日康复。

2. 研究护理对象的心理活动规律和心理护理方法

深入研究护理对象的心理活动特点和规律,并依据其心理需要,采取恰当的措施,实施最佳的心理护理是护理心理学的一项重要研究任务。不同年龄和性别的人由于他们的成熟状态和社会经历不同,所充当的社会角色不同,患病后的心理反应也会各有差异;患者的社会背景、经济状况和文化程度等也会影响他们的心理活动;不同疾病患者,他们的心理变化差异也很大。因此,护理人员不仅要了解一般患者的心理活动,还要了解不同疾病、不同病期、不同科室疾病患者的心理特点。同时还需要研究心理护理与整体护理的关系,从护理程序的角度去研究心理护理的实施过程和方法,以便针对不同患者的心理特征采取相应的心理护理措施,实施心理护理技术,这样才能使系统化整体护理取得更好的效果。

3. 研究心理评估和心理干预的理论和技术

心理护理最重要的步骤是对患者存在的心理问题进行评估,并有针对性地进行干预,以达到解决或缓解的目的。国内外已发展了许多心理评估技术,用于定量评估患者的智力、人格、临床症状、治疗效果等。很多心理干预技术,如应对、心理治疗和心理咨询已成为干预和解决患者心理问题的重要方法,并且作为一门独立和专门的技术应用于临床各科的护理工作中。因此,掌握这些技术能有效地帮助护理人员了解患者在认知、情绪、人格、行为等方面存在的心理问题,明确心理干预和评估心理护理的效果,还可以为护理科研提供一些有用的客观评价工具。

4. 研究心理健康教育的维护和促进

随着现代护理学的发展,护理专业的服务范围由医院扩大到社区,服务对象由患者扩大到健康人,工作性质由对疾病的护理和治疗扩大到治疗与预防并重。因此,对患者和患者家属以及其他具有潜在问题的健康人进行健康教育已成为系统化整体护理的一项重要任务,其中包括心理健康教育的内容。护理人员对健康人进行适当的心理健康教育,能帮助他们预防某些心理问题的出现,或一旦出现心理问题便能及时地寻求帮助;适当的心理健康教育也能帮助人们对某些疾病产生正确的认识,消除由于错误认识而产生的恐惧情绪。

5. 研究护理人员心理素质的培养

在护理的动态过程中,护理人员的心理素质对护理过程和护理效果有着重要的影响。良好的心理素质是做好护理工作的前提和保证,面对一个疾病缠身或情绪低落的患者,护理人员只有具有开放、接纳、同情、包容等良好心理品质,才能有效开展心理护理工作。在护理工作中存在着很多不可预料和控制的事件和刺激,持续高水平的应激对护理人员的心身健康和工作质量有显著影响。因而现代护理工作对护理人员的心理素质提出更高的要求。因此,研究护理人员应具备的良好心理素质,以及如何培养这些心理素质、如何进行有效的心理调适等也是护理心理学的一项重要任务。

（三）护理心理学的研究方法

护理心理学研究的是护理领域里各种复杂的心理现象，主要运用心理学及医学的研究方法，结合护理专业的特点进行。常用的方法有观察法、调查法、实验法、个案法和心理测验法等。

1. 观察法

观察法是通过对研究对象的科学观察与分析，研究各种环境因素对人的心理行为影响的规律。这种方法在心理评估、心理咨询和心理治疗中被广泛应用。观察法运用于护理领域则指护理人员通过对护理对象的动作、表情、言语等外显行为的观察，来了解其心理活动。该法的优点是简便易行，可得到基本的、真实的资料；缺点是观察的质量很大程度上依赖于观察者的能力，常带有主观性和偶然性。

（1）主观观察法与客观观察法　主观观察法是个人对自己的心理进行观察和分析研究，传统上称为内省法。这种方法有较大的局限性，因为只有当事人自己的体验，往往不利于对研究结果进行验证、推广和交流。客观观察法是研究者对个体或群体的行为进行观察和分析研究。这种方法要求按严格的规律真实地记录，以正确地反映实际情况，并对观察获得的资料进行科学分析，以解释心理活动变化的本质。

（2）自然观察法与控制观察法　自然观察法是在自然情境中对被观察者的行为进行直接观察、记录，其优点是不改变被观察者的自然生活条件，所获取的资料比较真实。控制观察法则是在预先设置的某种情境下进行直接或间接的观察，这样能较快地、集中地取得观察资料，但由于人为设置的情境可能会对被试者产生影响，因此不易反映真实情况。

（3）临床观察法　这种方法是通过医学临床的观察记录来获取资料进行分析研究。临床观察在护理心理学研究中十分重要，可以借此探讨行为变异时人心理现象的病理生理机制，深入研究患者的超限内心冲突与心理创伤所造成的心理障碍、心身疾病及精神疾病等。

2. 调查法

调查法是通过结构式访问或问卷等形式，系统、直接地从某一群体的样本中收集资料，并通过对资料的统计分析来认识心理行为现象及其规律的方法。

（1）访谈法　访谈法是由调查者按照调查设计要求与被调查者进行晤谈或访问，记录访问时被调查者的各种回答内容。访谈法是一种以口语为中介，晤谈双方面对面交流和互动的过程。调查者与被调查者之间的相互作用、相互影响贯穿资料收集过程的始终。因此，此法调查回答率高，调查资料的质量较好，调查对象的适用范围广。但这种方法由于受双方心理互动的影响，往往难以做到完全客观而出现一些访问偏差。另外的不足是匿名性差，容易出现心理阻抗，直接影响回答问题的态度和答题的真实性。

座谈也是调查访问的一种手段。通过座谈可以从较大范围获取有关资料，以进行分析研究。如慢性疾病康复期的心理行为问题，可以通过定期与家属的座谈进行分析研究。

（2）问卷法　问卷法指调查者事先设计好调查表或问卷发放给调查对象，由其自行阅读操作要求并填写问卷，然后再由调查者回收并对其内容进行整理和分析的方法。问卷调查的质量取决于研究者事先对问题的性质、内容、目的和要求的明确程度，也与问卷设计技巧和被调查者的合作程度有关。调查问卷法具有节省时间、信息量大、匿名性好、避免人为因素影响的优点，但是问卷的回收率有时难以保证，被调查者的文化水平、对问题的理解程度常常影响问

3

卷法的适用范围。调查者由于对被调查人的填答环境无法控制,错答、误答、漏答现象有时会影响资料的质量。采用集中指导式填答可避免上述缺点,但也应注意匿名性差和群体压力带来的负面影响。

3.实验法

实验法是一种经过精心的设计,在严格控制的条件下,通过操作某些因素,来研究变量之间的相关或因果关系的方法。

(1)实验室实验　实验室实验是在实验室的条件下借助于各种仪器设备,严格控制无关变量的情况下进行的。这不仅便于观察某一操作变量引发的行为反应,还可通过仪器精确记录所致的生理变化。实验室可以实现程序自动化控制的各种模拟环境,借此研究特殊环境中心理活动的变化和相应的生理变化规律。

(2)现场实验　现场实验是在工作、学习或各种生活情境中,尽量使现场条件单一化,适当地对研究对象的某些变量进行操作,观察其有关的反应变量,以分析研究其中规律的实验方式。现场实地研究可避免由于过度地改变习常的环境条件对被试者造成的心理活动误差,但很难像实验室那样严格控制无关变量的影响,因变量的结果往往是多因素引发的。因此,现场实验应采用多因素的实验设计,实验期限较长,一般成本较大。

4.个案法

个案法是以某个人或者某一团体(如家庭、工作单位)为研究对象的一种方法。事实上,个案法并非某一具体的研究方法,只是强调把个案作为研究的对象,在实施过程中往往需要采用观察、访谈、测量和实验等手段。一般由训练有素的研究者实施,依据被试者的历史记录,晤谈资料、测验或者实验所得到的观察结果,构成一个系统的个人传记。这种深入的、发展的描述性研究非常适用于心理问题的干预、心身疾病或心理障碍的疗效分析,以及进行心理行为疗法的前后自身比较研究等。个案法也可用于某些研究的早期探索阶段,详细的个案研究资料可为确定进一步开展大规模研究提供依据。个案法对于一些特殊案例的深入、详尽、全面研究,对揭示某些具有实质意义的心理发展和行为改变问题有十分重要的意义。例如对狼孩、无痛感儿的个案研究。

5.心理测验法

心理测验法指以心理测验作为个体心理反应、行为特征等变量的定量评估手段,据其测验结果揭示研究对象的心理活动规律。此法需采用标准化、有良好信度和效度的测量量表,如人格量表、智力量表、行为量表、症状量表。心理测验的量表种类繁多,必须严格按照心理测试规范实施,才能得到正确的结论。心理测试作为一种有效的定量手段在临床护理工作中使用得非常普遍。

第二节　医学模式转变与护理心理学

一、医学模式的转变

所谓医学模式,是人们对健康和疾病总体的认识和本质的概括,体现了一定时期内医学发展的指导思想,是一种哲学观在医学上的反映,包括疾病观、健康观、诊疗观等。医学模式影响医学工作的思维及行为方式,使它们带有一定倾向性的、习惯化了的风格和特征,从而影响医学工作的结果。

1. 生物医学模式

中世纪,自然科学冲破了宗教黑暗统治后迅速发展起来,各个领域都取得了巨大的成就。16 世纪中叶的维萨里(Vesalius)创立的现代解剖学,17 世纪初哈维(Harvey)提出的血液循环理论,魏尔啸(Virchow)创立的细胞病理学等奠定了现代医学的基石。人们对自己身体的认识水平不断提高,从整体到系统、器官,直至现在的亚细胞和分子水平。在这几百年里,生物医学模式对现代西方医学的发展和人类健康事业产生了巨大的推动作用,特别是在针对急、慢性传染病和寄生虫病的防治方面,使其发病率、病死率大幅度下降;在临床医学方面,借助细胞病理学手段对一些器质性疾病做出定性诊断,无菌操作、麻醉剂和抗菌药物的联合应用,减轻了手术痛苦,有效预防了伤口感染,提高了治愈率。这一模式立足于生物科学的基础,把人看作一个生物机体,认为人身上的每种疾病都必须而且可以在器官、组织、细胞或生物大分子上找到可测量的形态、结构和生物指标的特定变化,都可以确定出生物的或理化的原因,并由此找到治疗的手段。这种思维模式对某些功能性或心因性疾病无法做出正确解释,无法得到满意的治疗效果,更不能全面阐明人类健康和疾病的全部本质。

2. 生物-心理-社会医学模式

随着社会生产力和文明程度的提高,生物因素引起的疾病(如传染病)逐渐被控制,人类"疾病谱"和"死因谱"发生了显著的变化。当今威胁人类健康、造成死亡的主要疾病已不再是昔日的传染病和营养不良性疾病,而是与心理社会因素密切相关的心脑血管疾病、恶性肿瘤和意外伤害等。同时,现代生活节奏的不断加快,对人的内部适应能力(包括心理的健全和情绪的平衡)提出了更高的要求。另外,随着人类物质文明的发展,人们对自身生命质量水平的要求也在不断提高,迫切需要医生在解决其由于身体疾病而造成的直接痛苦的同时,帮助他们减轻精神上的痛苦;疾病的治疗也不能单凭药物和手术。这时生物医学模式已明显不适应现代医学的发展,于是,新的生物-心理-社会医学模式应运而生。与生物医学模式不同,生物-心理-社会医学模式是建立在系统论和整体观之上的医学模式,它要求医学把人看成是一个多层次的、完整的连续体,也就是在健康和疾病问题上,既要考虑生物的,又要考虑心理的、行为的以及社会的各种因素的综合作用。

3. 整体医学模式

自从世界卫生组织(WHO)在 1990 年提出生活方式疾病概念起,就把生物-心理-社会医学模式进一步推进到整体医学模式。整体医学模式认为,健康是整体素质健康,是生命存在和生存质量的统一,即身体素质、心理素质、社会素质、道德素质、审美素质等多种素质的完美结合。整体医学模式与整体护理相呼应,有利于临床医疗和临床护理工作的规范协调统一。

二、现代医学模式的主要观点

对于健康与疾病的问题,现代医学模式的主要观点有以下几点。

1. 人是完整的整体观

人是一个完整的大系统,通过神经系统使个体保持全身各系统、器官、组织和细胞功能活动的完整统一。在病理情况下,一个器官的病变必然会影响到其他器官或系统,甚至会影响到全身。因此,在健康与疾病的问题上如果只重视被分解了的各个系统或器官,忽视作为一个整体的人或患者,或者把各个器官、系统割裂开来看待,忽视它们之间的整体联系,都是医学指导思想上的错误,在实践上也会延误患者的治疗,难以取得满意的效果。

2. 心、身统一的观点

一个完整的个体应包括心、身两个部分,两者互相联系。对外界环境的刺激,心、身是作为一个整体来反应的。心理反应随着生理功能的变化而变化,生理功能不仅会影响心理活动,还会影响生理功能。心理和生理相互影响,相互制约。作为一个整体的人,其精神和躯体是不能分割的。因此,在考虑个体的健康和疾病时,应同时注意心、身两个方面的影响。

3. 社会对个体影响的观点

医学心理学认为,一个完整的个体不仅是一个生物人,还是一个社会人。他不仅要受到周围自然环境的影响,还要受到特定的社会环境如人际关系等的影响。因此,在考虑个体的健康与疾病时,不仅要注意其所处的自然环境的影响,还要注意社会环境如文化背景、教育水平、职业、社会地位及经济状况等多种因素的影响。

4. 认知与自我评价的观点

医学心理学认为社会因素能否影响健康而导致疾病,取决于社会因素的性质和意义,更重要的是取决于个体对外界刺激的认知与评价。社会因素必须通过心理的中介机制才能引起心身方面的反应,这些社会因素必须构成心理刺激后才能对健康或疾病产生影响。

5. 主动适应与调节的观点

人作为一个整体,对经常变化着的社会环境、自然环境和个体内环境随时进行主动适应和调节,保持与外界的动态平衡,以维护健康、抵御疾病。在这种调整适应过程中,人并非总是被动地适应其变化,而是可以通过认知和行为操作做出一些主动的适应性努力,或者改变社会环境或自然环境,或者调整自己的认知,以适应变化了的环境。

三、医学模式转变与护理心理学

现代护理学为适应医学模式转变的需要,相应地从"以病为中心"的功能制护理转变为"以患者为中心"的系统化整体护理。护理工作重点的转移,实现了以服务对象为中心,以解决服务对象的健康问题为目标的护理功能;并运用护理程序的科学方法承担起为患者解决问题的责任,充分显示护理专业的社会安全价值和护理人员的自身价值。护理理论与实践拓展到人的心理、行为、社会等方面,形成了护理心理学完整的理论体系和实践内容,极大地促进了护理学科的发展。在现代医学模式的指导下,护理工作表现为以下特点:①护理是以服务对象和人的健康为中心;②护理对象不仅包括患者,还包括健康人,其目的是提高人们的健康水平;③护理工作的着眼点是人的整体;④护理服务的范畴由医院扩展到社区和家庭;⑤医护关系是既独立又合作的关系;⑥护理方式是以护理程序为核心的整体护理;⑦护理人员的职能是多方面的,如护理的提供者、决策者、管理者、教育者、代言人、研究者。

第三节　护理心理学简史及发展趋势

一、护理心理学简史

真正科学概念上的心理学和护理学,是只有百年历史的年轻学科,作为两门学科交叉而形成的护理心理学,其历史就更为短暂。但护理心理学的基本学科思想,却可以追溯到远古时代,因此,也可以认为,护理心理学是一门有着几千年历史的古老学科。

(一)护理心理学的起源

早在三千多年前,世界上最古老的文献——古印度《吠陀经》里就有身心辩证关系的思想萌芽。随后成书于两千多年前的《逻迦集》明确提出"护理人员必须心灵手巧,有纯洁心身""护理人员应该注意患者的需要,给患者以关心""护理人员应具有良好行为,忠于职务,仁慈和善,对患者有感情"等论述,无一不体现古代学者对患者心理状态的密切关注。"西医之父"希波克拉底创立的"体液学说",主张把人的气质划分为不同类型,并认为医治疾病时应考虑患者的个性特征等因素,也曾对护理工作应根据患者的个性特征有针对性地实施护理产生了很大的影响。

我国最早的经典医学论著《黄帝内经》,就心理因素对人体健康与疾病的相互转化过程中的影响曾做过十分精辟的论述,如"喜怒不节,则伤脏,脏伤则病起""喜伤心、怒伤肝、思伤脾、忧伤肺、恐伤肾"等,这些充分说明几千年的祖国医学,就已经注重强调情绪对健康的重要影响了。《黄帝内经》从身体和心理方面对人进行了类别划分,按"阴阳五行"将人的气质分为五类二十五种,要求根据患者的不同性格施以不同的医疗护理。但此时的护理心理学实践基本上处于比较粗浅的、自发的原始阶段。

(二)护理心理学的形成

最早提出心理护理思想的是护理学先驱南丁格尔。她曾说过:"护理工作的对象,不是冰冷的石块、木头和纸片,而是有热血和生命的人类。"19世纪中叶,她担任英国伦敦"贫民医院"的护理督导工作,强调病房必须空气新鲜,条件舒适,环境清洁、安静等。由于战争,降低感染引起的死亡率成为护理界的首要任务,南丁格尔重视改善护理环境,以此作为提高存活率的有效措施。她将改善患者情绪列为其中的一部分,提出"护理人员必须区分护理患者与护理疾病之间的差别,着眼于整体的人",要求护理人员加强与患者的交往,并为患者提供丰富的活动,恢复他们的积极情绪。南丁格尔的观念构成了心理护理的雏形。在南丁格尔的引导下,近代护理心理学开始步入比较自觉的、清晰的、精细的准科学发展阶段。

护理心理学的形成还与近代医学史上的一些重大事件有关。一是健康新概念的提出,即健康乃是身体、心理和社会方面的完好状态,不仅仅是没有疾病和衰弱的状态。二是马斯洛需要层次理论引入护理学,分析患者的需要,满足患者合理的生理和心理需要,成为护理工作的重要目的。三是生物医学模式向生物-心理-社会模式转变,护理模式发生的巨大变化,在原来以疾病为中心的护理基础上转变为以患者为中心的护理。四是整体护理模式应用于临床,它是以患者为中心,由责任护理人员对患者的身心健康实施有计划和有目的的整体护理。整体护理模式明确提出了心理护理的目标,要求护理人员懂得心身关系,提高个人心理素养,并学会对患者进行劝导、解释、安慰与积极暗示等。这些大大地丰富了护理心理学的理论和实践,促使护理心理学进入了科学化的学科发展阶段。

知识链接

现代护理学先驱——南丁格尔

南丁格尔,英国人,1820年5月12日生于意大利的佛罗伦萨。她生于一个名门富有之家,自幼便在家庭里受教育。她父亲是一个博学、有文化教养的人,为她提供了古典书籍、数学、哲学和语言等方面的教育。她从小便经常照看附近村庄的病残患者,并护理她的亲属,以解除患者的痛苦。她的父母反对她做护士,认为有损家庭荣誉。在这个时代,没有一个有身份的人做护士。做护士的,往往都是一些无知、粗鲁、酗酒、没有受过训练的女人。但封建意识、社会影响从未使她失去做护理工作的信心。她利用到欧洲旅游的机会,了解各地护理工作。最后她选定了凯瑟沃兹医院,并于1851年在该院参加了4个月的短期训练班,在学习期间,她亲身体验到护士要为患者解除痛苦、给予精神安慰,必须付出多方面的辛勤劳动。1853年,她在伦敦担任了妇女医院院长。次年,克里米亚战争爆发,她受政府的邀请,带了38名合适的妇女,于1854年10月21日离开伦敦,启程前往克里米亚。在克里米亚,南丁格尔发现工作很困难:军队领导怀疑她的工作,医院的给养也短缺,护士的纪律很差。面对种种困难,她重点整顿了规章和纪律。由于各方面支援,医院供应好转;精心的护理挽救了很多士兵的生命。她在克里米亚短短半年时间,士兵的死亡率由原来的50%下降到2.2%。

(三)护理心理学的发展

护理心理学在现代医学模式和先进护理理念的影响下,以前所未有的速度和规模进入了一个繁荣发展的阶段。不同的国度、不同的文化背景下护理心理学发展状况存在一定的差异。近30年来,我国护理心理学的发展也进入了一个新的阶段,主要表现在以下几个方面。

1. 成立了相关学术机构

20世纪80年代初期,全国各省(市)、自治区的护理学会先后成立了相应的学术组织,如"护理心理学科委员会""心理护理研究会""临床心理护理学组",开展护理心理学的学术交流活动,举办"护理心理学讲座""临床心理护理学习班"等,在护理人员中普及心理学知识,推进临床护理人员的心理护理实践,引导护理人员开展护理心理学研究。

1995年11月中国心理卫生协会护理心理专业委员会在北京宣告成立,由来自全国的从事护理教育、管理、临床等领域的30多名护理专家、学者组成。机构设在国家卫生部护理中心,由中心负责人兼任专业委员会主任。这标志着我国护理心理学的学科建设从此进入了一个崭新的历史阶段。通过举办各种讲习班、学习班,培养了大批骨干,在全国各地承担起护理心理学的教学、临床、科研工作,为推进我国护理心理学科的发展起着积极的作用。

2. 重视学科教育

20世纪80年代初,护理心理学作为护理教育的必修课,先后在中专、大专、本科等专业教育中全面展开,并招收了护理心理学方向的硕士研究生。在短时间内,短短几年,已从普及知识讲座过渡到系统传授专业化理论的专业必修课,特别是随着近年来本科护理教育的发展,护理心理学课程建设得到进一步的重视和加强。教学要求不断明确,教学时数不断增多,教材质量不断提高,师资队伍不断壮大。护理心理学教学在培养护理专业人才的职业心理素质、增强护理人员的职业技能方面将发挥更加重要的作用。

3. 广泛开展心理护理实践及科研工作

随着系统化整体护理在我国的广泛开展,特别是心身疾病的发病率和死亡率不断上升,以及心理社会因素对疾病的发生、发展和转归的影响,在临床护理实践中开展心理护理显得越来越重要。在对患者实施心理护理具体工作的同时,广大临床护理工作者不断总结工作经验,积极开展心理护理科研活动,所撰写的心理护理论文逐渐从经验描述性向科学统计方面转化,论文质量不断提高,内容更加丰富,对临床心理护理更具有指导性。大多数论文主要发表在《中华护理杂志》《中国心理卫生杂志》《护理管理杂志》等刊物上。

二、护理心理学发展趋势

(一)国外护理心理学理论研究与实践进展

近年来,随着医学模式的转变和以人的健康为中心的整体护理观念的确立,护理心理学研究不断深入,无论是在理论方面还是在实践方面都取得了许多新的进展。欧美等发达国家多将护理心理学方面的教科书冠以"护理用心理学"之名。从近年国内学者出访、国外学者来访以及相关学术期刊和学术交流所得资料来看,国外护理心理学研究呈现如下几个方面的特点。

1. 强调心身统一,心理学融入护理实践

自 20 世纪 70 年代后期以来,世界范围内的医学思想发生了巨大变化,生物-心理-社会医学模式的提出,使护理工作的内容不再是单纯的疾病护理,而是以患者为中心或以人的健康为中心的整体护理。临床心理护理作为整体护理的核心内容,以个性化护理、程序化护理、文化护理或宗教护理等形式,在充分的护患沟通中得以体现。护理学科的迅速发展和护理实践的不断变革,使作为护理学重要组成部分的护理心理学也得到了前所未有的发展。

Martharogers 在 1970 年就提出了"人是一个整体"的护理学说,其主要论点为:人的自然属性是不可削减的,人是一个开放的系统,人与其所处的环境是一个综合体。因此,人必须被视作一个多元的整体,包括生理的、心理的、精神的、环境的等等,而不能仅仅注重其某一方面。国外心理护理研究主张:把疾病与患者视为一个整体;把"生物学的患者"与"社会、心理学的患者"视为一个整体;把患者与社会及其生存的整个外环境视为一个整体;把患者从入院到出院视为一个连续的整体。

自 20 世纪 50—60 年代美国学者提出"护理程序"的概念之后,护理学科发生了革命性发展。在临床护理实践中,以护理程序为核心,对患者生理、心理、社会等方面的资料进行全面评估,进而做出护理诊断,制订并实施将患者心身视为整体的护理计划。"以患者为中心"的整体护理思想,带来了护理实践领域的一系列变化,集中表现在:护理人员紧紧围绕患者的需求,运用护理程序系统地护理患者,从生理、心理、社会、精神及文化等各方面对患者实施整体护理;护理工作除了执行医嘱和各项护理技术操作之外,更多的是注重对人的研究,进一步认识心理、精神、社会状况和文化对患者病情转归和健康的影响,从而帮助患者最大限度地达到生理与心理、社会的平衡和适应;护理人员的角色已不仅仅是患者的照顾者,而更多的是担当患者的教育者、咨询者和患者健康的管理者;医生和护理人员有分工也有合作,患者有权参与对其治疗和护理方案的决策等等。

2. 重视护理人才培养中的心理学教育

为了提高护理专业人才适应人类健康事业蓬勃发展所需要的能力，一些发达国家和地区，在逐步普及高等护理教育的同时，根据现代护理人才的培养目标，对专业教育的课程设置及人才的知识结构进行了大幅度调整，特别强调护理人员应具有丰富的包括心理学在内的人文学科知识。一些发达国家的护理教育，在课程设置中显著增加了心理学课程的比重。美国四年制本科护理教育的课程计划中，平均每年有近百学时的心理学课程内容，包括普通心理学、发展心理学、生理心理学、社会心理学、变态心理学、临床心理治疗学等，培训中特别强调护患关系及治疗性沟通对患者身心康复的重要性及护理人员的沟通技能训练。日本的护理人员入学后首先接受"人间的爱"的教育，使她们懂得爱的内涵及如何去爱别人，然后要学习许多人文科学，包括心理学及社会心理学等课程。

3. 应用心理疗法开展临床心理护理

将心理疗法应用于临床心理护理实践，成为国外护理心理学研究的一个重要特点。国外常应用于临床心理护理的心理疗法有音乐疗法、松弛训练法、认知-行为疗法、森田疗法等。在应用心理疗法进行心理护理的过程中，突出地强调实用与效果。不少研究采用心理量表进行对照测验，确保患者获益。

国外研究者在心理护理中应用心理疗法取得的主要显著成果如下。

音乐疗法是一种有效的无创性护理干预方法，有助于促进患者的康复。美国护理研究人员从中西部地区两所教学医院的 3 个 ICU 病房筛选出 20 例使用机械通气的患者作为研究对象，随机分为实验组（11 例）和对照组（9 例）。实验组患者通过耳机聆听事先选好的古典音乐，对照组患者不听音乐。结果，实验组心理紧张度总平均分由 16.5 降低至 9.9，而对照组该分值由 15.0 上升至 18.4。

松弛训练在临床心理护理中也较为常用。美国护理研究人员 Weber 选择 39 例严重抑郁、精神障碍或精神分裂症（无幻觉）患者为对象，经一段时间的松弛训练之后，患者焦虑程度较松弛训练前明显降低。男患者与女患者相比，其分值降低更为明显。在临床护理中，鼓励患者在休息时或入睡前做此项松弛训练，从而减轻其焦虑程度，促进康复。

森田疗法的主要适应证是神经质症。有关学者曾采用门诊治疗形式，对 16 例神经病患者进行森田疗法治疗。治疗的主要方法为言语指导和日记批注。首先引导患者领悟其症状与人格特征的关系，告之形成症状的有关因素，要求患者将自己的理解和体验写在每天的日记上，施治者在复诊时针对患者上次日记中暴露的问题进行批注，在此基础上对其进行言语指导，提出下一次的要求。最后治疗取得了较好的效果。

（二）国内护理心理学研究现状

1. 学科建设日趋成熟和完善

自从我国学者刘素珍于 1981 年在《医学与哲学》杂志上撰文提出"应当建立和研究护理心理学"以来，我国的护理心理学研究逐步深入，其科学性以及在临床护理工作中的重要性得到人们的普遍认识和接受，并引起护理学术界及卫生行政管理部门的高度重视。1996 年在四川成都华西医科大学召开的高等教育护理专业教材编审委员会会议和高等护理教材主编、副主编会议上，大多数专家均认为，在医学院校护理专业开设护理心理学符合护理专业的发展。因此,护理心理学作为一门具有心理学本质属性、应用于护理实践领域的新兴独立学科,随着人类健康事业的发展,在进一步确立学科发展目标、构建独特理论体系、探索临床应用模式的过程中逐渐走向成熟。

2. 心理护理科研活动的广泛开展

随着医学模式的转变,临床护理已由单纯的生理护理走向身心整体护理,护理心理学的地位和作用日益显著。广大临床护理人员开展护理心理学科研活动的积极性日益提高,一些高年资、高学历的护理骨干也积极开展临床心理护理的应用研究。心理护理诊断、心理护理程序、心理护理评估以及护理人才选拔和培养的研究也得到了进一步重视和加强。

3. 临床常用心理评定量表的应用

近年来,我国已引进国外很多常用评定量表,也编制了一些我国自己的评定量表,为我国心理卫生研究提供了可靠工具,使心理护理临床和理论研究更加快速、简便,研究结论更具有科学性。用客观量化替代主观评价并借此作为制订干预对策的依据,关注干预质量与效果,已成为我国临床心理护理的一个发展方向。

4. 临床心理护理突出个性心理特征

随着护理心理学理论及心理护理方法研究的不断深入,近年来逐步开展了临床心理护理的个案研究,特别是认识到了突出个性心理特征在心理护理中的重要性。护理人员的心理护理工作在把握了一般心理护理活动规律后,再根据每个人的个体差异实施有针对性的特殊心理护理。因此,护理人员需要很好地掌握临床疾病和患者的心理护理技术就显得格外重要。

第四节　学习护理心理学的意义

学习心理学知识,掌握护理心理学理论及其技术,既是主动适应现代护理模式的需要,又是提高护理质量,优化护理人员职业心理素质的需要。

一、有助于适应现代护理模式的变化

随着医学模式的转变,护理模式由功能制护理转变为系统化整体护理,核心内容是强调人是一个有机整体,倡导整体护理。这就要求护理工作者摒弃"以疾病为中心"的传统思想,强化"以患者为中心"的现代观念。在临床实践中,不仅要注意人们所患疾病及其对身体功能的影响,还要重视患者的情绪变化等心理状态,心理与社会因素对患者疾病与健康的影响,把患者视为身心统一的人,从而对患者开展心理、生理、社会环境的整体护理。在护理过程中,既要实施有效的生理护理,又要实施积极的心理护理,保证患者始终处于有利于治疗与疾病康复的最适宜状态。因此,只有全面掌握护理学与心理学的理论知识与技能,才能主动适应现代护理模式。

二、有助于提高临床护理质量

大量临床事实表明,当人患病以后,各种复杂的心理活动表现得尤为明显和突出,甚至直接影响疾病的疗效。另外,随着人类疾病谱不断发生变化,精神疾患和与心理社会因素有密切关系的心身疾病也在日益增多。要提高临床护理质量,仅凭单一的护理知识与技术是不够的,还需要学习护理心理学的理论知识与技术,以了解患者心理活动发生、发展的规律,心理状态对疾病演变过程的影响。针对不同的心理状态采取相应的护理措施,使心理护理更具针对性,最大限度地满足患者心理与生理的需求,使患者心身处于良性循环状态,达到治疗和护理的最佳效果。

三、有助于培养护理人员良好的职业心理素质

南丁格尔曾说过:"各种各样的人,由于社会、职业、地位、民族、信仰、生活习惯、文化程度等不同,所患疾病与病情也不同,要使千差万别的人都达到治疗或康复所需要的最佳身心状态,是一项最精细的艺术。"面对患者复杂的心理活动和烦琐的护理需求,要求护理人员必须具备良好的心理素质。护理人员积极而稳定的情绪、良好的性格、美好的言语、和蔼可亲的表情,得体的举止,不仅能保持病房内和谐的气氛,而且能增强患者和家属的治疗信心。从另一方面来看,护理人员也是生物的人、社会的人,与患者一样,同样会受到各种生物的、心理的、社会的因素的影响,也会因工作环境、家庭、社会信息的刺激而出现各种心理变化及情绪反应。若处置不当,一定程度上会对护理工作及其质量带来负面影响。护理人员必须有意识地调节和改变自我,不断注重培养和优化自己的职业心理素质。在护理心理学的理论指导下,在实践中刻苦磨炼,强化训练,努力使自己成为业务技术精湛、心理素质优良、知识结构完善的护理工作者。

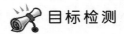 目标检测

一、单项选择题

1. 医学模式的转变是指(　　)

A. 生物医学模式向社会医学模式的转变

B. 生物医学模式向心理医学模式的转变

C. 生物医学模式向生物-心理-社会医学模式的转变

D. 生物医学模式向预防医学模式的转变

E. 生物医学模式向行为医学模式的转变

2. 现代护理模式的核心是(　　)

A. 以病为中心的功能护理　　　　　　B. 以人为中心的整体护理

C. 先进护理技术的应用　　　　　　　D. 不同患者的针对性护理

E. 护理人员业务技术的优化

3. "社会因素是通过心理中介机制来影响健康和疾病的"这句话体现了(　　)的观点

A. 心身统一　　　　　　　　　　　　B. 社会对个体影响

C. 认知和自我评价作用　　　　　　　D. 主动适应和调节

E. 人是一个完整的整体

4. 以某个患者为研究对象,全面记录其疾病、心理、社会背景等相关资料的研究方法称为(　　)

A. 观察法　　　　　　　　　　　　　B. 调查法

C. 实验法　　　　　　　　　　　　　D. 测验法

E. 个案法

二、多项选择题

护理心理学的研究方法有（　　）

A. 观察法　　　　　　　　　　　B. 调查法

C. 实验法　　　　　　　　　　　D. 体检法

E. 个案法

三、名词解释

护理心理学

四、问答题

1. 护理心理学的研究任务是什么？

2. 结合自身体会谈谈学习护理心理学的意义。

（蓝琼丽）

第二章　心理学基础知识

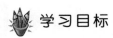 学习目标

【掌握】心理学、感觉、知觉、记忆、思维、注意、情绪、意志、人格、需要、动机、能力、气质、性格的概念。

【熟悉】心理现象和心理实质;感觉、知觉的特性;遗忘规律及提高记忆力的方法;注意、意志的品质;情绪的分类;情绪的作用;人格、性格的特征;马斯洛的需要层次理论;能力发展的一般趋势和个体差异;气质的类型和意义;影响人格形成的因素。

【了解】想象的概念;感觉、知觉、记忆、思维、想象、注意、能力、性格的分类;气质学说。

第一节　心理现象和心理实质

一、心理现象

心理学是研究个体心理活动和行为规律的科学,心理现象是心理活动的表现形式,一般把心理现象分为心理过程(mental process)和人格(personality)两个统一不可分割的方面。

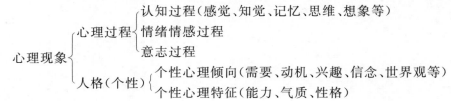

1.心理过程

心理过程是指在客观事物的作用下,在一定的时间内人脑反映客观现实的过程。一般包括三个方面:认知过程、情绪情感过程与意志过程。

认知过程是指对客观世界的认识和察觉,包括感觉、知觉、记忆、思维、想象等心理活动。人在认识客观世界的过程中,不仅反映事物的属性、特性及其关系,还会对事物产生某种态度体验,如满意或不满意、愉快或不愉快,这种主观体验就是情绪情感过程。人不仅能认识世界,对事物产生情绪情感,而且能在活动中能动地改造世界,为满足某种需要而产生一定的动机,自觉确立目标,力求达到目的,表现出人的意志过程。三种心理过程是相互联系、相互促进、统一在一起的。一方面情绪情感和意志总是在认知的基础上产生和发展起来的;另一方面情绪情感和意志对人的认知也有重要影响。

2.人格

人格,也称个性,是在遗传基础上,在其社会化过程中形成的具有一定倾向性的行为模式

和心理特征。人格结构是多层次、多侧面的,主要包括人格心理倾向和人格心理特征。人格心理倾向是推动人进行活动的动力系统,决定着人对活动对象的选择和趋向,决定着人对事物的态度体验,主要包括需要、动机、兴趣、理想、信念、世界观等。人格心理特征是一个人经常、稳定地表现出来的心理特点,主要包括能力、气质、性格。

心理过程是心理现象的动态表现形式,人格是心理现象的静态表现形式,两者不是彼此孤立的,而是相互联系、相互依存、相互统一的。一方面人格是在心理过程中逐步形成和发展起来的,也通过心理过程表现出来;另一方面,已形成的人格又会制约心理过程的进行,从而对心理过程产生重要影响,使之带有个人的色彩。总之,人的心理是一个不可分割的有机整体。

二、心理实质

(一)心理活动是脑的高级功能的表现

任何心理活动都产生于脑,心理活动是脑的高级功能的表现。没有脑的心理,或者说没有脑的思维是不存在的。正常发育的脑为心理的产生、发展提供了物质基础。

1. 从物种发展史来看,心理是物质发展到高级阶段的属性

一切物质相互作用时都会留下痕迹,这种简单被动的物理化学反应称反映性,如滴水穿石、盐溶于水,随着物质由低级向高级不断发展,其反映形式也在不断发展。无生命的物质仅具有反映性,而有生命的物质不仅具有无生命物质的反映性,而且出现了生物的反映形式。生物体最早出现的反映形式是感应性,如葵花向阳、柳树向水,这都属于植物的感应性。当生物产生了神经系统后,就出现了心理的反映形式。最初具有了感受性、知觉;到灵长类动物,有了思维的萌芽;到了人类,才有了思维,产生了意识,人的心理是心理发展的最高阶段。由此可见,心理是物质的一种反映形式,是物质世界长期发展的产物。

 知识链接

狼孩的故事

1920 年,印度心理学家辛格在一个深山的狼洞中发现了两个女孩,其中一个大约 8 岁,取名卡玛拉,辛格夫妇将其送孤儿院精心抚养,一心想让其恢复人性。开始卡玛拉一身的狼性,吃饭喝水都是趴在地上舔,此习惯经过两年的矫正才改过来。卡玛拉已经 10 岁了,她晚上还抓着房门像狼一样嚎叫。她被带回来三年半,才刚刚学会直立行走;直到第六个年头,她走起路来还不如 2 岁孩子稳当,尤其一遇到惊吓,马上趴下"四蹄"逃跑。刚被带回来时她根本不会说话,经过 2 年的训练才学会 4 个词。直到 17 岁时死亡,她才学会 45 个词,智力水平才抵得上三岁半的孩子。

2. 从个体发育来看,心理的发生、发展与脑的发育完善紧密相连

从人的大脑皮质细胞的功能成熟情况来看,脑的发育有两个明显的飞跃时期:新生儿脑重为 390 克,沟回比成人浅,当成长到 6～7 岁时已有 1280 克,此时是发展的第一个飞跃期,大脑皮质神经纤维的髓鞘化基本完成,与此相应,儿童在心理上从感觉阶段发展到了表象阶段。当人成长到 12~13 岁时,是发展的第二个飞跃期,儿童大脑重量已经接近成人,脑电波也与成人一样,大脑皮质细胞的功能也发展到相当水平,儿童在心理上从具体形象思维发展到了抽象思维。所以,随着脑的发育和复杂化,心理也相应发展。

3. 近代医学的研究证明,人脑不同的部位掌控不同的心理功能

人脑的一定部位受到损伤会引起相应的心理功能丧失:如枕叶受到损伤,视觉会失常;顶叶下部与颞叶、枕叶邻近的部位受损,阅读活动就发生困难。1861 年,法国外科医生布罗卡在给一个大脑左半球额叶受损伤的患者治疗的时候,发现虽然患者发音器官没有问题,却失去了说话的能力,但患者却保留了听懂别人说话和阅读的能力,后来人们称大脑左半球额叶这一特定部位为"布罗卡区(Broca's area)",即运动性语言中枢,这一发现更证明了脑是产生心理活动的物质器官,心理活动是脑的高级功能的表现。

(二)心理活动是人脑对客观现实的主观的、能动的反映

1. 心理活动的内容都来源于客观现实

客观现实是人心理活动内容的源泉,人的一切心理现象都是对客观现实的反映。比如感觉,人具备了眼、耳、鼻等感觉器官和感觉中枢,具备了产生感觉的条件,但看到什么、听到什么、闻到什么,这些内容都不能由人的主观来决定,而是取决于外界环境中的具体事物。例如,没有客观存在的花草树木,人们就不会有关于花草树木的感知、记忆和爱好等心理活动,这正如没有一定的事物在镜子面前,镜子里就不会反映出事物的形象一样。其他心理现象也是同样,都不是无端产生的,都是由现实生活中的具体事物决定的。所以,没有外界环境中客观事物的刺激作用,大脑也不能产生任何心理现象。

2. 心理活动是客观现实在脑中的主观映像

人的心理反映的内容是客观的,但人对客观事物的反映总是在个体的大脑中进行,由于每一个人的经历、知识经验、思想观念、人格特征等不同,会使人对同一事物产生不同的反映。例如,同样是一棵树,农民、木匠和植物专家对它的反映就会不同。人对客观事物的反映总是带有主观色彩及个人特点,所以说心理是人对客观现实的主观映像。

3. 人的心理活动是一种积极能动的反映

人脑对客观现象的反映过程,也是在头脑里形成映像的过程。但人脑对客观世界的反映却不是像镜子一样机械地、被动地反映,而是一种积极、能动地反映。人对客观世界的反映是根据个体的需要、兴趣、任务而有选择进行的,人在反映中具有主动权。人的反映不仅能认识世界,还能根据事物的规律以其行动去反作用于客观事物,并根据实践的检验不断调整自己的行动,从而达到改造世界、改造环境的目的。这些都表现了人的心理反映的能动性。

第二节　心理过程

一、认知过程

认知过程(cognition)是人们获得知识或应用知识的过程,也就是信息加工的过程。它是心理过程中最重要和最基本的部分,主要包括感觉、知觉、记忆、想象、思维等。

（一）感觉

1.感觉的概念

感觉（sensation）是人脑对直接作用于感觉器官的客观事物的个别属性的反映。

人的认知过程可分为若干阶段，感觉属于人的认知过程的最初阶段。在人的内、外环境中存在着各种各样的刺激物，每一种刺激物都有多种属性，例如，一个苹果有颜色、气味、味道、软硬、重量等多种属性，感觉就是对这些个别属性的反映。

现实生活中，客观事物的个别属性分别直接作用于我们的眼、耳、鼻、皮肤等感觉器官，在我们的大脑中就产生了各种感觉，例如，人们看到某种颜色，听到某种声音，嗅到某种气味，感到手很冷等，这些都是感觉。

 知识链接

感觉剥夺实验

1954年，加拿大麦克吉尔大学的心理学家首先进行了感觉剥夺实验（图2-1）：实验中给被试者戴上半透明的护目镜，使其难以产生视觉；用空气调节器发出的单调声音限制其听觉；手臂戴上纸筒套袖和手套，腿脚用夹板固定，限制其触觉。被试者的生活都由主试者事先安排好了，无须被试者移动手脚，总之，来自外界的刺激几乎都被剥夺了。被试者单独待在实验室里，几小时后开始感到恐慌，进而产生幻觉。在实验室连续待了三四天后，被试者会产生许多病理心理现象，如出现错觉、幻觉，注意力涣散，思维迟钝，紧张、焦虑、恐惧，实验后需数日方能恢复正常。

这个实验说明，来自外界的刺激对维持人的正常生存是十分重要的。

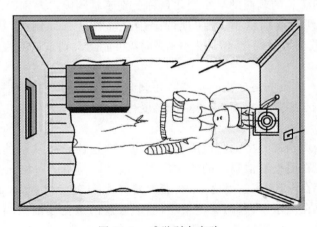

图2-1　感觉剥夺实验

2.感觉的意义

感觉是一种最简单、最基本的心理现象，但它在人的心理活动中却非常重要。首先，感觉提供内外环境的信息，是维持心理活动的必要条件。人类要正常的生活，就必须通过感觉获取各种适当的信息以保持机体与环境的平衡，任何的信息过载（如噪声及具有强烈生物性和社会性意义的刺激)和信息不足(如感觉剥夺)都会破坏这些平衡,给人的生理和心理造成严重的不良影响。通过感觉,人才能认识外界环境事物的各种属性,如事物的色泽、软硬、温度等;才能认识自己机体的各种状态,如饥饿、寒冷,进而实现自我调节,如饥则食、渴则饮。没有感觉提供的信息,人就不可能根据自己机体的状态来调节自己的行为,因此,感觉是维持心理活动的必要条件。其次,感觉是一切较高级、较复杂的心理活动的基础,人的知觉、记忆、思维等复杂的心理活动都是在感觉的基础上形成和发展的;人的情绪体验,也必须依靠人对环境和身体内部状态的感觉而产生。没有感觉,一切复杂的心理现象就无从产生。

3. 感觉的种类

根据刺激的来源,可以将感觉分为外部感觉和内部感觉两大类。

(1)外部感觉 接受机体外部刺激并反映它们的个别属性,包括视觉、听觉、嗅觉、味觉和皮肤感觉。

(2)内部感觉 接受机体内部的刺激,反映身体的位置、运动和内脏器官的状态,包括运动觉、平衡觉和内脏觉。

4. 感受性和感觉阈限

每个人都有感觉器官,但感觉器官的感觉能力却不相同。同一个声音,有人听得到有人听不到;同样亮的光线,有人看得见有人看不见,这就是感觉能力的差别。我们把感觉器官对适宜刺激的感觉能力称感受性;能引起感觉的最小刺激量称感觉阈限。感受性是用感觉阈限的大小来度量的,二者成反比,阈限值低感受性高,阈限值高感受性低。

感觉阈限可分为绝对感觉阈限和差别感觉阈限。感受性也可分为绝对感受性和差别感受性。刚刚能引起感觉的最小刺激强度称绝对感觉阈限,例如,把一个非常轻的物体慢慢地放在被试者的手掌上,被试者不会有感觉,但如果一次次地稍稍增加其重量,并达到一定数量时,就会引起被试者的感觉反应。这个刚能引起感觉的最小刺激强度就是绝对感觉阈限。

刚刚能引起差别感觉的刺激的最小变化量称差别感觉阈限。差别阈限表示的是差别感受性,一个人能够察觉到的差别越小,说明他的差别感受性越强。例如,100 克的重量再加上1 克,人们感觉不到其重量的变化,但加上 3 克后,就可能觉察到重量的改变。

5. 感觉的特性

(1)感觉的适应 感觉的适应指感觉器官在刺激物的持续作用下而引起的感受性发生变化的现象。适应可引起感受性提高,也可引起感受性降低,这对于人适应环境具有重要的生物学意义。

最典型的感觉适应是视觉中的明适应和暗适应。明适应是指从暗处进入明处,由于视觉感受性降低而使人能在明处看清物体的适应现象。暗适应与明适应相反。适应现象在其他感觉中也不同程度地存在着。"入芝兰之室,久而不闻其香;入鲍鱼之肆,久而不闻其臭。"这是嗅觉的适应。人将手放在热水中,起初觉得很热,但不久热的感觉逐渐减弱,这是皮肤感觉对温度的适应。各种感觉适应的程度是不同的,温度觉和触压觉适应很快,听觉和痛觉难以适应。

(2)感觉的对比 感觉的对比指同一感觉器官在不同刺激物的作用下,感觉在强度和性质上发生变化的现象。感觉对比又分为同时对比和继时对比。感觉的同时对比发生在几种刺激物同时作用于同一感觉器官的时候,例如,把一个灰色小方块放在白色的背景上,看起来小方块显得较暗;若把这个小方块放在黑色的背景上,看起来小方块就显得较明亮,物体的明亮度不仅取决于物体的照明及物体表面的反射系数,还受物体所在的周围环境的影响(图 2-2)。

感觉的继时对比发生在不同刺激物先后作用于同一感觉器官的时候。例如,刚刚吃过杨梅再吃苹果,觉得苹果很甜;若刚吃过糖再吃苹果,会觉得苹果很酸。

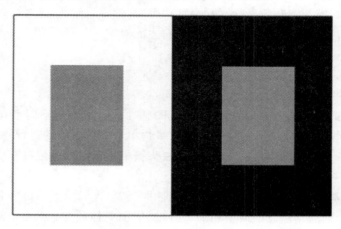

图 2 - 2 感觉的同时对比

(3)感觉的后像 感觉的后像指刺激物对感觉器官的作用停止后,感觉现象在短暂的时间内仍不消失的现象。后像存在于各种感觉之中,而在视觉中尤为突出。视觉后像可分为正后像和负后像,后像的品质与刺激物相同称正后像;后像的品质与刺激物相反称负后像。例如,在注视电灯之后闭上眼睛,眼前会出现灯的光亮形象位于黑色背景之上,这就是正后像;如果目不转睛地盯着一盏白色的荧光灯,然后把视线转移向一睹白墙,会感到有一个黑色的灯的形象,这是负后像。后像的持续时间与原刺激作用的时间有关,刺激作用的时间越长,产生后像持续时间也就越长,这是因为刺激的持续作用有时间上的积累效应。

(4)联觉 联觉指一种感觉引起另一种感觉的现象。联觉有多种表现,最明显的是色觉与其他感觉的联系。色觉可以引起不同的温度觉。例如,红、橙、黄等颜色使人联想到太阳和火焰而产生温暖的感觉,因而称为暖色;蓝、青、绿等颜色使人联想到蓝天、大海、树木而产生清凉的感觉,被称之为冷色。不同颜色能引起不同的心理效应。例如,黑色给人以庄重肃穆之感,蓝、绿等冷色能使高热患者体温有所下降,黄色可刺激食欲,绿色对心理活动有缓和作用,而红色给人以欢快热烈之感,能使抑制、消沉的情绪振奋起来。

(5)感觉的补偿与发展 丧失某种感觉能力的人,可以在生活实践过程中利用其他健全的感觉来弥补。例如,盲人的听觉、触觉、嗅觉都特别灵敏,以此来补偿丧失的视觉功能,但是这种补偿是由于长期不懈的练习而获得的。人的感受性不仅能在一定条件下发生暂时性的变化,而且能在个体实践活动中获得提高和发展。由于每个人的生活实践和环境不同,因此人的各种感受性的发展是不一样的。由于职业的训练,有些人在某些感觉的感受性明显高于一般人。有经验的面粉工人,只要用手一捻面粉,不仅能正确判断粗细,而且能说出产地;一般人对黑布只能分出深黑、浅黑等几个等级,而有经验的染布工人可以把黑布按深浅程度区分为 43 个等级。

(二)知觉

1. 知觉的概念

知觉(perception)是人脑对直接作用于感觉器官的客观事物的整体属性的反映。当客观事物作用于人的感觉器官时,人不仅能够反映出这个客观事物的个别属性,还可以通过各个感觉器官和大脑对客观事物的各种属性进行分类、整理、分析和整合,试图构造一个更富有意义的情境,把各种感觉信息整合成一个完整映像。

例如,一个物体,摸着圆圆的、硬硬的,闻着香香的,尝着甜甜的,综合这多种感觉人们知道它可能是一个苹果,这就是知觉。通过知觉,人们才能对某一事物形成一个完整的映像,知道它是什么。

2. 知觉和感觉的区别与联系

知觉和感觉这两个概念既有相同点又有不同点。相同点在于知觉和感觉一样,都是客观事物直接作用于感觉器官产生的,同属于对现实的感性认识形式。不同点在于感觉是对客观事物个别属性的反映,是通过某一感觉器官摄取事物单个属性信息的过程;而知觉是对客观事物整体的反映,往往是多种感觉器官协同活动,在头脑中把多种感觉信息整合为有意义的整体映像的过程。

知觉以感觉为基础,没有感觉对事物个别属性的反映,人们也就不可能获得对事物整体的反映,但知觉不是个别感觉信息的简单相加,它需要借助个体的知识经验,对感觉信息进行组合和解释,形成更高阶段的认识。

3. 知觉的种类

根据知觉的对象,可以把知觉分为三类。

(1)空间知觉　空间知觉是人对物体形状、大小、深度、方位等空间特性的反映。

(2)时间知觉　时间知觉是人对客观事物的延续性和顺序性的反映。

(3)运动知觉　运动知觉是人对物体的静止、运动及运动速度等运动特性的反映。

4. 知觉的特性

(1)知觉的选择性　人所生活的环境是纷繁复杂的,人在进行知觉时不可能感知到所有的事物,只能把一种或几种事物当作知觉的对象,而把其余的事物当成知觉背景。这种把知觉对象从背景中区分出来的特性称为知觉的选择性。如人在看电视时,电视屏幕就成了知觉的对象,而电视后面的背景墙以及电视柜上面的其他物品就成了背景。知觉中的对象和背景的关系是相对而言的,在一定的条件下两者是可以相互转换的,图2-3就是对象与背景转换的双关图形,既可知觉为花瓶,又可知觉为两两相对的人形。

(2)知觉的整体性　知觉的对象有很多个别属性,但人们并不只对其中一个属性或一部分加以反映,而是把各种属性和各个部分有机地组合起来形成完整的映像,这就是知觉的整体性,图2-4中的三角形尽管没有用线连接完整,但有了

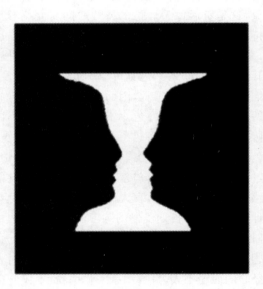

图2-3　知觉的对象和背景的转化

三个角的关键特征,就能够产生三角形的整体知觉。知觉的整体性使人能够根据部分属性迅速识别事物,大大提高了人的认知能力。

(3)知觉的理解性　人在知觉一些事物和对象时,不仅能形成关于它的知觉形象,还能根

据自己已有的知识经验对知觉对象做出某种解释或判断,使其具有一定的意义,这就是知觉的理解性。知觉的理解性与人们的知识经验密切相关,同一张 X 线片,医生能从其中发现病灶,而外行人只能看到一片模糊。

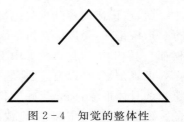

图 2-4 知觉的整体性

（4）知觉的恒常性 当知觉的客观条件在一定范围内变化时,人对物体的知觉映象仍然保持相对不变,这就是知觉的恒常性。例如,门在关闭与半开时,它在人们视网膜上的投影形状是不同的,但人们知觉到门的形状都是长方形。知觉的恒常性有利于人正确地认识事物,从而适应不断变化的外界环境。

5. 错觉

人的知觉并不总是正确地反映客观事物,有时候也会产生各种各样的错觉。对客观事物不正确的知觉就是错觉。错觉现象十分普遍,视错觉表现得最明显。例如,图 2-5 的左图为横竖错觉,两条等长的线段,一条垂直于另一条的中点,看上去垂直线比水平线要长一些;右图为箭形错觉,两条等长的线段,其中一条的两端加上箭头,另一条的两端加上箭尾,看起来后一条要比前一条长一些。

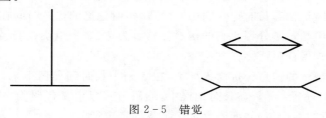

图 2-5 错觉

错觉的种类很多,如方位错觉、时间错觉、运动错觉。错觉所产生的歪曲带有固定的倾向;只要具备产生错觉的条件,错觉就一定会发生。人们掌握了错觉产生的规律,一方面可以防止错觉造成的差错,另一方面可以利用错觉使其在实践中产生积极的效应。

（三）记忆

1. 记忆的概念

记忆（memory）是过去经验在人脑中的反映。运用信息加工的术语,记忆就是对外界信息进行编码、存储和提取的过程。人们感知过的事物、思考过的问题、体验过的情绪情感、从事过的活动,都会在人们头脑中留下不同程度的印象,这就是记的过程;在一定条件下,根据需要这些储存在头脑中的印象又可以被唤起,这就是忆。从在脑内存储到再次提取出来应用,这个完整的过程总称为记忆。例如,分别多年的老朋友,不在我们眼前时,我们仍能想起他的音容笑貌、言谈举止,当再次见到他时还能认得出来。

记忆是心理在时间上的持续,它连接着人们心理活动的过去和现在,是人们学习、工作和生活的基本能力。在生活实践中,人根据其知识经验去适应和改造自然与社会环境,学生凭借记忆,才能获得知识和技能,不断增长自己的才干;演员凭借记忆,才能准确地表达各种情感,完成艺术表演。如果没有记忆,一切心理活动的发展、一切智慧活动都是不可能的。

2. 记忆的分类

记忆可以从不同的角度进行分类。

(1)按记忆内容分类　记忆可分为形象记忆、逻辑记忆、情绪记忆和运动记忆。

形象记忆:是以感知过的事物形象为内容的记忆。这种记忆所保持的是事物的具体形象。例如,人们对生活和自然界中事物、景物的形象的记忆以及对声音、气味和味道等的记忆。

逻辑记忆:是以概念、命题或思想等逻辑思维结果为内容的记忆。逻辑记忆所保持的不是事物的具体形象,而是反映事物的本质和规律,并且是通过语言表达出来的,也是人类所特有的。例如,人们对定理、法则或公式的记忆。

情绪记忆:是以体验过的某种情绪、情感为内容的记忆。例如,回忆起过去体验过的愉快事件会重新愉快起来,回忆过去难堪的行为时会再次出现面红耳赤。情绪记忆常成为人们当前活动的动力,推动人从事某些活动,也能制止某些行为,以及回避可能遭受危害的事物。

运动记忆:是以做过的动作为内容的记忆。例如,人们对游泳、打字、骑自行车等动作的记忆。运动记忆是掌握和改进各种生活和劳动技能的基础。

(2)按记忆时间分类　记忆可分为瞬时记忆、短时记忆和长时记忆。

瞬时记忆:当刺激停止作用后,感觉信息有一个非常短暂的停留,称瞬时记忆。储存时间为 0.25～4 秒。如果这些感觉信息进一步受到注意,则进入短时记忆。瞬时记忆的信息存储量大,形象非常鲜明,以视觉和听觉编码为主,以感觉形式存在。

短时记忆:是瞬时记忆和长时记忆的中间阶段,短时记忆的保持时间在无复述的情况下只有 5～20 秒,最长也不超过 1 分钟。它的信息存储量为 7±2 个组块。编码形式有听觉、视觉、语义编码,以知觉形式保存。

长时记忆:短时记忆的信息经过深入加工,在大脑中长时间保留下来,即为长时记忆。保存时间在 1 分钟以上乃至终身。在长时记忆中,编码方式以语义代码为主,或者说,人们更多地对一般意义或一般的观念编码,而不是去记事物的特定细节。

3. 记忆的过程

记忆过程包括识记、保持和再现三个基本环节。

(1)识记　识记是识别和记住事物,从而积累知识经验的过程。它是记忆的开始阶段,是再认和回忆的必要前提。在不同情况下,识记事物也有不同形式。

根据有无明确的目的,可将识记分为无意识记和有意识记。①无意识记是事先没有确定目的、无须意志努力而形成的识记。人们的日常生活经验主要是通过无意识记积累的。无意识记不需要意志努力,精力消耗少,但它缺乏目的性,不能获得系统的科学知识。②有意识记是指有目的,按一定的方法、步骤,经过意志努力去进行识记,以取得记忆的结果。人们掌握系统的科学文化知识主要依靠有意识记。

根据识记材料的性质,识记又可分为机械识记和意义识记。①机械识记是依靠机械地重复进行的识记。如历史年代、河长山高、电话号码,这些材料本身缺少内在联系,只能靠多次重复和经常使用来识记。②意义识记是在理解的基础上进行的识记。学习者运用已有的知识经验,弄清材料的意义,从而把它记住。比如一首诗,一篇散文,以及科学定义、定理、规律,这些材料有内在的或外在的联系,可以通过理解意义来识记。

(2)保持　保持是把知识经验存储在头脑中的过程。保持是识记和再现的中间环节,它在记忆过程中有着重要的作用,没有保持也就没有记忆。记忆中的保持是一个动态过程,并不像保险柜里保存文件那样原封不动,而会发生一些变化。事实上,信息输入到人脑之后,不是简单地存储,而是要经过加工整理,即经过编码工序,在某些方面进行增加或缩减。例如,背诵一篇语文或外语,有时会发现或者颠倒了原文的次序,或者简化了原文的内容,或者遗漏了原文的字句,或者增加了内容等。记忆保持的最大变化是遗忘。

(3)再现　再现是记忆过程的最后一个环节,记忆好坏是通过再现表现出来的。它有两种基本形式,即再认和回忆。

再认:经历过的事物再度出现时能够确认称为再认。例如,多年不见的朋友,再次相遇时能认出;曾经看过的散文,再次阅读也知道曾经读过,这些都是再认过程。再认的速度和正确程度主要取决于对旧事物识记的精确性与巩固程度,以及再认时事物本身或周围情况是否发生了较大变化。

回忆:经历过的事物不在面前时能在头脑中重现称为回忆。根据是否有目的任务可把回忆分为有意回忆和无意回忆。有意回忆是根据需要有意识地、自觉地进行回忆,学习、科研、解答问题时的回忆活动都属有意回忆。无意回忆是事先没有回忆任务和目的,而是在一定环境条件作用下,自然而然的,不需要做任何努力的回忆,例如,"睹物思人""触景生情"等都是无意回忆。再认比回忆简单、容易。能回忆的一般都能再认,而能再认的不一定都能回忆。

综上所述,记忆过程包括识记、保持、再现。整个记忆通常是从识记开始的。识记是保持的必要前提,保持是记忆的中心环节,再现是识记效果的体现。总之,记忆的整个过程是一个不可分割的统一整体。

4. 遗忘

(1)遗忘的概念　识记过的内容在一定条件下不能恢复或提取,或者产生错误的再认和回忆都称为遗忘(forgetting)。遗忘可分暂时性遗忘和永久性遗忘两种。识记过的内容未经复习而消失,称为永久性遗忘;识记过的内容暂时不能被提取,但在适宜的条件下还可能恢复,称为暂时性遗忘。遗忘既有积极作用,又有消极作用。假如没有遗忘,人们所经历的大小事件全都堆积于头脑之中,那将会给人们带来无尽的烦恼。但是,遗忘也给人们的学习和工作带来很多困难,因此,要研究遗忘规律,利用遗忘规律,提高记忆能力。

(2)遗忘的规律　①遗忘的速度先快后慢。德国心理学家艾宾浩斯首先对遗忘现象做了系统的研究并得到了著名的曲线——艾宾浩斯遗忘曲线(图2-6)。这条曲线说明,遗忘在学习之后立即开始,而且遗忘进程是不均衡的,最初遗忘得很快,以后逐渐减慢。②遗忘受识记

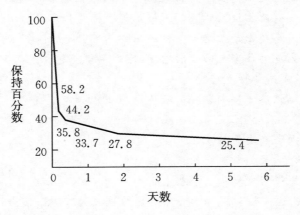

图 2-6　艾宾浩斯遗忘曲线

材料的性质与数量的影响。对熟练的动作和形象材料遗忘得慢,而无意义材料比有意义材料遗忘要快得多;在学习程度相等的情况下,识记材料越多,忘得越快,材料少,则遗忘较慢。③遗忘受学习的程度的影响。一般认为,对材料的识记达到刚刚背诵时的效果最差,而过度学习了的材料保持得最好。实验证明,过度学习150%时效果最佳。④受识记材料的序列位置的影响。先学习的内容对识记和回忆后学习内容有干扰作用,这种现象称为前摄抑制;后识记的内容可影响先识记内容的记忆效果,这种现象称为倒摄抑制。因此,人们在学习一篇课文时通常都是开头部分和结尾部分容易记住,中间部分最容易遗忘,其原因就在于中间部分受到前摄和倒摄两种抑制的干扰。⑤识记者的态度。研究表明,在人们的生活中不占主要地位的、不引起人们兴趣的、不符合一个人需要的事情,首先被遗忘,而人们需要的、感兴趣的、具有情绪作用的事物,则遗忘得较慢。另外,经过人们的努力、积极加以组织的材料遗忘得较少,而单纯重述的材料,识记的效果较差,遗忘得也较多。

5. 进行有效的复习,提高记忆效率

根据遗忘的规律,要想有效地组织复习,应该注意以下几点。

(1)及时复习　根据艾宾浩斯遗忘曲线,遗忘的进程是先快后慢的,为了避免在大量遗忘后难以补救,做到及时复习是很重要的。

(2)正确地分配复习时间　根据复习在时间上分配的不同,可分为两种复习方式:集中复习和分散复习。集中复习,就是把需要复习的材料,集中在一段时间内,反复复习多次,直至记熟为止;分散复习,就是把需要复习的资料,分散在几个相隔不太长的时间内,每次复习一定的次数,直至记熟为止。大量的实验都证明了分散复习的效果比集中复习好得多。

(3)反复阅读和试图回忆相结合,要过度学习150%　研究结果表明,把阅读和试图回忆结合起来,其实际效果都远高于反复阅读。把60%的时间用于试图回忆,复习的效果最好。此外实验证明,遗忘受学习的程度的影响,过度学习150%时效果最佳。

 知识链接

遗忘的原因

干扰说认为,遗忘是由于在学习和回忆时受到其他刺激干扰的结果。只要干扰排除,记忆就能恢复。此学说最明显的依据是倒摄抑制和前摄抑制。

压抑说认为,遗忘是由于情绪或动机的压抑作用引起的。例如,人们对某些令其悲痛、伤感、羞愧、内疚的往事抱回避的态度,他们希望忘却这些往事而得到宽慰。这种遗忘也叫动机性或情绪性遗忘。

衰退说认为,记忆痕迹得不到强化而逐渐衰退以致消失而引起的遗忘。这一解释至今仍很难用实验来检验,因为在一段时间内保持量的下降,可能是由于其他材料干扰,而不是记忆痕迹衰退的结果。

检索困难说认为,人们所获得的信息在长时记忆中的储存是永久的。一旦人们获得了信息,就像图书馆中增加了一些书籍一样,人们只要知道其编码就一定能够找到它们。之所以会发生遗忘,是因为检索的困难造成的,即难以找到提取的线索。如果能够通过指导获得提取的线索,这些先前"遗忘"了的信息仍然能够找到。

（4）注意排除前后材料的相互影响　注意材料的序列位置效应,对材料的中间部分要加强复习。

（5）利用外部记忆手段　如上课时记笔记,读书时做卡片等。俗话说"好记性不如烂笔头",外部的记忆手段可以帮助人们更好的记忆。

（四）思维

1. 思维的概念

思维(thinking)是人脑对客观事物的间接的和概括的反映。它是认知过程的高级阶段。人类通过思维能够获得对事物的本质属性、内在联系和发展规律的认识。动物也有感觉、知觉、记忆和萌芽性的思维活动,它们在初级认识阶段某些方面的能力并不亚于人类。但是,主宰地球的是人类而不是其他动物,其原因就在于人类有其他任何动物所不及的思维能力。

2. 思维的特征

（1）间接性　思维活动不直接反映作用于感觉器官的事物,而是借助一定的媒介和一定的知识经验对客观事物进行间接的反映,这是思维的间接性。例如,早上起来在窗前看见对面房顶湿了,马路上有水,便可推想夜里下过雨,夜里下雨我们并未看见,而是通过房顶和地面潮湿做媒介,结合已有的知识经验推断出来的。又如医生通过叩诊可以了解患者心脏是否肥厚,这是通过声音和医学知识经验做媒介间接了解的。可见,由于思维的间接性,人们可以超越感知提供的信息,认识那些没有直接作用于人的各种事物的属性,揭露事物的本质和规律,预见事物发展、变化的进程。

（2）概括性　在大量感性材料的基础上,把一类事物的共同的本质特征和规律抽取出来,加以概括,这就是思维的概括性。例如,组织的炎症部位不同,表现各异,但大都有红、肿、痛、热的病理改变,红、肿、热、痛就是对各种炎症共同的本质特征的概括认识。

思维的间接性和概括性给人类的认识带来了巨大的优越性。它使人们能从个别中看到一般,从现象中揭示本质,从偶然中发现必然,从现状中推断过去、预见未来。思维使人类的认识得到扩展和深化,从而构成人类智慧的核心。

3. 思维的分类

思维可以从不同角度进行分类。

（1）根据思维形态分类　思维可分为动作思维、形象思维和逻辑思维。

动作思维是依赖身体的具体动作进行的思维。从个体思维发展来看,首先发展的是动作思维。3岁前的儿童掌握的语言很少,记忆表象也不发达,他们的思维基本属于动作思维。如儿童把玩具拆开,又重新组合起来,动作停止,思维也就停止了。成人也有动作思维,它往往是伴随着劳动操作进行的,思维水平要比儿童高。例如,修理机器就要依靠实际动作来解决,一边检查一边思考。

形象思维是利用头脑中的具体形象进行的思维。例如,要布置房间之前,思考着桌子放在哪里,书柜放在哪里,在头脑中出现各种物品安排的形象。形象思维在问题的解决中有重要的意义,艺术家、作家、导演、设计师等更多地运用形象思维。

逻辑思维是以概念、判断、推理的形式进行的思维。它是思维的一种典型形式,发展较晚,一般成长到青年期以后才有比较发达的逻辑思维。逻辑思维既不同于以动作为支柱的动作思维,又不同于以表象为凭借的形象思维,它已经摆脱了对感性材料的依赖,能够揭示事物的本质属性和内在联系。哲学家、科学家、社会学家总结出的规律、命题和推导出的法则、定理等都是逻辑思维的结果,医生、护理人员的工作及学生的学习都需要逻辑思维。

(2)根据思维方向分类　思维可分为聚合思维和发散思维。

聚合思维又称求同思维,是把问题提供的各种信息聚合起来得出一个正确的或最好的答案。这是一种有方向、有范围和有条理的思维方式。例如,医生根据患者的临床表现、检验结果、体格检查给患者诊断的过程就是聚合思维。

发散思维又称求异思维,是根据已有信息,从不同角度、不同方向思考,寻找多样性答案的一种展开性思维方式。如一题多解,这种思维需要重新组织现有的信息和记忆中储存的信息,产生多个可能的解决方法;再如,给患儿进行物理降温可用多种方法,包括头部冷敷、温水擦浴、酒精擦浴、冷盐水灌肠等。

(3)根据创新程度分类　思维可分为常规思维和创造性思维。

常规思维又称再造性思维,是指人们运用已获得的知识经验,按现成的方案和程序直接解决问题。如学生运用已学会的公式解决同一类型的问题。常规思维在解决经常出现的相似问题时有重要作用,可以减少时间和精力的消耗。但这种思维缺乏创造性,在解决新问题时往往产生某种阻碍作用。

创造性思维是重新组织已有的知识经验,提出新的方案或程序,并创造出新的思维成果的思维方式。创造性思维是多种思维的综合表现,同时还要结合想象、进行构思才可能实现。如在文艺创作、科学发明、技术革新等创造性活动中,都是通过创造性思维实现的。创造性思维在科学发明、社会改革中有极为重要的作用,它能够解决那些没有固定方法、没有现成答案的新情况、新问题。

(五)想象

1. 想象的概念

想象(imagination)是人脑对已有表象进行加工改造而形成新形象的过程,它是创造性思维的基础。

表象是想象的素材。所谓表象是曾经感知过的事物在头脑中留下的映像。想象以表象为素材,但不是表象的简单再现。想象是在感知的基础上,以表象为原材料进行加工改造而形成的。例如,我们没有去过草原,但当我们读到《敕勒歌》中的诗句"天苍苍,野茫茫,风吹草低见牛羊"时,头脑中就会浮现出一幅草原牧区的美丽景象:蓝蓝的天空,一望无际的大草原,微风吹动着茂密的牧草,不时露出牧草深处的牛羊。这幅我们从未感知过的图景,就是由我们所熟悉的蓝天、草地、微风、牛羊等记忆表象的组合而成的。想象不仅可以形成人们未曾感知的事物的形象,还可以创造出现实中不存在的形象。例如,中国龙的形象,虽然现实生活中没有这样的动物,但它的鳞是鱼的鳞,角是鹿的角,身是蛇的身,爪是鹰的爪,鱼、鹿、蛇和鹰是现实生活中有的,人们就把这些东西在想象中结合起来形成了新形象。由此可见,想象同其他心理现象一样,都是人脑对客观现实的反映,是以客观现实为基础的。

2. 想象的种类

根据有无预定目的,可把想象分为无意想象和有意想象两类。

(1)无意想象　无意想象是一种没有预定的目的,不自觉地产生的想象。它是当人们意识减弱的时候,在某种刺激的作用下,不由自主地想象某种事物的过程。例如,当我们抬头仰望天空变幻莫测的浮云时,脑中就产生动物或其他物体的各种形象;人们在睡眠时做的梦,精神病患者在头脑中产生的幻觉等都是无意想象。

(2)有意想象 有意想象是在一定目的、意图和任务的影响下有意识地进行的想象。它包括再造想象、创造想象和幻想。

再造想象是根据言语的描述或图样的示意,在头脑中形成相应形象的过程。例如,没有领略过北国冬日的人们,通过诵读某些描写北国冬日风光的文章,可在脑海中形成北国风光的情景;建筑工人根据设计图纸在头脑中想象出建筑物的形象等,都是再造想象。再造想象在生活中有重要意义,人们借助再造想象,可以更好地接受别人的知识经验,生动形象地交流思想感情。

创造想象是根据一定的目的、任务,在头脑中独立地创造出新形象的过程。例如,作家在头脑中构思故事情节的过程,画家构思一幅画的过程,都是创造想象。创造想象具有首创性、独立性和新颖性等特点,因此创造想象比再造想象更复杂、更困难,它需要对已有的感性材料进行分析、综合、加工、改造,在头脑中进行创造性构思。创造想象是各种创造活动的必备心理成分。

幻想是指向未来并与个人的愿望相联系的想象。所有幻想都是我们对未来的憧憬,科学的幻想推动着人们去进行科学探索,发现客观规律,为人类造福。例如,古人曾幻想腾云驾雾、展翅飞翔,推动后人创造了飞机;嫦娥奔月的神话成为人们走向太空的推动力。但是,非科学的幻想违背事物的发展规律,毫无实现的可能性。例如,修炼成仙、长生不老、制造出永动机,这种幻想使人误入歧途。

(六)注意

1. 注意的概念

注意(attention)是心理活动或意识对一定对象的指向与集中。注意有两个特征:指向性和集中性。

(1)注意的指向性 注意的指向性是指人在某一瞬间,他的心理活动选择了某个对象,而忽略了另一些对象。例如,一个人在剧院里看戏,他的心理活动或意识选择了舞台上演员的台词、动作、表情、服饰,而忽略了剧场里的观众。对前者他看得清、记得牢,而对后者只能留下非常模糊的印象。因此,注意的指向性是指心理活动或意识朝哪个方向上进行活动。指向性不同,人们从外界接受的信息也不同。

(2)注意的集中性 注意的集中性是指当心理活动或意识指向某个对象的时候,就会在这个对象上集中起来,即全神贯注,这就是注意的集中性。例如,医生在做复杂的外科手术时,他的注意高度集中在患者的病患部位和自己的手术动作上,与手术无关的其他人和物,便排除在他的意识中心之外。如果说注意的指向性是指心理活动或意识朝向哪个对象,那么,集中性就是指心理活动或意识在一定方向上活动的强度或紧张度。心理活动或意识的强度越大,紧张度越高,注意也就越集中。

注意并不是一种独立的心理活动过程。注意总是和其他心理过程相联系,如"注意看""注意听""注意观察"等,可见,注意本身并没有自己特定的反映内容,它总是伴随着心理活动过程并贯穿始终,使得心理活动更富有组织性、积极性、清晰性和深刻性。脱离心理活动过程的注意不能独立存在,离开注意,心理过程也无法进行。

2. 注意的分类

注意可分为无意注意、有意注意和有意后注意三种。

(1)无意注意　无意注意是指事先没有目的,也不需要意志努力的注意。例如,我们正在教室内聚精会神地听讲,突然从教室外闯进来一个人,这时大家不约而同地把视线朝向他,并且不由自主地引起了对他的注意。在这种情况下,我们对要注意的东西事先没有任何准备,也没有明确的认识任务。注意的引起与维持不是依靠意志的努力,而是取决于刺激物本身的性质。强度大的、对比鲜明的、突然出现的、变化运动的、新颖刺激的、自己感兴趣的、觉得有价值的,都容易引起无意注意。

(2)有意注意　有意注意是指有预定目的,需要一定意志努力的注意。例如,上课认真听讲,下课专心读书;护理人员全神贯注地配药,这些都是意志努力的结果,都是有意注意。有意注意是注意的一种积极、主动的形式。

(3)有意后注意　有意后注意是指有自觉目的的,但不需要意志努力的注意。有意后注意是在有意注意的基础上发展起来的。比如骑自行车,开始学时,注意力非常集中,要掌握每一个要领,这是有意注意,当学会之后,作为交通工具每天骑,骑自行车变成了熟练的技能,不需要更多注意,动作就可以顺利进行下去,这时的注意就是有意后注意了,因为这个时候注意是指向一个对象(骑车)但是其实又不需要意志的努力。所以有意后注意是在有意注意的基础上发展起来的,开始是有意注意,通过学习,既熟悉了学习的对象,又有了兴趣,此时即使不花费多大的意志努力,活动也能继续,这就成了有意后的注意。如果很多活动和操作都能变成有意后注意,我们将会节省很多精力,所以多增加对任务的了解,让自己对这些活动产生兴趣,从中发掘出成就感,这样才能保持我们对任务的长期而稳定的注意。

3. 注意的品质

注意的品质主要有广度、稳定性、转移和分配。

(1)注意的广度　注意的广度又称为注意的范围,指在同一时间内能清楚地把握对象的数量。我们所说的"一目十行"说的就是注意的范围问题。影响注意广度的因素主要包括两个方面:一是对象的特点,对象越集中,排列越有规律,注意的广度也就越大;二是个体经验和心理状态,个体对自己熟悉的事物注意范围大,心情处于紧张状态时注意范围小。

(2)注意的稳定性　注意的稳定性是指对一定的事物或是一类活动注意所能持续的时间。例如,学生在 45 分钟的上课时间内,使自己的注意保持在与教学活动有关的对象上;外科医生在连续几小时的手术中聚精会神地工作。人把注意长时间指向和集中于同一对象是非常困难的。注意的稳定性与人的主体状态和对象的特点有关。从事的活动的意义对自己越大,对活动的兴趣越浓,并抱有积极的态度,则注意的稳定性越持久。一个越善于与困难做斗争的人,其心理活动指向和集中在对象(活动)上越容易。

与注意稳定相反的状态是注意分散,即分心。影响注意稳定性的重要因素有:是否有明确的任务;是否进行积极的思维活动;注意的对象是否内容丰富;活动的方式是否多样化;个体的情绪和身体状况等。

(3)注意的转移　注意的转移是人们根据新活动、新任务,及时、有意地调换注意对象,即把注意从一个对象转移到另一个对象上去。注意转移的难易和快慢,主要取决于原来注意的紧张度、前后活动的关系、个人的兴趣和情感强弱、个体的神经类型及已有的习惯等因素。一般来讲,如果原来注意的紧张度高、前后活动关系不大、人们依恋并沉浸于前一活动或新注意的对象不太符合自己的情感需要和兴趣,注意的转移就困难;反之,就较容易。

值得一提的是,分心和注意转移是两个决然不同的概念。分心是注意被无关刺激从当前需要注意的事物中引开,而注意的转移是根据任务(活动)的需要,主动地把注意从一个事情上转向另一个事情上。

(4)注意的分配　注意的分配是指个体的心理活动同时指向不同的对象,也就是通常所说的"一心二用"。在现实生活中,许多活动要求我们同时做两件以上的事情。例如,学生在课堂上一边听讲,一边记笔记;汽车司机在驾驶汽车时手扶方向盘,脚踩油门,眼睛还要注意路标和行人等等。

注意的分配是有条件的。通常来说,人很难同时完成两件要求高度集中注意的事情。人们能否实现注意的分配,一是取决于活动的熟练程度,如果同时进行的多项活动中只有一项是不熟悉的,其余活动都已达到"自动化"或"半自动化"的程度时,注意就能较好地进行分配。就像骑自行车,起初我们要在意怎么骑,熟练后就可以很自如地边骑边看周围的事物,但当前面有突然事件发生时,我们又会把注意转到车速和方向上。如果不熟练,注意的分配是不可能的。二是所从事的几种活动之间应该有内在联系,没有内在联系的活动很难同时进行。例如,自弹自唱只能是同一的曲调,如果弹的和唱的不是同一首曲子,一个人既弹又唱是办不到的。

二、情绪过程

(一)情绪与情感的概述

1. 概念

情绪(feeling)和情感(emotion)是人对客观事物是否符合需要而产生的主观体验。对外部世界的各种现象和事物,人们总会产生诸如喜爱、愉快、愤怒、恐惧等心理反应,并表现出不同的态度。

理解这一概念应注意以下两点:第一,情绪和情感的产生以需要为中介。人的情绪和情感不是无缘无故凭空产生的,而是由一定的客观事物引起的。但是客观事物本身并不直接决定情绪和情感,它对情绪和情感的决定作用以需要为中介。当客观事物满足了人的需要时,就会引起诸如高兴、快乐、满意、爱慕等积极肯定的情绪情感,当客观事物不能满足人的需要时,会引起诸如生气、苦闷、不满、憎恨等消极否定的情绪情感;与人的需要没有直接关系的客观事物,既无益也无害,一般不引起情绪和情感。第二,情绪和情感是对事物态度的主观体验。体验是情绪、情感的基本特色,离开了体验,也就没有了情绪、情感。人们在认识事物与周围世界交互作用时,与事物发生多种多样的关系,也就有了情绪情感。事物对人总是具有一定意义,人对这些事物也就抱有这样或是那样的态度。这种态度总是以带有特殊色彩的体验的形式表现出来。比如,月亮本身有圆有缺,这并不说明它会产生欢乐与悲伤的情绪,人们在这种情境下所产生的悲欢离合情绪,是人的一种主观体验。

2. 情绪和情感的区别与联系

情绪和情感是既有区别又有联系的两个概念。情绪和情感的区别表现在以下几方面。

(1)从需要的角度看　情绪是与机体的生理性需要相联系的,如当人们满足了饥渴需要时会感到高兴,当人们的生命安全受到威胁时会感到恐惧,这些都是人的情绪反应。但情感是与人的社会性需要相联系的,如当人们获得成功时会产生成就感,成就感就是一种情感。

（2）从发生的角度看　情绪发生较早，在个体发展中，婴儿就有情绪，大多带有本能的特点。但情感发生较晚，在个体身上出现比较晚，如人刚生下来时，并没有道德感、成就感和美感等，这些情感反应是随着人的社会化过程而逐渐发展起来的。

（3）从反映的角度看　由于情绪是与感知觉相联系的内心体验，情绪带有情境性、激动性、暂时性的特点，它往往容易随情境改变而迅速减弱或消逝，如当我们遇到危险时会极度恐惧，但危险过后恐惧会消失。但情感是与社会认知、理性观念相联系的内心体验，具有较大的稳定性、深刻性和持久性，如大多数人不论遇到什么挫折，其民族自尊心不会轻易改变。父辈对下一代殷切的期望、深沉的爱都体现了情感的深刻性与内隐性。

情绪和情感虽有区别，但它们又是同一类心理过程，它们总是彼此依存，相互交融的。一方面，稳定的情感是在情绪的基础上形成的，同时又通过情绪反应得以表达，离开情绪的情感是不存在的。另一方面，情绪变化往往反映内在的情感，在情绪发生的过程中常常深含着情感。

（二）情绪与情感的分类

1. 基本情绪与复合情绪

从生物进化的角度可把情绪分为基本情绪和复合情绪。基本情绪有快乐、愤怒、恐惧和悲哀四种，在此基础上可以派生出许多复杂的复合情绪。

（1）快乐　快乐是指盼望的目标达到时产生的情绪体验。快乐的程度取决于愿望满足的程度和意外的程度。快乐又可分为满意、愉快、欢乐、狂喜等。

（2）愤怒　愤怒是指由于其他人或事妨碍目标、愿望达到时而产生的情绪体验。愤怒的程度取决于妨碍作用的大小和对其察觉的程度，同时也受个人的人格特征的影响。愤怒可分为不满、愠怒、大怒、狂怒等。

（3）恐惧　恐惧是指企图逃避某种危险情景时产生的情绪体验。引起恐惧的重要原因是缺乏处理可怕情景的能力或缺少对付危险情境的手段。恐惧可分为惊讶、害怕、惊骇、恐怖等。

（4）悲哀　悲哀是指在失去自己所爱的人和物或自己的愿望破灭时所产生的情绪体验。悲哀的强度取决于失去事物的重要性和价值大小，另外个体意识倾向和人格特征也会影响悲哀的程度，悲哀可分为失望、难过、悲伤、哀痛等。

复合情绪是由基本情绪的不同组合派生出来的。如由愤怒、厌恶和轻蔑组合起来的复合情绪可称敌意；由恐惧、内疚、痛苦和愤怒组合起来的复合情绪可称焦虑。

2. 情绪状态

按照情绪发生的速度、强度和持续时间的长短，可以把情绪分为心境、激情和应激三种。

（1）心境　心境是一种微弱而持久的情绪状态。心境具有弥散性，它不是关于某一事物的特定体验，而是作为一种心理背景，每时每刻发生的心理事件都受这一情绪背景的影响，使之产生与这一心境相关的色调。当心情愉悦时，喜笑颜开，看什么都是美好的；当心情不佳时，神色沮丧，看什么都心烦。心境持续时间有很大差别，少则几天，长则数周、数月或更长。引起心境的原因有很多，一般来说，事业的成败、工作是否顺利、人际关系、个人健康的好与坏、自然气候的变化，都可能引起某种心境。但心境并不完全取决于外部因素，还与人的世界观和人生观有联系。一个有高尚的人生追求的人会无视人生的失意和挫折，始终以乐观的心境面对生活。

心境对人的学习、工作和心身健康有很大影响。积极乐观的心境，可以提高人的活动效率,增强信心,对未来充满希望,有益于心身健康;消极悲观的心境,会降低人的活动效率,使人丧失信心和希望,有害于心身健康。

（2）激情　激情是一种强烈的、暴发性的、为时短促的情绪状态。激情的特点是强度大而时间短,这种情绪状态通常是由对个人有重大意义的事件引起。重大成功之后的狂喜、惨遭失败之后的绝望、亲人突然死亡引起的极度悲愤等,都是激情状态。

激情有积极和消极之分。积极的激情能激励人们战胜困难去实现目标,是鼓舞人们行动的巨大动力;消极的激情发生时,由于自制力、理解力的显著下降,则会冲昏头脑,做出一些不理智的冲动行为,对心身健康和人际关系起到不良作用。消极的激情是一种暴风骤雨的情绪状态,但也不是不可控制的,有意识地用理智、意志来控制自己,使激情平静下来,即使消极的激情发生了,也应把注意转移,先做些与激动情绪无关的事来缓解暴发的激情。要控制消极的激情,最根本的是要具有高度的思想觉悟、良好的道德修养和坚毅的意志力。

（3）应激　应激是出乎意料的紧急事件所引起的极度紧张的情绪状态。在现实生活中,有时会出现一些突如其来、意想不到的危险情况,人们必须动员自己的全部力量应付危急形势,这时人们所产生的一种高度紧张的情绪状态就是应激。例如,地震、车祸、火灾、遭受恐怖袭击等情况,都会使人进入应激状态。

应激有积极作用,也有消极作用。一般应激状态会引起机体的一系列生理性反应,如肌肉紧张度、血压、心率、呼吸以及腺体活动都会发生明显的变化。这些变化使机体具有特殊防御功能,使人精力旺盛、思维清晰、动作机敏,从而化险为夷。但强烈的应激会使全身兴奋,知觉范围缩小,语言不规则,行为动作紊乱。加拿大生理学家塞里（H. Selye）提出,应激状态延续能击溃人的生物化学保护机制,导致胃溃疡、胸腺退化等疾病,甚至发生临床休克或死亡。

3. 社会情感

情感是与人的社会性需要相联系的主观体验,人类主要的社会情感有道德感、理智感和美感。

（1）道德感　道德感是人们根据一定的社会道德标准,去评价别人和自己的言论、举止、思想、意图是否符合社会道德行为准则而产生的主观体验。如果自己或他人的行为符合道德标准则产生满意、肯定的情感体验,如爱慕、敬佩、赞赏;如果行为不符合道德标准则产生消极否定的情感,如羞愧、憎恨、厌恶。道德属于社会历史范畴,不同时代、不同民族、不同阶级有着不同的道德评价标准。

（2）理智感　理智感是智力活动过程中产生的情感体验。例如,人们在探索未知的事件时所表现的求知的欲望、认识的兴趣和好奇心;在解决问题过程中出现的迟疑、惊讶、焦躁以及问题解决后的喜悦、快慰;在评价事物时坚持自己见解的热情;为真理献身时感到的幸福与自豪;由于违背和歪曲了事实真相而感到羞愧等都属于理智感。理智感是在认知过程中产生和发展起来的,它又反过来推动着认识的进一步深入,成为人认识世界和改造世界的动力。

（3）美感　美感是根据一定的审美标准评价事物时所产生的情感体验。美感是由客观情境引起的。美丽的自然现象如昆明的石林、桂林的山水、北京香山的红叶等引起人们的自然美感;美好的社会现象如纯朴善良、见义勇为、公正坦率、不徇私情等引起人们的社会美感;美妙的艺术作品如绘画、音乐、文学等引起人们的艺术美感。美感和其他一切心理现象一样,是客观世界的主观映像。其反映的内容是客观的,是由客观的美所引起的,但在反映过程中,人的主观条件又起制约作用。一个人的生活经验、文化修养、立场观点以及个性特征等,都影响着他对客观美的反映。

(三)情绪的作用

1. 情绪是适应生存的心理工具

情绪和情感是有机体适应生存和发展的一种重要手段。例如,动物遇到危险时产生害怕的情绪从而发出信号,以警告或求救;人们通过快乐表示情况良好;通过痛苦表示急需改善的不良处境;通过悲伤和忧郁表示无奈和无助;通过愤怒表示即将进行反抗的主动倾向;通过移情和同情来维护人际关系等。因此,情绪的适应功能从根本上说是服务于改善和完善人的生存和生活条件。遭受各种病痛的患者更是会通过各种情绪表达他们的需求,作为医务工作者,更应了解各种情绪的表现,体察患者的情绪,了解他们的需要,帮助他们改善各种不良情境。

知识链接

耶尔克斯-多德森定律

耶尔克斯-多德森定律说明了情绪与认知操作效率的关系,不同情绪水平与不同难度的操作任务有相关关系。如图2-7所示,不同难度的任务,需要不同的情绪唤醒。在简单工作中,高情绪唤醒水平是保证工作效率的条件;在中等难度的任务中,中等情绪唤醒水平是最佳操作效果的条件;在困难复杂的工作中,低水平的情绪唤醒有助于保持最佳的操作效果。总之,活动任务越复杂,情绪的最佳唤醒水平也越低。了解了情绪与操作效率之间的关系,就能更好地把握情绪状态,使情绪成为认知操作活动的促进力量。

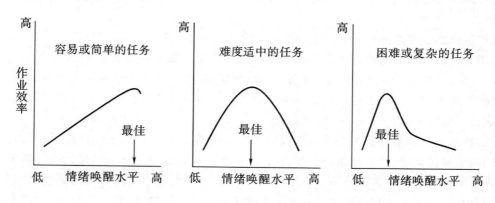

图 2-7 耶尔克斯-多德森定律

2. 情绪可激发心理活动和行为的动机

情绪、情感是动机系统的一个基本成分,能激发和引导行为,在最广泛的领域里为人类的各种活动提供动机。例如,恐惧能使人退缩,愤怒会发生攻击,厌恶会引起躲避等。

情绪激发和引导行为,并影响着人的活动效率。适度的情绪唤醒水平可使身心处于活动的最佳状态,进而推动人有效地完成工作任务。一般来说,情绪较稳定、不易激动者在情绪压力下可提高工作效率,而高焦患者的工作效率常因情绪压力的影响而降低;平时情绪比较稳定、不容易过分焦虑的人比容易激动、焦虑的人有较好的工作效率；适中的焦虑程度能发挥人的最高工作效率，过分焦虑或焦虑程度很低都不能表现出良好的工作效率。总之，适度的情绪紧张有利于最佳工作效率的发挥。

3. 情绪是人际交往的重要手段

表情是情绪的外部表现，通过表情可以使人们相互之间传递信息、沟通思想，例如，微笑常常表示对他人的赞赏或自我的愉悦，向他人传递积极的情绪体验。面部表情是人际交往中最重要的情绪信息媒介。

表情不仅是人际交往的传递信号，而且往往成为人们认识事物的媒介。例如，婴儿从一岁左右开始，当面临陌生的不确定情境时，往往从成人面孔上搜寻表情信息（鼓励或阻止的表情），然后才采取行动（趋近或退缩）。这一现象称为情绪的社会性参照作用，情绪的参照作用对于儿童和成人都有助于社会适应，对于儿童的心理发展起着关键的作用。

情绪的交流作用还体现在构成人与人之间的感情联结上。例如，婴儿在七八个月以后，在母亲经常接近和离开的不断重复中，学会预料母亲接近和离开的后果，形成"依恋安全感"。依恋安全感的建立是儿童情绪健康和人格完善发展的重要基础。此外，感情联结还有其他多种形式，如友谊、亲情和恋爱，都是以感情为纽带的联结模式。

4. 情绪影响人的身心健康

情绪具有明显的生理反应成分，直接关系到心身的健康，同时所有心理活动又都在一定的情绪基础上进行，因而情绪成为心身联系的纽带。

积极的情绪如乐观、开朗、心情舒畅等能使人保持身心健康；消极情绪如焦虑、抑郁、悲伤、烦闷等则会损害人的正常的生理、心理功能。现代医学研究证明，如果消极的情绪产生过于频繁，或强度过高，或持续时间过长等，则会导致身体疾病或心理疾病。临床上常见的高血压、冠心病、癌症、糖尿病、消化性溃疡、哮喘、偏头痛等 80 多种疾病，都与不良情绪有关，因此称此类疾病为心身疾病。此外，严重的不良情绪也会导致心理障碍及精神疾病。比如，长期紧张会患有神经衰弱，严重者还可导致抑郁症、焦虑症甚至精神分裂等疾病。因此，为了拥有一个健康的身体和心理状态，我们应该设法保持乐观、大度的积极情绪。

情绪的作用向我们揭示，情绪既服务于人类基本的生存适应需要，又服务于人类社会群体生活的需要。人们每时每刻产生的情绪过程，都是自然环境和社会环境对人产生影响相结合的反应。情绪卷入人的整个心理过程和实际生活，成为人的活动的驱动力和组织者。

（四）情绪的外部表现

情绪情感是一种内部的主观体验，但在情绪和情感发生时，又总是伴随着某种外部表现，这些与情绪、情感有关的外显行为表现称为表情（emotional expression）。

1. 面部表情

面部表情是指通过眼部肌肉、颜面肌肉和口部肌肉的变化来表现各种情绪状态。不同的情绪会产生不同的面部表情，面部表情能精细、准确地反映人的情绪，它是人类表达情绪最主要的一种表情动作。

人的眼睛是最善于传情的，不同的眼神可以表达人的各种不同的情绪和情感。例如，高兴和兴奋时"眉开眼笑"，气愤时"怒目而视"，悲伤时"两眼无光"。口部肌肉的变化也是表现情绪和情感的重要线索，憎恨时"咬牙切齿"，紧张时"张口结舌"等，都是通过口部肌肉的变化来表现某种情绪的。美国心理学家保罗·艾克曼(Paul Ekman)在1975年用实验证明,人脸的不同部位具有不同的表情作用。例如,眼睛对表达忧伤最重要,口部对表达快乐与厌恶最重要,眼睛、嘴和前额等对表达愤怒情绪很重要。

2. 姿态表情

姿态表情是除面部之外身体其他部位的表情动作。姿态表情可分为身体表情和手势表情两种。

人在不同的情绪状态下,身体姿态会发生不同的变化,如高兴时"捧腹大笑",恐惧时"紧缩双肩",紧张时"坐立不安"。举手投足、两手叉腰等身体姿势都可表达个人的某种情绪。

手势常常是表达情绪的一种重要形式。手势通常和言语一起使用,表达赞成还是反对、接纳还是拒绝、喜欢还是厌恶等态度和思想。手势也可以单独用来表达情感、思想,或做出指示,在无法用言语沟通的条件下,单凭手势就可表达开始或停止、前进或后退、同意或反对等思想感情。心理学家的研究表明,手势表情是通过学习得来的。它不仅有个别差异,而且存在民族或团体的差异,表现了社会文化和传统习惯。同一种手势在不同民族中用来表达不同情绪。

3. 语调表情

除面部表情、姿态表情以外,语调表情也是表达情绪的重要形式。语调表情是情绪在言语的声调、节奏和速度上的表现。人在高兴时音调轻快,悲哀时音调低沉节奏缓慢,愤怒时音量大、急促而严厉。同样一句话用不同的方式讲出来则会表现出不同的含义。例如,"你干吗"用升调说出来时表示疑问;用降调则表示不耐烦。

总之,面部表情、姿态表情和语调表情等构成了人类的非言语交往形式,表情动作与言语一样是人际交往的重要工具。但是在三种主要表情动作中面部表情起主要作用,而姿态表情和语调表情往往是情绪表达的辅助手段。

三、意志过程

(一)意志的概念

意志(will)是自觉地确定目的,并根据目的来支配自己的行动,克服困难,以实现目的的心理过程。意志是意识的能动成分,人对客观现实的反映不是消极被动的,而是自觉、能动的反映。人不仅能适应外界环境,而且能积极主动地改造客观现实。这种对客观现实有意识、有目的、有计划的影响和作用是通过意志行动来实现的。

人的意志行动具有以下三个特征。

1. 意志行动是有自觉目的的行动

目的是行动的方向和结果,能够自觉地确立目的是人的行为的首要特征。从根本上讲,动物的行为不能达到自觉意识的水平,只能消极适应环境,所以动物没有意志。

2. 意志行动总是与克服困难相联系的

意志行动是有自觉目的的行动,目的的确立与实现的过程中总会遇到各种各样的困难,因此,战胜和克服困难的过程也就是意志行动的过程。

3. 意志行动是以随意运动为基础的

人的行动都是由一系列运动组成的,运动可分为不随意运动和随意运动两种。不随意运动是指不由自主的活动,如非条件反射运动、自动化的习惯性动作等。随意运动是受主观意识调节的,具有一定目的方向性的运动。它是在生活实践过程中逐渐学习获得的动作,是意志行动的必要组成部分。有了随意运动,人就可根据目的去组织、支配和调节一系列的动作,组成复杂的行动,从而实现预定的目的。

意志行动的这三个基本特征是互相关联的。目的是意志行动的前提,克服困难是意志行动的核心,随意运动则是意志行动的基础。

(二)意志行动的基本过程

意志行动的基本过程包括准备阶段和执行阶段。

1. 准备阶段

准备阶段包括在思想上权衡行动的动机、确定行动的目标、选择行动的方法并做出行动的决定。

意志行动是一种有目标的活动,人们首先确定某种目标,并以这种目标来调节行为,这是意志行动的前提。例如,四级、六级考试备考,完成某项科研课题,这些都是活动的目标,即活动所希望得到的结果。为了实现这些目标,每天背诵英语单词,大量阅读英语资料;积极翻阅国内外学术资料,进行实验设计,物色实验对象,按计划完成实验工作等。这一系列有意识的行为,都是在某种目标的支配下进行的。一般来说,目标越明确、越自觉,社会的意义、价值越大,它对行为的支配和调节作用也就越大。

2. 执行阶段

意志行动的准备阶段是对行动和手段做出决定,而执行阶段则是执行所做出的决定。在执行阶段,意志的强弱主要表现在两个方面:一方面坚持预定的目标和计划好的行为程序,另一方面制止那些不利于达到目标的行为。在这个阶段,个体常常要反复修改行动的方案,包括审定自己的目标、检查行动的方法和手段,坚持正确的,抛弃错误的。

(三)意志品质

意志品质是指一个人在实践过程中所形成的比较明确的、稳定的意志特点。评价意志品质的优劣,最根本的是要看其意志活动的社会价值;判断一个人的意志力强弱,则看其意志表现程度。在人的意志行动过程中,意志品质主要包括自觉性、果断性、坚韧性和自制性。

1. 意志的自觉性

意志的自觉性是指人的行动有明确的目的性,尤其是能充分地意识到行动结果的社会意义,使自己的行动服从社会、集体利益的一种品质。这种品质反映一个人的坚定立场和信仰,贯穿于意志行动的始终,是产生坚强意志的源泉。具有意志自觉性的人能够自觉地、独立地、主动地控制和调节自己的行动,为实现预定的目的倾注全部的热情和力量,即使在遇到障碍和危险时,也能百折不挠地排除万难勇往直前。与自觉性相反的特征是意志的动摇性和独断性。具有动摇性的人缺乏独立精神和创造精神,对自己的行动缺乏信心,盲目地轻信别人的主张,极易屈从于环境的影响。独断性的人,表面上似乎是独立地采取决定,执行决定,但实际上却是缺乏自觉性。他不管自己的愿望、目的是否合理,一味固执己见,拒绝别人的批评、劝告。

2. 意志的果断性

意志的果断性是指人善于明辨是非,适时地采取决断和执行决断的品质。果断性是以勇敢和深思熟虑为前提的,是个人的聪敏、学识、机智的有机结合。与果断性相反的品质是优柔寡断和草率决定。优柔寡断的主要特征是不善于克服矛盾的思想和情感,在各种动机之间、不同的目的、手段之间不知所措,迟疑不决,患得患失;或反复审查,担心后果,而不坚决执行。草率决定是对任何事物都不假思索,盲目冲动,冒失行事,而不考虑后果的一种莽撞行为,是意志薄弱的表现。

3. 意志的坚韧性

意志的坚韧性是指人在意志行动中坚持决定,以充沛的精力和坚韧的毅力百折不挠地克服一切困难,实现预定目的的品质。具有坚韧性的人善于抵制不符合行动目的的主客观诱因的干扰,不仅能顺利完成各项工作,而且不计较个人得失,即使对于枯燥无味的工作,也不半途而废,能努力做出优异成绩。长期坚持决定是意志顽强的表现,而顽固执拗是对自己行动缺乏正确估计,肆意妄为则是意志薄弱的表现。另外,虎头蛇尾、见异思迁、朝秦暮楚等也是与坚韧性相反的意志品质。

4. 意志的自制性

意志的自制性是指人在意志行动中善于控制自己的情绪,约束自己言行的品质。主要表现为:善于促使自己去执行决定,并克服不利因素;善于克服盲目冲动行为和克制自己的困惑、恐惧、慌张、厌倦和懒惰等消极情绪。不善于控制自己的情绪与冲动行为,如任性、放纵、懒散等是缺乏意志自制性的表现。

第三节　人　格

一、人格概述

(一)人格的概念

人格(personality)也称个性。这个词源于拉丁语 persona,意思是面具。古代西方人在演戏时,不同的角色戴不同的面具,戴一定面具的人一出场,观众就知道他是一个什么样的人,因此,面具是剧中人的行为方式和性格特征的标志。心理学借用了这个词,用来说明每个人在人生舞台上各自扮演的角色及其不同于他人的精神面貌。现代心理学一般把人格定义为:人格是指一个人的整体精神面貌,即一个人在一定社会条件下形成的、具有一定倾向的、比较稳定的心理特征的总和。

(二)人格的特性

1. 独特性

人格是在遗传、环境、教育等因素的交互作用下形成的,不同的遗传、生存及教育环境,形成了各自独特的心理特点。人与人没有完全一样的人格特点,所谓"人心不同,各有其面",这就是人格的独特性。但是,人格的独特性并不意味着人与人之间的个性毫无相同之处。在人格形成与发展中,既有生物因素的制约作用,又有社会因素的作用。人格作为一个人的整体特质,既包括每个人与其他人不同的心理特点,又包括人与人之间在心理、面貌上相同的方面,如每个民族和阶级的人都有其共同的心理特点。

2. 稳定性

人格具有稳定性。俗话说"江山易改,禀性难移",这里的"禀性"就是指人格。一个人在其成长的过程中,不断地接受这样或那样的刺激,并做出相应的反应,人们根据反应的结果,逐步形成比较稳定的观念,这种观念决定了他的思想、情感和兴趣,从而一贯持久地表现出对现实相对稳定的态度及与之相适应的习惯行为。个体在行为中偶然表现出来的心理倾向和心理特征不能表征他的人格。当然,强调人格的稳定性并不意味着它在人的一生中是一成不变的,随着生理的成熟和环境的变化,人格也有可能产生或多或少的变化,这是人格可塑性的一面。

3. 整体性

人格是由多种心理成分构成的,如情绪、需要、动机、价值观、人生观、能力,但它们并不是孤立存在的,而是密切联系并整合成为一个有机整体。一个现实的人的行为不仅是某个特定部分运作的结果,而且总是与其他部分紧密联系、协调一致进行活动的结果。人格中的各种心理成分具有内在统一的一致性,受自我意识的调控。人格整体性是心理健康的重要指标。当一个人的人格结构在各方面彼此和谐统一时,他的人格就是健康的。否则,可能会出现适应困难,甚至出现人格分裂。

4. 功能性

人格决定一个人的生活方式,甚至决定一个人的命运。人们经常会使用人格特征来解释某人的言行及事件的原因。当面对挫折与失败时,坚强者能发愤拼搏,懦弱者会一蹶不振;面对悲痛,一些人可以将悲痛化为力量,而另一些人则表现为消沉,这些都是人格功能性的表现。

(三)影响人格形成的因素

人格是在生物因素、环境因素和社会实践等因素的交互作用下形成和发展的。

1. 生物遗传因素

生物因素是人格形成与发展的物质基础,它包括遗传、神经类型、体态容貌等。首先,遗传是人格不可缺少的重要因素,遗传因素对人格各部分的作用是不同的,通常在智力、气质这些与生物因素关系紧密的特质上,遗传因素的作用较重要;而在价值观、信念、性格等与社会因素关系紧密的特质上,后天环境的作用可能更重要。其次,神经系统的类型特征和内分泌活动水平也会影响着人格的形成,例如,甲状腺激素分泌不足,儿童活动迟钝;交感神经活动相对占优势,儿童就容易兴奋。最后,容貌、身高、体重、身体缺陷,对人格的形成和发展也有影响。

2. 家庭环境因素

父母按照自己的意愿和方式教育孩子,使他们逐渐形成某些人格特质。研究发现,权威型教养方式下,孩子容易形成消极、被动、依赖、服从、懦弱,做事缺乏主动性,甚至会形成不诚实的人格特征。放纵型教养方式下,孩子多表现为任性、幼稚、自私、野蛮、无礼、独立性差、唯我自尊、蛮横胡闹等。民主型教养方式下,能使孩子形成一些积极的人格品质,如活泼、快乐、直爽、自立、彬彬有礼、善于交往、富于合作、思想活跃。由此可见,家庭确实是"人类性格的工厂",它塑造了人们不同的人格特质。

3. 早期童年经验

早期童年经验影响人格的发展。幸福的童年有利于儿童发展健康的人格,不幸的童年也会使儿童形成不良的人格。但二者不存在一一对应的关系,溺爱也可能使孩子形成不良的人格特点,逆境也可能磨炼出孩子坚强的性格。早期经验不能单独对人格起决定作用,它与其他因素共同决定着人格的形成与发展。

4. 学校教育因素

学校是一种有目的、有计划地向学生施加影响的教育场所。在学习过程中,学生接受学校教育和掌握系统科学知识的同时,也在逐渐地形成一定的价值观和世界观,这些个性倾向对人格的形成具有十分重要的意义。教师对学生人格的发展具有指导定向的作用。教师既是学校宗旨的执行者,又是学生评价言行的标准。教师的言传身教对学生产生着巨大影响。学校是同龄群体会聚的场所,同龄群体对学生人格具有巨大的影响。班集体是学校的基本团体组织,班集体的特点、要求、舆论和评价对于学生人格的发展具有"弃恶扬善"的作用。

5.社会文化因素

社会文化对人格有塑造功能。每个人都处在特定的社会文化环境中,社会文化因素塑造了社会成员的人格特征,使其成员的人格结构朝着相似性的方向发展。这种相似性具有维系社会稳定的功能,又使得每个人能稳固地"嵌入"在整个文化形态里。

社会文化对人格的塑造功能还表现在不同文化的民族有其固有的民族性格。例如,中华民族是一个勤劳勇敢的民族,这里的"勤劳勇敢"的品质便是中华民族共有的人格特征。

6.自我调控因素

人格的自我调控系统是人格发展的内部因素。具有自知的人,他能够客观地分析自己,不会把遗传或生理方面的局限视为阻碍个人发展的因素,而会有效地利用个人资源,发挥个人长处,努力地改善自己和完善自我。

综上所述,人格是遗传与环境交互作用的结果。在人格的形成过程中,各个因素对人格的形成与发展起到了不同的作用。遗传决定了人格发展的可能性,环境决定了人格发展的现实性,其中教育起到了关键性作用,自我调控系统是人格发展的内部决定因素。

二、人格倾向性

(一)需要

1.需要的概念

需要(need)是有机体内部的不平衡状态,表现为有机体对内外环境条件的欲求。

需要是有机体内部的不平衡状态。人生活在社会上,要维持和发展自己的生命,就要有一定的客观条件来保证,没有这些条件,人就没办法生存,也不能延续和发展。例如,饿了要吃饭,渴了要喝水,冷了要保暖,累了要休息,在社会生活要有谋生手段,还要保持良好的人际关系。这些条件是不能缺少的,缺少了就会给人造成机体内部的不平衡状态,这种不平衡状态反映到人脑中,就使人对所缺少的东西产生欲望和要求,这种欲望和要求就是人的需要。在需要得到满足后,这种不平衡状态暂时得到消除,当出现新的不平衡时,新的需要又会产生。

需要是个体活动的基本动力,是个体行为动力的源泉。人的各种活动或行为,从饥则食、渴则饮,到物质资料的生产、文学艺术作品的创作、科学技术的发明与创造,都是在需要的推动下进行的。需要越强烈、越迫切,它的推动力也就越大。

2.需要的种类

人的需要是多种多样的,按起源可分为自然需要和社会需要,按指向的对象可分为物质需要和精神需要。

(1)自然需要和社会需要 自然需要也称生物学需要,是指个体为了生存和维护自己的生命延续及种族繁衍的需求。它包括饮食、运动、休息、睡眠、排泄、配偶等需要,这些需要主要由机体内部某些生理的不平衡状态所引起,对有机体维持生命、延续后代有重要意义。社会需要是人类特有的需要,是在自然需要的基础上,在后天社会生活实践中形成发展的,是人在社会化过程中逐渐形成的高级需要,如劳动的需要、交往的需要、成就的需要、社会赞许的需要、求知的需要。这些需要反映了人类社会的要求,对维系人类社会生活,推动社会进步有重要的作用。

(2)物质需要和精神需要 物质需要指社会的物质产品,并以占有这些产品而获得满足,如对工作和劳动条件的需要,对日常生活必需品的需要,对住房和交通条件的需要。精神需要指占有社会的各种精神产品,如对文艺作品的需要,欣赏美的需要,阅读报纸、杂志和观看电视、电影的需要。这些需要是以占有某些精神产品而得到满足的。

物质需要与精神需要有着密切的关系。人们在追求美好的物质产品时,同样表现了某种精神的需要,如向往整洁、雅静的住房,高品质的音响系统。但精神需要的满足又离不开一定的物质产品,如满足阅读的需要不能没有报纸、杂志、书籍等物质条件;满足艺术欣赏的需要不能没有乐器、表演场地及表演者的服饰等。

3. 马斯洛需要层次理论

对于需要,美国人本主义心理学家马斯洛提出了需要的层次理论,他把人的需要由低到高分为五个层次,如图 2-8 所示。

(1)生理的需要 个体生存和延续发展的必备条件的需要,包括衣、食、住、行等。

(2)安全的需要 避免个体生命或财物的安全受到威胁的需要。

(3)归属与爱的需要 与他人建立关系的需要。

(4)尊重的需要 使自己获得价值,有社会地位的需要。

(5)自我实现的需要 充分发挥自己的潜能的需要。

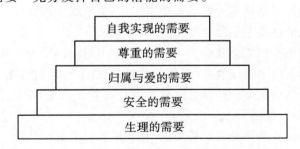

图 2-8 人类需要的层次关系

马斯洛认为这五种需要是人的最基本的需要,它们之间的关系是:层次越低的需要力量越强,潜力越大;只有当较低层次的需要满足之后,较高层次的需要才能出现,已满足了的需要退居次要的地位,新出现的需要转而成为最占优势的需要;层次越低的需要出现得越早,层次越高的需要出现得越晚;低层次的需要直接关系个体的生存,当这些需要得不到满足时,个体将出现直接的生命危机,所以,较低层次的需要又叫缺失性需要。高层次需要也叫生长需要,它不是维持个体生存所绝对必需的,但是高层次需要与人的成长紧密联系,其满足有益于促进个体的身心健康。

马斯洛需要层次理论把人的需要看作多层次的组织系统,反映了人的需要由低级向高级发展的趋势,以及需要与行为之间的关系。这对深入研究人类的需要有重要的参考价值。但是,马斯洛的理论不是完美无缺的。第一,马斯洛把人的需要统一说成是先天的、与生俱来的,这就模糊了人的生物性需要与社会性需要的差别;第二,马斯洛对需要层次的划分带有机械割裂的性质,反映了其唯心主义的观点;第三,他以人本主义哲学的立场看待人的需要,过分强调人的内在价值,夸大人们对其价值的自我实现,而忽视了社会历史条件,忽视集体和社会的需要。

(二)动机

1. 动机的概念

动机(motivation)是指引起、维持一个人的活动,并使活动朝向一定目标的内部动力。人的各种各样的活动都是由一定动机引发、推动和维持的。人可能意识到自己的动机,也可能意识不到自己的动机,但没有这种内部动力,人就不会有各种各样的活动。

动机的产生取决于两个条件:主体需要和客观诱因。

(1)主体需要 主体需要是动机产生的内在条件。如果说人的需要是个体行为积极性的源泉,那么,人的动机就是这种源泉的具体表现。动机是在需要的基础上产生的,离开需要的动机是不存在的。

(2)客观诱因 客观诱因是动机产生的外在条件。所谓诱因是指能够激起有机体的定向行为,并能满足某种需要的刺激。诱因可分为正诱因和负诱因。正诱因是使个体趋向、接受从而满足某种需要的刺激;负诱因是使个体逃离、摆脱从而满足某种需要的刺激。例如,对儿童来说,食物是正诱因,斥责是负诱因。

2. 动机功能

(1)激活功能 动机是个体能动性的一个主要方面,它具有发动行为的作用,能推动个体产生某种活动,使个体由静止状态转向活动状态。如为了消除饥饿而引起择食活动,为了获得优秀成绩而努力学习,为了获得他人赞扬而勤奋工作,为了摆脱孤独而结交朋友等。动机激活力量的大小,是由动机的性质和强度决定的。

(2)指向功能 动机不仅能激发行为,而且能将行为指向一定的对象或目标。如在学习动机的支配下,人们可能去图书馆或教室;在休息动机的支配下,人们可能去公园或娱乐场所;在成就动机的驱使下,人们会主动选择具有挑战性的任务等。可见,动机不一样,个体活动的方向和所追求的目标是不一样的。

(3)维持和调整功能 动机具有维持功能,它表现为行为的坚持性。当动机激发个体的某种活动后,这种活动能否坚持下去,同样要受动机的调节和支配。动机的维持作用是由个体的活动与他所预期目标的一致程度来决定的。当活动指向个体所追求的目标时,这种活动就会在相应动机的维持下继续下去;相反,当活动背离了个体所追求的目标时,进行这种活动的积极性就会降低,或者完全停止下来。人们在成功的机会很小时,也会坚持某种行为,这时人的长远信念起决定作用。

3. 动机的分类

正如需要的多样性一样,动机也是多种多样的,可以从不同的角度进行分类。

(1)根据动机的性质,可把动机分为生物性动机和社会性动机 生物性动机以生物性需要为基础。例如,饥饿动机、干渴动机、睡眠动机、排泄动机,生物性动机推动人们去活动以满足某种生物性需要。社会性动机以社会性需要为基础。人有劳动的需要、交往的需要、成就的需要等,因而产生了相应的劳动动机、交往动机、成就动机等。

（2）根据动机的意识水平，可把动机分为有意识动机和无意识动机 有意识动机是被自己意识到的动机。人能够意识到自己的行为动机是什么，是在追求什么样的目标，是为了满足什么样的需要。人们的多数动机都是有意识动机。无意识动机是未被自己意识到的动机。即在不知不觉中出现的决定人的活动的心理倾向。由情境反复出现形成的固着定势，没有分化的、模糊不清的意向等，都属于无意识动机。

（3）根据动机在活动中所起作用的大小，可以把动机分为主导动机和辅助动机 人的行为实际上是由不同重要性的动机构成的动机系统决定，在复杂的活动中往往存在多种动机，其所起的作用也各不相同。在活动中起主要支配作用的，称为主导性动机，主导动机可以抑制那些与其目标不一致的动机，对个体的行为起决定性作用；起次要辅助作用的，强度相对较弱、处于相对次要地位的动机称为辅助性动机。

4. 动机冲突

在人们有目的的实践活动中，常常会同时存在两个或两个以上的动机，而驱动人的行动的动机都是由动机结构中最强的主导动机所决定。但是，主导动机的确立常常不那么顺利，因为在其动机结构中同时有一些性质和强度非常相似或相互矛盾的动机，使人难以取舍。这就形成了动机冲突。其基本类型如下。

（1）双趋冲突 在一个人的面前同时有两个具有同样吸引力的目标，而引起同样程度的动机，由于条件限制，只能选其中的一个目标，此时个体往往会表现出难以取舍的矛盾心理，这就是双趋冲突。此种情况常形容为"鱼和熊掌不可兼得"。

（2）双避冲突 两种对个体都具有威胁性的目标同时出现，使个体对这两个目标均产生逃避动机，但由于条件和环境的限制，只能选择其中的一个目标，才能避免另外一个，这种选择时的心理冲突称之为双避冲突。"前遇断崖，后有追兵"，便是一种严重的双避冲突情境。

（3）趋避冲突 趋避冲突指某一事物对个体具有利与弊的双重意义时，会使人产生两种动机态度：一方面好而趋之，另一方面恶而远之。所谓"良药苦口"就是这种冲突的表现。

（4）多重趋避冲突 在实际生活中，人们的趋避冲突常常表现出一种更复杂的形式，即人们面对着两个或两个以上的目标，而每个目标又分别具有吸引和排斥两方面的作用。人们无法简单地选择一个目标，而回避或拒绝另一个目标，必须进行多重选择。由此引起的冲突称为多重趋避冲突。

心理冲突若不能获得解决，便会造成挫折、心理应激和心理障碍，长久未能解决的心理冲突对健康会造成直接的影响。

三、人格心理特征

（一）能力

1. 能力的概念

能力（ability）是指人们成功地完成某种活动所必需的心理条件。能力包含两层含义：一种是已经表现出来的实际能力，如会弹钢琴、会说英语；另一种是潜在的能力，也就是尚未表现出来的能力，但通过学习、训练后可能发展起来的能力。潜在能力是各种实际能力展现的可能性，只有在遗传和成熟的基础上，通过学习才有可能变成实际能力。潜在能力和实际能力有着密切的联系。潜在能力是实际能力形成的基础和条件，实际能力是潜在能力的展现。

能力与活动是紧密联系的。一方面,能力在活动中发展起来并在活动中得到表现。例如,一位领导的管理能力,是在长期的管理活动中锻炼出来的,也只有在管理活动中才能施展他的管理能力。另一方面,从事任何活动都必须有一定的能力作为条件和保证。例如,精确的观察、准确的记忆、敏捷的思维是医生诊断过程中必不可少的能力。离开活动,人的能力不仅无法形成与发展,而且也失去它存在的作用和意义。

要成功地完成某种复杂的活动,只具备一种能力是不够的,通常需要多种能力相结合。多种能力的有机结合称为才能。例如,一个作家要有敏锐的观察能力、丰富的想象能力和准确的语言表达能力,这些能力的有机结合就构成了作家的才能。才能的高度发展称为天才,它是多种能力完美的结合,使人能够创造性地完成某种或多种活动。天才并非天生的,它是在良好素质的基础上,通过后天环境、教育的影响,加上自己的主观努力发展起来的。

 知识链接

能力与知识、技能的关系

知识、技能不同于能力。知识是对人类社会历史经验的总结和概括。技能是在活动中由于练习而巩固了的,并在活动中应用的基本动作方式。能力不是知识和技能,但与知识、技能有着密不可分的联系。能力是掌握知识、技能的前提,没有某种能力难以掌握相关的知识和技能;能力决定着掌握知识技能的方向、速度、巩固的程度和所能达到的水平。所以,不能简单地用知识技能作为标准来比较人们的能力高低。另外,掌握一定的知识和技能,也会促进能力的提高,如掌握一定的汉语语法知识就能提高写作能力。可见,如果离开知识、技能的学习和训练,什么事都做不成,也不能发展一个人的能力。

2. 能力的分类

通常把能力分为一般能力和特殊能力。

(1)一般能力 一般能力就是我们所说的智力。它是个体认知活动中的一种具有多维结构的综合性能力。个人认知过程中的各种能力,如感知能力、记忆能力、思维能力、想象能力、言语能力等都属于智力的范围。其中思维能力是智力的核心,创造能力是智力的高级表现。

(2)特殊能力 特殊能力是指在某些专业和特殊职业活动中表现出来的能力。例如,数学能力、文学能力、艺术表演能力、管理能力、技术操作能力等都属于特殊能力。

一般能力和特殊能力相互联系,构成辩证统一的有机整体。一方面,特殊能力的发展以一般能力的发展为前提,某种一般能力在某种活动领域得到特别的发展,就可能成为特殊能力的组成部分。另一方面,在特殊能力得到发展的同时,也促进了一般能力的发展。

3. 能力发展的一般趋势与个别差异

(1)能力发展的一般趋势 在人的一生中,能力发展的趋势大致如下:①在12岁以前智力呈直线发展,即智力的发展与年龄的增长几乎是同步的,此后,随着年龄的增长智力发展趋于缓慢;②在20岁左右智力发展达到顶峰,以后保持水平状态直到35岁;③36岁以后智力开始缓慢下降,到60岁以后智力迅速衰退。

(2)能力发展的个别差异 人与人之间在能力上存在着明显的个别差异。这种差异主要表现在能力的结构差异、能力的水平差异和能力表现早晚的差异三个方面。

能力的结构差异：能力有各种各样的成分，这些成分可以按不同的方式组合起来，由此构成了能力结构上的差异。例如，在智力中，有的人观察能力强，有的人记忆能力强，有的人想象能力强。正是由于能力结构上存在差异，因而人们在能力方面表现出各有所长、各有所短。

能力的水平差异：能力在发展水平方面，也存在着明显的个别差异，有的人能力强，有的人能力弱。研究表明，在全人口智力分布中呈中间大、两头小的常态分布。

能力表现早晚的差异：有些人的能力表现较早，年轻时就显露出卓越的才能，即"少年早慧"。例如，我国文学家白居易5岁能作诗；奥地利音乐家莫扎特5岁开始作曲，8岁试作交响乐，10岁创作歌剧。与少年早慧相反，有的人能力表现较晚，即"大器晚成"。这些人在年轻时并未显示出众的能力，但到中年后崭露头角，表现出惊人的才智。例如，我国现代著名画家齐白石，少年时代只读过半年书，当过牧童，做过15年木匠。后来投师学画，50岁后才成为画家。生物学家达尔文，年轻时才智平平，但到50岁时写出了著名的《物种起源》一书，成为进化论的创始人，可见能力不分先后，成就获得有早有晚。

人的能力表现虽有早晚差异，但就多数人来说，能力突出表现在中年，中年是成才和创造发明的最佳年龄。有人对325位诺贝尔奖获得者做了调查分析，发现其中301人是在30～50岁之间取得科学成果的。另有人对医学史的有关资料进行研究，表明30～39岁是出医学成果的最佳年龄。

（二）气质

1. 气质的概念

气质（temperament）是一个人心理活动的稳定的动力特征，与我们平素所说的"脾气""禀性"的含义差不多。所谓动力特征，主要指心理过程的强度（如情绪表现的强弱、意志努力的程度等）、心理过程的速度和稳定性（如知觉的速度、思维的灵活程度、注意集中时间的长短等）以及心理活动的指向性（有的人倾向于外部事物，有的人倾向于内心世界）等方面在行为上的表现。在生活中可以看到，有的人易动情感，一触即发；有的人沉着冷静，动情缓慢；有的人情感强烈而激动；有的人易把情感在动作言语、面部表情姿态等方面表露出来，即"情动于中而形于外"；有的人虽然产生情感，但不动声色，"情动于中而不形于外"。人与人这些方面的不同就是他们的气质差异。

气质不同于能力和性格，它较多地受神经系统先天特性的影响。新生儿在气质方面就已表现出明显的差别，同样是婴儿，有的爱哭、爱闹、爱动，有的安静、平稳、怯生，这些差异显然不是由于后天生活条件的不同造成的，而是由于神经系统的先天特性造成的。

2. 气质学说

关于气质的生理基础，从古至今形成了多种学说。有人认为与体型有关，也有人认为与血型有关。古希腊著名医学家希波克拉底按人的四种体液（血液、黏液、黄胆汁和黑胆汁）的多寡来区分和命名气质，提出胆汁质、黏液质、多血质和抑郁质四种类型。这种提法虽缺乏科学根据，但这种关于气质的四分法比较接近实际生活，因此，这四种气质类型的名称被沿用至今。

苏联生理学家巴甫洛夫对高级神经系统进行研究，提出了神经类型学说，对气质形成的生理机制做了较为科学的解释。他发现神经系统具有强度、平衡性和灵活性三种基本特征。强度是指神经细胞经受强烈或持久工作的能力，有强弱之分。平衡性是指兴奋过程的力量和抑制过程的力量是否相当,有平衡和不平衡之分,不平衡又有兴奋或抑制占优势之分。灵活性是指对刺激反应速度和兴奋过程与抑制过程互相转化的速度,有灵活与不灵活之分。由于三种不同特性的结合,可以把高级的神经活动划分为四种基本类型。这四种高级神经活动类型与传统划分的胆汁质、多血质、黏液质和抑郁质四种气质类型相互对应(表2－1)。

表2－1 高级神经活动类型与气质类型

神经过程的基本特征			神经类型	气质类型
强度	平衡性	灵活性		
强	不平衡		不可遏止型	胆汁质
强	平衡	灵活	活泼型	多血质
强	平衡	不灵活	安静型	黏液质
弱			弱型	抑郁质

3. 气质类型

气质类型是指在一类人身上共同具有的气质特性的有机结合。四种传统气质类型的典型特征描述如下。

(1)胆汁质 反应速度快,具有较高的反应性和主动性。情绪易激动、易急躁粗暴、好挑衅,但态度直率、精力旺盛。能以极大的热情埋头工作,并克服前进道路上的障碍,但缺乏耐心,当困难太大而需要持续努力时,容易意志消沉。可塑性差,但兴趣较稳定。

(2)多血质 行动有很高的反应性,会对一切有吸引力的东西做出兴致勃勃的反应,具有较高的主动性。行动敏捷,灵活机智,喜与人交往,有高度的可塑性,适应性强。情感易发生,表情生动,言语具有表达力和感染力。在活动中表现为精力充沛,充满朝气。但在平凡而持久的工作中,热情易消退,注意力易于转移,兴趣易转换。

(3)黏液质 反应性低,情感不易发生,也不易外露。态度持重,交际适度,善于自控,安静稳定,不易激动,能有条理地、冷静地、持久地工作,但可塑性差,表现为不够灵活,容易因循守旧、缺乏创新精神。对外界的影响很少做出明确的反应。

(4)抑郁质 具有较高的感受性和较低的敏捷性。多愁善感,敏感多疑,善于觉察他人不易觉察的细节,情绪容易发生,情感体验深刻而持久。在困难面前常优柔寡断,遭受挫折以后常常心神不安。但往往富于想象,比较聪明,对力所能及的任务表现出较大的坚韧精神。

值得注意的是,在现实生活中并不是每一个人都能被归入某一气质类型。除了少数人具有典型特征外,大多数人都属于中间型或混合型。他们较多地具有某一类型的特点,同时又兼有其他类型的一些特点。

4. 气质的意义

(1)气质本身并无好坏之分 气质主要表现为心理活动的动力和方式,而不涉及其方向和内容。因此就一个人活动的社会价值来说,气质无好坏之分。具有任何一种气质的人都可培养和发展成为社会所需要的有用之才。气质也不决定性格的发展方向,任何气质都有其积极面和消极面。例如,胆汁质的人可以具有热情开朗、刚强、动作迅速有力、生气勃勃、工作效率高等良好品质,但也容易形成暴躁、任性、蛮横、粗野等不良品质。个体气质的方向发展,关键取决于后天环境,尤其是教育。

（2）气质是职业选择的依据之一　不同领域的工作对人的要求是不同的，如演员要求外向、灵活、可塑性强，一般多血质气质就比较合适。气质对于职业选择和工作分配等都具有一定意义。如果选择适合自己气质的职业，会感到工作得心应手，对工作有浓厚的兴趣，进而提高工作效率；如果不考虑气质类型对工作的适宜性，将会增加心理负担，给人带来烦恼，也会影响工作效率。

（3）气质与人的心身健康有关系　一些研究表明，不同的气质类型对人的心身健康也有不同影响。情绪不稳定、易伤感、过分性急、冲动等特征都不利于心理健康，有些就是心身疾病的易感因素。当然，气质作为人格的一个方面还要受内外条件的影响和制约，并非决定一切。认识气质，就是要尽力发挥每种气质的积极面，克制其消极面，做气质的主人。

（三）性格

1. 性格的概念

性格（character）是指人对现实的态度和行为方式中比较稳定的、具有核心意义的心理特征。性格是一种与社会关系最密切的人格特征，在性格中包含有许多社会道德要求。

关于性格的定义解释如下。

第一，性格表现在一个人对现实的态度和他的行为方式中。在人对现实的态度问题上，为人们称道的良好性格有许多方面，比如对生活的热爱，对荣誉的追求，对友谊和爱情的忠诚，对他人的关怀等等。人对现实的态度表现在人的行为方式之中，恩格斯曾简明而完整地说明性格的含义："人物的性格不仅表现在他做什么，而且表现在他怎样做。""做什么"反映了一个人对现实的态度，表明一个人追求什么，拒绝什么；"怎样做"反映了一个人的行为方式，表明一个人如何去追求他所要得到的东西，如何去拒绝他所要避免的东西。一般来说，人对现实稳定的态度和人的习惯化的行为方式是统一的。人对现实稳定的态度决定着他的行为方式，而人的习惯化的行为方式又体现了他对现实的态度。正是人对现实的态度和与之相应的行为方式的独特结合，构成了一个人的独特性格。

第二，性格是一个人稳定的心理特征。性格是在长期生活实践中塑造出来的，一经形成便比较稳固，因此，人的偶然性的表现不能代表他的性格特征，例如，一个人经常表现得很勇敢，偶尔表现出胆怯，不能由此认为他是怯懦者。另外，这种比较稳定的对现实的态度和行为方式贯穿人的全部行为活动中，在类似的，甚至在不同的情境中都会表现出来。一个诚实正直的人，他在对集体、对他人的态度上会表现出实事求是、公正无私的品德；对自己的缺点也不会隐瞒，敢于严格剖析自己；对工作和劳动也会是严肃认真的。人的性格是稳定的，但也不是一成不变的，性格是在主体与客体的相互作用过程中形成的，同时又在主体与客体的相互作用过程中慢慢地变化着。

第三，性格是具有核心意义的心理特征。人格的差异主要不是表现为气质、能力的差异，而是表现为性格的差异。性格具有直接的社会意义，不同性格特征的社会意义是不一样的。如忠诚、坚定、乐于助人的性格特征具有积极的社会意义，而虚伪、奸诈、损人利己的性格特征具有消极的社会意义。性格的核心意义还表现在它对能力、气质的影响上。性格决定着能力的发展方向，一个品德高尚的人，才能越高对社会的贡献越多；一个心术不正的人，能力越强对社会的危害越大。性格可以改造气质，例如，从事精细操作的外科医生应该具有冷静沉着的性格特征，在职业训练过程中有可能掩盖或改造容易冲动和不可遏止的气质特征。

2. 性格的特征

性格差异不仅表现在性格的不同类型上,而且还可以表现在性格特征的各个方面。一般包括态度、理智、情绪和意志四个特征。

(1)性格的态度特征 性格的态度特征是指一个人性格中表现在对现实态度方面的特征。它是性格结构中最主要的组成部分,包括三个方面。①表现在对社会、集体、他人的态度的性格特征有热爱祖国、关心集体、诚实、正直、富于同情心、善于交际、文雅有礼貌等;与之相反的性格特征是对集体漠不关心、狡猾奸诈、阿谀奉承、自私自利、冷酷无情、盛气凌人、虚伪粗暴等。②表现在对工作、学习、劳动的态度的性格特征有积极、认真负责、勤劳、细致、富于创造等;与之相反的性格特征是消极、敷衍了事、懒惰、粗心、墨守成规等。③表现在对自己的态度的性格特征有谦虚、自信、自尊、自知、自爱、自强、严于律己等;与之相反的性格特征是骄傲、自卑、自负、自暴自弃、轻浮放任等。

(2)性格的意志特征 性格的意志特征是指一个人在对自己行为的自觉调节方面的性格特征。性格的意志特征主要表现在习惯的行为方式中,大致可分为四个方面:①表现在对行为的目的性的意志特征主要有计划性、自觉性、独立性、组织纪律性,与之相反的有盲目性、依赖性、散漫性;②表现在对自己行为控制水平的意志特征主要有主动性、自控性,与之相反的有被动性、冲动性;③表现在对紧急和困难的情境中的意志特征主要有刚强、果断、勇敢,与之相反的有怯懦、惊慌失措、优柔寡断;④表现在对长期工作中的意志特征主要有持之以恒、一心一意,与之相反的有见异思迁、三心二意。

(3)性格的情绪特征 性格的情绪特征是指一个人在情绪活动中可表现出来的情绪特征。①表现在情绪强度方面的情绪特征:如有的人情绪反应强烈,难以控制;有的人情绪冷漠,容易控制。②表现在情绪稳定性、持久性方面的情绪特征:如有的人情绪反应时间长,有的人持续时间短。③表现在主导心境方面的性格特征:如有的人热情奔放、开朗乐观、情绪饱满、振奋昂扬;有的人则安静、温和;有的人则闷闷不乐、多愁善感、沮丧、抑郁消沉。

(4)性格的理智特征 性格的理智特征是指在认知过程中表现出来的性格特征。①感知方面的性格特征有主动观察型和被动观察型、记录型和解释型、快速型和精确型;②记忆方面的性格特征有主动记忆型和被动记忆型、直观形象记忆型和逻辑思维型;③思维方面的性格特征有独立思考型和依赖思考型、分析型和综合型;④想象方面的性格特征有主动想象型和被动想象型、幻想型和现实型、狭窄想象型和广阔想象型。

以上四种性格特征中,性格的态度特征和性格的意志特征是性格中最重要的两个组成部分。各种性格特征并不是孤立存在的,而是相互联系成为一个统一的整体,表现在个体身上而形成性格的差异性。

3. 性格的类型

性格的类型是指一类人身上所共有的性格特征的独特结合。由于性格的极端复杂性,目前还没有一种有充分科学根据的、为心理学界所公认的性格分类理论。流行的分类方法有下述四种。

(1)按心理功能优势分为理智型、情绪型和意志型 英国心理学家培因等人根据理智、情绪和意志三种心理功能在性格结构中何者占优势,把人的性格划分为理智型、情绪型和意志型三种性格类型。①理智型性格的人,以理智来衡量一切,并以理智支配自己的行为,理智功能在性格结构中占优势。②情绪型性格的人,情绪体验深刻,受情绪影响,一言一行均有浓厚的情绪色彩,情绪功能在性格结构中占优势。③意志型性格的人,行动的目标明确,自制力强,勇敢果断,有不断克服困难和挫折的意志,意志功能在性格结构中占优势。

（2）按心理活动的倾向性分为外向型和内向型　瑞士心理学家荣格依据"心理倾向"来划分性格类型。兴趣和关注点指向外部客体为外向型,指向主体自身则为内向型。荣格认为,任何人都具有外向和内向这两种特征,但其中一种可能占优势,因而可以确定一个人是内向型还是外向型。①外向型的人,感情外露,自由奔放,当机立断,不拘小节,独立性强,善于交际,勇于进取,容易适应环境的变化,但也有轻率的一面。②内向型的人,感情深沉,处事谨慎,深思熟虑,缺乏决断能力,但一旦下定决心办某件事总能锲而不舍,交际面窄,适应环境不够灵活。

（3）按个体独立程度分为独立型和顺从型　美国心理学家魏特金提出一种构想,认为有一种连续体,属于连续体一端的人往往倾向于更多地利用内在参照标志,对外来信息主动加工,这种人称为独立于场的人,也叫独立型人;而属于另一端的人则往往倾向于更多地利用外在参照标志,对外来信息不那么主动地加工,这种人称为依存于场的人,也叫顺从型人。每个人在场依存性和场独立性连续体上都处于一定的位置。①独立型的人,有主见,不易受外来事物的干扰,具有坚定的信念,能独立地判断事物、发现问题、解决问题,易于发挥自己的力量。②顺从型的人,缺少主见,易受外界事物的干扰,常不加批判地接受别人的意见,对朋友和群体的依赖性较强,容易与人相处。

（4）按性格特点与疾病之间的关系可分为 A、B、C 型行为性格　大量的研究证明,性格特点与疾病之间有着紧密的联系。美国心脏病专家弗里德曼根据心血管系统疾病的发病率与性格特点的关系将人的性格分为 A 型和 B 型。德国心理学家特姆肖克提出了易患癌症的 C 型行为性格。①A 型行为性格主要特点:性格急躁,缺乏耐性;成就欲高,上进心强,有苦干精神,工作投入,做事认真负责,时间紧迫感强,富有竞争意识,对他人敌意,外向,动作敏捷,说话快,生活常处于紧张状态,但办事匆忙,社会适应性差,属不安定型人格。②B 型行为性格的特点:性情不温不火,举止稳当,对工作和生活的满足感强,喜欢慢步调的生活节奏,在需要审慎思考和耐心的工作中,B 型人往往比 A 型人容易适应。研究发现,A 型性格是患心脏病的主要原因之一,A 型性格者心脏病的发病率是 B 型性格的 2 倍。③C 型行为性格是一种有损机体免疫功能的性格,受这种性格的长期影响,机体不能充分发挥对癌症的抵抗作用,不能阻止对癌细胞的繁殖,是一种容易患癌症的性格。C 型行为性格的特点:多愁善感,情绪压抑,性格内向,常常克制自己的情绪。

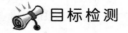 目标检测

一、单项选择题

1."心理是脑的功能"的含义是（　　）

A. 脑本身能产生心理活动　　　　　　　　B. 脑电活动与心理活动同时产生

C. 脑提供了产生心理活动的物质基础　　　D. 脑的活动离不开心理活动

2. 下列情况哪种属于感觉的适应（　　）

A. 在冷水刺激皮肤后,微温的水会感到热　B. 红色、橙色、黄色引起温暖的感觉

C. 入芝兰之室,久而不闻其香　　　　　　D. 吃苦药后喝白开水感觉有甜味

3. 蓝、青、绿等颜色,类似蓝天、海洋和树林的颜色,往往能引起人寒冷、凉快的感觉,这是

感觉的(　　)特性

A. 适应
B. 联觉

C. 对比
D. 后像

4. 一张 X 线片,医生能从中发现病灶,而外行人只能看到一片模糊。这是因为知觉的(　　)与人们的知识经验密切相关

A. 选择性
B. 理解性

C. 整体性
D. 恒常性

5. 先吃糖再吃苹果,会觉得苹果是酸的。这种现象指的是感觉的(　　)

A. 对比
B. 后像

C. 适应
D. 联觉

6. 人们进入百货公司,每个人注意的东西总不一样,这是知觉(　　)的表现

A. 选择性
B. 理解性

C. 整体性
D. 恒常性

7. 短时记忆保持的时间不超过(　　)

A. 2 秒
B. 30 秒

C. 1 分钟
D. 3 分钟

8. 对数理化定义、公理、公式的记忆是一种(　　)

A. 形象记忆
B. 情绪记忆

C. 逻辑记忆
D. 运动记忆

9. 遗忘曲线是心理学家(　　)研究出来的

A. 冯特
B. 塞里

C. 沃尔夫
D. 艾宾浩斯

10. 关于遗忘的规律,下列哪项是错误的(　　)

A. 遗忘的进程是先快后慢
B. 学习程度在 100% 的保持效果最好

C. 记忆材料的序列位置对遗忘有影响
D. 人们需要的、感兴趣的事物遗忘得慢

11. "忧者见之则忧,喜者见之则喜"指的是(　　)

A. 心境
B. 激情

C. 应激
D. 热情

12. 3 岁前的幼儿运用表象和动作来解决问题,是依靠了哪种类型的思维(　　)

A. 习惯性思维
B. 抽象逻辑思维

C. 具体形象思维
D. 直观动作思维

13. 学生根据"天苍苍,野茫茫,风吹草低见牛羊"诗句的描述,在头脑中浮现出一幅草原牧区的图景,这种心理现象是(　　)

A. 无意想象
B. 有意想象

C. 再造想象
D. 幻想

14. 关于激情的叙述,哪项是错误的(　　)

A. 强烈的
B. 短暂的

C. 不可控制的
D. 暴发性的

15. 下列表情中哪一种属于语调表情(　　)

A. 眉开眼笑   B. 语重心长

C. 坐立不安   D. 手足无措

16. 与自觉性相反的意志品质是(   )

A. 动摇性和独断性   B. 优柔寡断和草率决定

C. 顽固、执拗   D. 放任、不羁

17. "江山易改,禀性难移"指的是人格的(   )

A. 社会性   B. 独特性

C. 稳定性   D. 倾向性

18. 《红楼梦》中林黛玉多愁善感、性情孤僻、情绪易产生、不善与人交往。她的气质属于(   )

A. 胆汁质   B. 多血质

C. 黏液质   D. 抑郁质

二、多项选择题

1. 关于记忆的描述,正确的观点有(   )

A. 记忆是过去经验在人脑中的反映

B. 机械记忆即死记硬背不可取

C. 记忆过程包括识记、保持和再现三个基本环节

D. 没有保持就没有记忆

E. 记忆的好坏是通过再现表现出来的

2. 人格的特性包括(   )

A. 稳定性   B. 整体性

C. 独特性   D. 选择性

E. 功能性

3. 能力发展的个别差异主要表现在(   )

A. 发展水平的差异   B. 结构的差异

C. 表现早晚的差异   D. 民族的差异

E. 地域的差异

4. 气质的意义包括(   )

A. 气质不决定一个人能力的大小

B. 气质在整个人格结构中仅仅具有从属意义

C. 气质类型可成为其选择职业的依据之一

D. 气质在人们的生活中起决定作用

E. 气质能决定一个人的社会价值

三、名词解释

1. 感觉   2. 知觉   3. 情绪   4. 意志   5. 人格   6. 能力   7. 气质   8. 性格

四、问答题

1. 简述情绪与情感的区别与联系。

2. 简述马斯洛需要层次理论。

3. 简述能力发展的一般趋势和个体差异。

(黄苏丽)

第三章　护理人员心理

🔩 学习目标

【掌握】护理人员职业心理素质的定义;护理人员应具备的职业心理素质及职业心理素质的培养措施。

【熟悉】护理人员的工作特点与心理特征;护理人员的心理保健。

【了解】工作倦怠的含义;工作倦怠对健康的影响;护理人员工作倦怠的表现及调适。

随着医学模式的转变和护理学的发展,护理工作的职能有了更深的内涵,对护理人员的综合素质要求越来越高。由于护理职业的性质和特点、特殊工作环境压力、长期超负荷的工作、相关社会因素及护理人员本身内在性格等方面因素的影响,许多护理人员在紧张繁重的护理工作中承受着很大的精神心理压力,直接影响着护理人员的身心健康、护理人员队伍的稳定、护理工作的质量和患者的治疗康复。因此,了解护理人员心理,有针对性地加强护理人员心理素质的培养和锻炼,才能让护理人员以积极、乐观、健康的心态全身心投入到护理工作之中,为患者提供更全面、更优质的护理服务,提高整体护理水平和质量。

第一节　护理人员的职业心理素质与培养

一、护理人员职业心理素质的定义

护理人员的职业心理素质(occupation of psychological quality)是指护理人员从事护理工作时的综合心理能力的表现及稳定的心理特征。它是做好护理工作的心理基础,也是护理人员获得工作成就的主要因素之一。要成为一名优秀护理人员,除了具有全面扎实的基础护理理论知识及熟练的临床操作技术外,还必须具有良好的心理素质。

二、护理人员应具备的职业心理素质

从心理素质的角度而言,现代护理工作要求一个优秀的护理人员首先要对护理工作有兴趣,热爱护理工作,同时还要具备良好的认知、情绪情感、意志和人格等方面的素质。

(一)良好的认知能力

1.敏锐的观察力

在临床护理中,具备敏锐的观察力是非常重要的。一方面,疾病的发展常有一个从渐变到突变的过程,突变之前往往出现一些先兆症状,如患者的呼吸、脉搏、体温、皮肤颜色的变化。

护理人员日夜与患者接触,比医生更有条件直接观察到病情的变化,能否及时捕捉这些信息并防患于未然,或者在病情突变时立刻采取有效措施,为医生抢救赢得时间,常取决于护理人员有无敏锐的观察能力。另一方面,护理人员要通过对患者的表情、言语和行为等方面观察,了解他们的内心活动和心理需求,有针对性地实施心理护理,这样才可以达到较好的护理效果。

2. 独立的思维能力

国外的护理专家认为,现代护理的独立功能占 70％左右,而依赖功能只有 30％左右。护理工作对象是各不相同的患者,每个患者的疾病又时刻处于动态的变化之中,护理人员如果机械地执行医嘱,缺乏思维的独立性,就会在盲目执行中出现差错或事故。同时现代护理工作要求护理人员对患者实施整体护理,要对每个患者进行评估,做出护理诊断,制订护理计划,应用护理程序为患者解决健康问题。这本身就是一项创造性活动,只有护理人员具备独立的思维能力及创造性地解决问题的能力,才能更好地适应现代护理工作的需求。

3. 准确的记忆力

准确的记忆力是顺利完成护理任务的重要条件。护理工作内容繁多且复杂,有很多项目需要数量化,如肌内注射,发药,测量体温、脉搏、呼吸、血压。每个患者都有不同的治疗方案和需要,护理人员既要记住患者所用药物的名称、剂量、配伍禁忌,又要记住患者所做检查或治疗过程中的每一细节步骤,如果一旦相互混淆,程序错乱,将造成不堪设想的后果。因此需要护理人员有准确的记忆力才能胜任本职工作。

4. 良好的注意力

第一,是注意的稳定性要好,因为护理工作头绪多,紧急、意外或突发事情常有发生,护理人员不能被其他无关信息的影响而分心,以防差错事故的发生。第二,注意范围要广,做到“眼观六路、耳听八方”,把自己繁杂的工作内容“尽收眼底”,做到心中有数。第三,还要做好注意的分配,才能对患者边处置边观察、边交流边思考,做好整体的护理。

(二)愉快而稳定的情绪

护理人员的情绪对患者及其家属具有直接的感染作用。护理人员热情、愉快、饱满的情绪,和蔼可亲的神态,不仅能调节治疗环境气氛,还能改变患者不良的心境,唤起患者治病的信心,激励患者战胜疾病的勇气,增强安全感。因此,护理人员要提高调节控制自己情绪的能力,保持愉快而稳定的情绪,做到临危不惧,心平气和地对待患者,喜怒哀乐适时适当表现,同时不要将个人的消极情绪带到工作当中。

(三)良好的人格特征

护理人员良好的人格特征是实施整体护理的重要心理基础。一个优秀的护理人员要热爱护理事业,工作一丝不苟,认真负责;待人热情诚恳,宽容豁达,平易近人,富有爱心,能够与各种患者及其家属保持良好的接触。护理患者时要耐心细致,动作轻柔又干净利落,遇到紧急情况要沉着冷静,既反应快又动作稳。护理人员活泼开朗的个性,稳重冷静的处事态度,不仅能给患者以温馨感和信任感,且能产生良好的护理效应。

(四)掌握沟通技巧,善于与人交往

人际沟通包括言语沟通与非言语沟通两种方式。护理人员整天接触的是形形色色、性格各异的患者,有的沉默寡言,有的唠叨多话,有的性格开朗,有的性格文静。这就要求护理人员掌握好沟通技巧,针对不同的患者采取不同的沟通方式。俗话说“良言一句三冬暖”,护理人员的言语对患者的病情影响很大,亲切的言语能给患者温暖和力量,增强患者战胜疾病的决心和勇气;冷冰冰的言语会使患者产生对立情绪,影响护患关系的和谐,不利于治疗和健康的恢复。由此可见,护理人员的言语除了具有一般功能外,兼有致病和治病的作用。护理人员要善于运用礼貌性言语、安慰性言语、治疗性言语、保护性言语与患者及其家属做良好的沟通。在交流过程中,有时还需结合运用非言语手段进行沟通,恰当的表情、手势、身体姿态等,可以起到加强言语的效果。因此,一个优秀的护理人员应该掌握好两种方式的沟通技巧。

在充分沟通的基础上与患者及其家属建立良好的人际关系,也是提高护理效果的重要条件。护理人员与患者之间人际关系好,有利于患者身心健康,有助于医疗护理计划的顺利执行;护理人员与患者家属的关系好,就能更深入地了解患者情况,并发挥家属的积极性;护理人员与医生的关系好,就会在医疗护理过程中配合默契,得心应手。所以,护理人员要获得职业成功,最关键的一个因素就是其与周围人相处的能力。

三、护理人员职业心理素质的培养

护理人员优良的心理素质并非天生,要通过学习和临床实践,不断地磨炼,才慢慢发展和培养起来的。随着医学模式和护理模式的转变,对护理人员的职业素质提出了更高的要求。因此,每一位护理人员都应该培养良好的心理素质,提高职业素质,以便更好地从事这一项健康所系、性命相托的护理事业。

(一)树立职业理想,培养职业兴趣

职业理想是个人对未来职业的向往和追求,既包括对将来所从事的职业种类和职业方向的追求,又包括对事业成就的追求。树立职业理想是对一个护理人员最基本、最首要的要求,是培养优良的心理素质的思想基础。因此,无论是学校对护生进行专业教育还是医院对护理人员进行思想道德教育都应该重视职业理想教育。要教育广大护生或护理人员树立正确的人生观,并立志为护理事业奉献自己的全部精力。有了这种思想基础,才能在平凡的工作岗位上做出不平凡的事。

职业兴趣是个体力求了解某种职业或进行某种职业活动的心理倾向。培养对护理职业的兴趣,就能在专业学习和从事护理工作中全神贯注,富有创造性地努力完成任务。作为一名合格的护理人员,首先就要对学习专业知识感兴趣,对护理职业感兴趣,热爱护理专业,这是完成护理工作的重要保证。

(二)掌握必要的人文知识,特别是心理学知识

人文知识作为非技术性知识对护理人员的技术性操作有着极大的影响,是优化护理人员心理素质不可缺少的部分。为了培养优良的心理素质,护理人员必须学习有关的人文学科的理论知识,特别是心理学的基础知识。因此,护理人员除了要学好护理学专业知识外,还应学习心理学、护理心理学、礼仪修养与人际交往、社会学、伦理学、护理人员道德修养和护理美学等有关知识,以完善自己的知识结构,陶冶情操,扩大视野,更快更好地培养良好的心理素质。

(三)加强自我修养,提高自我控制能力

加强自我修养,自我磨炼,自我体验,是培养良好心理素质的重要方法和途径之一。护理人员每天与患者接触,日复一日地重复着高度紧张又相对单调的护理工作,心理压力及精神压力都较大,加之某些家属及患者对护理工作的不理解,有时对护理人员出言不逊,甚至横加指

责。护理人员如何应对这些应激,这是对她们自身素质的一种考验。因此护理人员应根据护理工作的职业特点,在工作实践中,不断进行道德修养、言语修养、性格修养等的培养。要善于自我调节,理智地对待自己与周围的环境,自觉地用意志来指导自己的行为,变工作压力为动力,提高自我控制能力,较好地处理护理工作遇到的各种问题。

(四)积极实践,提高护理业务水平

护理实践是培养良好的心理素质的重要途径。护理人员对专业知识、操作技能的掌握情况是通过护理实践来检验的,护理人员的心理素质也只有在实践中才体现出来。因此,护理人员要加强学习护理学的基本理论知识,积极参与实践,按照各项临床操作技能规程自觉进行强化练习。护理人员只有掌握较全面的理论知识,娴熟的临床操作技能,才能树立起自信心,遇到紧急情况时,就能保持沉着、冷静的心理状态,不慌不忙、不急不躁、准确、及时、迅速地进行处理,确保护理任务的完成。

(五)医院管理者重视对护理人员良好心理素质的培养

护理人员心理素质的高低直接影响其护理的质量,而质量是医院的生命。因此,医院管理者应重视维护护理人员的身心健康,明确护理人员的工作压力对护理质量产生的不利影响,通过严格规范而又人性化的管理消除引起护理人员工作压力的不利因素或压力源,合理安排护理人员的数量和工作量,设法减轻护理人员的工作强度和心理压力,提高护理人员心理素质,从而提高整体护理质量和水平,促进护理事业的健康发展。

 知识链接

护士角色人格的未来形象

世界卫生组织"21世纪人人享有卫生保健"的全球性策略目标,对护士的发展提出了更高标准和要求:护士不仅要帮助患者恢复健康,而且要使健康人保持健康。护士角色人格的未来形象,将以更理想的模式展现在世人面前;是社会进步的趋势、历史发展的必然,也是每个护士引以为豪的人生境界,主要有以下八个表现形式。

(1)专家、学者型人才 护士具有较渊博的人文学科知识和必备的专业基础理论,能独当一面地开展专业的理论、实验研究,能独立解决学科发展的重要课题。具体表现为以下三点:①懂得医学科学的最新成就;②掌握高层次的科学知识和水平;③具有较宽的知识结构和熟练操作技术。

(2)科普教育工作者 护士能向不同层次、需求的人们提供因人而异、实用有效的身心保健知识,能广泛开展公众的自我身心保健及性健康教育。

(3)应用型心理学家 护士须参与各类心理健康、心理卫生问题的研究,尤其侧重患者、老人的心理卫生保健;能将相关心理学理论运用于临床护理实践。

(4)健康环境设计师 护士能应用心理学、美学、生物学、建筑学等知识和技能,设计、美化、营造有益于人们身心健康的物理环境和社会环境,全方位为患者提供温馨的环境氛围。

(5)人际关系艺术家 护士具有较高社会智能,能在繁杂的人际交往中游刃有

余,较好掌握并灵活应用人际沟通技巧,主导护患关系,协调好患者与他人的人际氛围。

(6)高层次技术能手 护士必须以高层次专业教育为基础,对于一切运用于人体的操作技术,做到"知其然亦知所以然",既熟练掌握又知晓原理,必要时能给予患者合理、科学的解释。

(7)默契合作的医疗伙伴 护士与医生互为助手,面对共同的工作对象时,能体现"你中有我,我中有你"的默契合作。

(8)崇尚奉献的优秀人才 南丁格尔曾坚持"优选人才"的原则,从 1000～2000 名应聘者中严格挑选 15～30 名学生。未来的护士职业,宜选文化素质较高、富有爱心、乐于奉献、具有良好人格品质的个体。

四、护理人员的行为规范

现代护理学的奠基人南丁格尔曾经说过:"护理是一门最精细的艺术"。因此,护理人员的言语、行为、举止、仪容等应该具有专业角色的特点,符合专业角色的需要,这是护理人员素质要求中不可缺少的内容之一。

(一)护理人员的言语行为

言语可以反映一个人的文化素质和精神风貌,护理人员的言语也是护理人员素质的外在表现。护理人员的言语除具有一般言语沟通人与人之间关系的属性外,还是获得工作伙伴和服务对象信任与合作的有效手段,还兼有治病和致病的作用。所以护理人员必须掌握良好的言语沟通技巧,与服务对象进行有效的沟通,才能做好工作。

护理日常用语包括招呼用语、介绍用语、电话用语、安慰用语和迎送用语。护理操作解释用语包括操作前准备、操作中指导和操作后嘱咐用语。这些用语都应该符合护理人员言语的基本要求。

1. 规范性

言语规范的前提是言语标准,即讲普通话。言语内容要严谨、高尚,符合伦理道德原则,符合法律法规,不仅具有交流的作用,还具有教育意义。同时言语要清晰、温和,措辞要准确、达意,语调要适中,交代护理意图要简洁、通俗、易懂。

2. 情感性

良好的言语能给患者带来精神上的安慰。护理人员在工作中应将对患者的爱心、关心、同情心及乐于真诚相助的情感融化于言语中。

3. 保密性

护理人员必须尊重患者的隐私权,如对生理缺陷、精神病、性病等不愿陈述告知的内容不要硬性追问,对已经知道的要为其保密。

(二)护理人员的非言语行为

根据社会心理学的研究,信息沟通的总效果＝7％言语＋38％声音＋55％非言语。由此可见,非言语行为在交流中占有重要的作用。护理人员在与患者交流中,恰当地应用非言语行为,能弥补在某些状态下言语交流的不足。护理人员的非言语行为主要包括倾听、面部表情、专业性皮肤接触和沉默等。

1. 倾听

护理人员要善于听患者讲话,应注意说话者说话的声调、流畅程度及所选用的词句,其面部表情、身体姿势及动作,尽量理解他(她)想表达的内在含义。倾听过程中,要集中精力、全神贯注地用心倾听,要保持目光的接触、适宜的距离和得体的身体姿势,并及时做出反馈。认真倾听可以表示对所谈话题的兴趣,表现护理人员对患者的关注和尊重,使患者感觉到护理人员对自己的关心,有助于形成良好的护患关系。

2. 面部表情

面部表情是一种可完成精细信息沟通的体语形式,不同文化背景的人群对面部表情的解释具有高度的一致性。护理人员亲切的微笑可显示出护理人员的关心、爱心、同情、理解,为患者营造一个愉快、安全、可信赖的氛围。"眼睛是心灵的窗户",目光接触是最重要的体语沟通形式。护理人员要善于运用目光接触,尤其是对一些失语症的患者可以产生有效的交流。

3. 专业性皮肤接触

皮肤接触是在护理体检、护理实施与康复指导中常用的一种交流方式。抚摸对一般患者来讲,是一种无声的安慰,可传递关爱之情。根据临床观察,皮肤接触可以治疗和预防婴儿某些疾患。因此在病情允许的情况下,护理人员在护理患病婴儿时,应经常抚摸其背、头、肢体等部位。但触摸行为在接触不当时也可产生消极效应,护理人员应根据实际需要进行。对于成年患者,如果皮肤接触运用得当,也可以收到良好效果。如为呕吐患者轻轻拍背、搀扶患者下床活动、与出院的患者握手以示祝贺等。

4. 沉默

言语技巧可以促进沟通,但不是唯一的可以帮助患者的方法。以和蔼的态度表示沉默,不但可以给人十分放松的感觉,还可以给人以思考及调适的机会。沉默可以说是一种治疗方式,护理人员以沉默的态度表示对患者的关心与尊重,也可以表达护理人员的同情和支持,起到此时无声胜有声的作用。

(三)护理人员的仪表与举止

护理人员高雅大方的仪表,端庄稳重的仪容,和蔼可亲的态度,训练有素的举止,不仅体现护理人员的外在美,而且在一定程度上反映其内心的境界和良好修养。护理人员的仪表举止包括衣着服饰、仪容、姿态(站姿、坐姿、行姿)等。护理人员应重视自己的仪表举止,加强文化道德修养,培养高尚的审美观,使自己的形象日趋完善。

第二节 护理人员的工作倦怠及调适

"工作倦怠"一词最早源于 1961 年美国作家格林尼《一个倦怠的案例》的小说,书中描写了一名建筑师因为不堪忍受精神上的痛苦和折磨,放弃自己的工作,逃往非洲原始丛林的故事。从此以后,"工作倦怠"一词进入了美国大众的语汇。中文的译法很多,如"工作倦怠""职业倦怠""工作耗竭""职业枯竭"。1974 年美国精神分析学家 Freudenberger 首次将它使用在心理健康领域,以医院临床工作的志愿者为研究对象,用来特指从事助人职业的工作者面对持续的情感付出而身心耗竭的状态。工作倦怠不仅可能对工作人员的心理和生理带来消极的影响,还会导致他们工作效率下降、缺勤和辞职增加,并因此而影响工作质量。当前,工作倦怠已成为职业心理健康研究的焦点,成为社会关注的热点。

一、工作倦怠的定义

(一)工作倦怠的定义

工作倦怠(job burnout)是指个体长期处于工作压力状态下所出现的一种负性的、个体化的认知与情感反应,包括情感耗竭(emotional exhaustion)、去人格化(depersonalization)和个人成就感丧失(diminished personal accomplishment)。其中,情感耗竭反映了工作倦怠感的压力维度,描述了个体感到自己有效的身心资源过度透支,表现出没有精力、过度疲劳等现象;去人格化反映了工作倦怠感的人际交往维度,描述了个体以一种负性的、冷漠的或是极端逃避的态度去面对服务对象或工作,表现出易怒、消极、缺乏情感投入等现象;个人成就感丧失反映了工作倦怠感的自我评价维度,描述了个体感到无能、工作没有成效,表现出士气低下、缺乏成就感等现象。

(二)护理人员的工作倦怠

工作倦怠的高发群体具有这样一些职业特征:助人、高期望、压力大、挑战性强。护理人员的职业是神圣的助人职业,又是高风险性的职业。它担负着救死扶伤的光荣任务,稍有疏忽,就会造成不可挽回的损失,因而护理人员的精神长期处于紧张状态。随着医学模式的转变,护理服务的方向和内涵都在拓展,从而对护理工作的要求也日益增高,给护理人员带来了巨大的压力。同时医疗的职业伤害对护理人员的影响也比较大,针刺伤、皮肤黏膜污染等伤害发生率较高,甚至可以造成死亡。再加上护理工作环境中人际关系的错综复杂、工作性质不稳定等等,导致工作倦怠在护理人员的身上表现得更加明显。主要表现为身体疲劳、情绪低落、工作热情下降、对患者态度淡漠、护理质量下降、要求离开护理行业等。

二、工作倦怠与健康

许多研究的结果表明,工作倦怠不仅损害个体的身体健康,还给个体的心理健康带来不良的影响。对身体的影响主要表现在:感觉身体能量已耗竭、持续的精力不济、极度疲乏、虚弱;出现失眠、头痛、背痛、肠胃不适等症状,身体抗病能力下降;养成了一些不良生活方式如滥用药物、酗酒、过度抽烟等;严重者会出现精神疾患。对心理健康的不良影响主要表现在:智力水平下降,觉得自己的知识好似被掏空了一样,无法满足工作需要;注意力难以集中,思维灵活性差;对自己工作的意义和价值的评价下降,工作变得机械化且效率低下;感觉自己是无能和失败的,从而变得退缩,对工作减少精力的投入,不再付出努力,消极怠工;个人成就感降低,自我效能感下降;情绪变得烦躁、易怒;情感资源就像干涸了一样,无法关怀他人,以一种消极的、否定的、麻木不仁的态度和冷漠的情绪去对待自己周围的人;对他人不信任,多疑,不愿与他人交流与沟通,与他人刻意保持距离,导致人际关系恶化。

三、护理人员工作倦怠的调适

在现代社会,人们对生活质量的要求越来越高,医疗健康水平是人们高生活质量的重要体现,护理工作在医疗健康服务中占有不可替代的地位。由于医学模式的转变和医疗卫生事业的发展,护理事业也日趋进步。护理人员作为一个特殊的职业群体,置身于特殊的职业环境中,必然遇到许多新的机遇与挑战。护理工作的性质决定了护理人员必须经常面对患者、患者家属、医生、其他医务工作者等。而就其个体而言,护理人员也是一个社会人,承担着重要的家庭角色,置身于纷繁复杂的社会人际关系中,角色的特殊性和多样性决定了护理人员所承受的工作和社会压力。护理人员在高强度工作压力下,如果不及时调整身心状态,可能会出现对工作的厌恶、疲倦感,从而影响医疗质量,甚至发生医疗差错或纠纷;同时也会影响护理人员自身的家庭、朋友等社会人际关系,给自己、他人都带来不利。对工作倦怠的调适包括个体应对和组织干预两方面。

(一)个体应对策略

1. 接受并正视工作的倦怠

由于护理人员职业的特殊性,工作倦怠已是不容回避的事实,但许多护理人员对于职业应激造成的工作倦怠却缺乏正确的认识,有的甚至将其归因为个体本身出了问题,加重了工作倦怠的程度;许多护理人员在出现心理紧张疲劳时,不注意及时调整,错过了最佳调整期,导致工作倦怠越来越严重。因此,护理人员应该了解工作倦怠的相关知识,提高对自身心理状态的敏感度,坦然接受工作倦怠,适时根据自身的心理特点进行调整,善于将压力转化成动力,提高个体的危机意识及竞争能力,适应竞聘上岗、评聘分离的医疗人事制度改革。

2. 认清自我,及时调整心理定向

当对工作产生厌倦时,就应该重新审视自我,是自己的兴趣爱好与护理工作错位,还是自己能力有限或要求过高。要正确估计自己的能力与水平,尽力而为。同时要分析自己的人格特征是否适合从事护理工作。当对自我做客观全面的评价后,及时调整自己的心理定向,重新确立所要实现的目标。

3. 学会寻求社会支持

当受到压力的威胁时,要及时排遣,寻求他人的支持和帮助。不妨与家人、朋友或同事们一起讨论自己面临的压力的情境,及时倾吐,将压力分散以缓解紧张情绪。获得了强大的社会支持,就会树立重新振作的信心。

4. 注意劳逸结合

护理工作因其工作性质的特殊性和轮班制,多数护理人员把大部分时光都花在工作上,很少给自己留一点喘息的时间。有古语云"遇忙处会偷闲,处闹中能取静,便是安身立命的工夫",因此繁忙工作中的护理人员要适时适当的休假,让身心轻松一下,与家人、朋友一起去听听音乐,看场电影,或者是打球、游泳、爬山等体育活动,都是有效缓解紧张和压力的有效方式。

5. 掌握应对压力的技术

护理人员与常人一样,每天也都会面对来自家庭、社会、生活、工作等多方面的压力。护理人员应掌握各种应对压力的训练技术,如深呼吸、肌肉放松。

(二)组织干预策略

1. 实施"以人为本"的科学管理,合理配置与使用护理人力资源

医院管理者应重视护理工作,理解护理工作,给予护理工作人力、物力、财力的支持,合理增加护理人员编制,对不同能力、年资、学历的护理人员进行分层次安排使用,使每位护理人员都能在适合的岗位上充分发挥其所长。可以建立弹性排班制度和护理人员资源的科间流动机制,以应对护理人员工作量超负荷的现象。

2. 建立健全完善的后勤保障体系,保证护理工作顺利开展

护理质量是医院内涵建设的重要方面,医院管理者应注意制订合理的奖惩、薪金制度,注重对工作绩效的考核,收入分配政策应向临床一线医务人员倾斜,并将护理和医疗的评奖标准分开,采取有效措施激励护理人员搞好工作。同时,适当增加护理人员的晋升、学习培训及进修深造的机会,以提高护理人员的业务水平,增强工作自信心,提高工作满意度,减少工作倦怠的产生。

3. 营造良好的工作氛围

医院管理者应为护理人员创造良好的工作环境和条件,尽可能减少增加压力的因素。改进医疗设备,尽量减少或避免职业性损伤对护理人员健康的危害。协调好医院里的各种人际关系特别是医护关系。重视护理工作,尊重护理人员。尽可能让护理人员参与管理与决策,在医院和病区的管理中,特别是在制订与护理工作相关的政策和制度时,管理者应多听取护理人员的意见和建议,并得到护理人员的认可。当护理人员能感受到来自领导的尊重和支持,她们的工作倦怠必然在一定程度上得到缓解,工作质量也因此而提高。

4. 社会各界倡导对护理人员的尊重

大众传媒应多关注对护理人员群体的正面报道,应在对护理工作进行深入调查了解的基础上,将护理人员工作的意义、价值、工作的压力向社会大众做正确的宣传介绍,以引导大众正确认识护理工作,从而维护护理人员良好的职业理想,使她们在获得更好的社会支持状态下开展护理工作。

第三节　护理人员的心理保健

护理人员的工作对象是人,由于工作环境和职业性质的特殊性,护理人员长期处于超负荷工作状态,承受着事业竞争带来的紧迫感,以及角色社会化、多元化的压力,精神高度紧张。护理人员的心理健康问题已经引起了全社会的关注。

一、护理人员的工作特点与心理特征

(一)长期超负荷的工作状态造成心理紧张

以患者为中心的护理模式使护理人员工作从单纯执行医嘱转到为患者提供生理、心理、社会和文化的全面照顾,这种全身心的整体护理是复杂并具有创造性的工作,需要护理人员付出更多的劳动和精力。平均住院日的缩短和病床周转率、使用率的提高,危重患者的增加等,都相应增加了护理人员的工作量。尤其是急诊科、ICU、心脑血管病房等,实施抢救多,护理人员既要完成繁重的任务,又担心患者发生意外,因而造成护理人员心理高度紧张。

(二)特殊的工作环境和工作性质导致情绪多变与身心疲劳

护理人员长期工作在充满了"应激源"的环境中,千差万别的患者,生离死别的场面,急症抢救,各种疾病及许多有害的致病因子如细菌、病毒、核放射的威胁,拥挤的工作环境,护理工作未被患者或其家属承认而与之发生冲突,患者或其家属不配合护理人员的安排,甚至随意辱骂护理人员等等,这些都是护理人员不得不面对的。从事这一高风险、高应激的职业,稍有不慎就会影响患者的生命健康,这一切极易导致护理人员情绪的变化和身心疲劳。

(三)复杂的人际环境引起的人际冲突与角色冲突

护理人员每天要面对各类患者,始终处于复杂的人际关系中,处理不好就会陷入人际冲突的困境,尤其是护患冲突。有时在面对患者的种种责难时,护理人员也必须保持平和冷静,理解并帮助解决问题,从而压抑了自身感受。护理人员在得不到理解,感受到威胁或经历了感情伤害又无法表达自己时会产生自卑感、不安全感,对工作满意度下降。此外还有医护人际关系问题,当管理者及医生的高期望值与自身的行为及期望值之间存在差异时,管理者的批评和医生的不满意都会使护理人员感到不被接纳,降低了其归属感,从而引起医护之间的矛盾。另外,护理工作的性质决定了"三班倒"的工作制,扰乱了护理人员自身生物钟和正常的生活规律,对护理人员生理及心理功能、家庭生活和社交活动有不良影响,造成心理矛盾、家庭矛盾,在工作与家庭生活中不同角色转换时产生冲突。

(四)社会支持不足而产生失落感

护理工作繁杂、辛苦,技术性强,责任心重,风险性大。在医学领域,医生和护理人员是相互合作关系,但是客观上,护理人员的社会地位低于医生,医生的劳动普遍受到社会的尊重和承认,而护理人员却只被认为是医生的助手,护理人员为患者付出的辛勤劳动得不到应有的尊重与公平的认可,她们感到职业的前景暗淡、自身价值得不到体现,觉得自己是一个微不足道的人,从而对自己的工作无成就感,精神长期处于压抑状态。再加上职称评定、进修深造、经济收入、住房等福利待遇上的不合理,使护理人员心理上失去了平衡,产生"失落感"。

二、护理人员的心理保健

护理人员存在的心理健康问题可直接影响护理质量和患者康复,限制了护理人员工作的主动性和积极性的发挥。只有身心健康的护理人员才有充沛的精力耐心细致地为患者提供优质的整体护理,才能从事繁重而艰巨的护理工作。因此,做好护理人员心理卫生工作,提高护理人员的心理健康水平,不仅是做好护理工作的重要的心理条件,还是提高整个医疗质量的关键。

(一)树立健康的职业心态

护理人员要热爱护理事业,爱护并尊重自己的工作对象,把解除患者痛苦视为己任。只有真正对护理工作产生浓厚的兴趣,才能愉快积极地工作,还能激发不断探索研究,迎难而上,把工作做得精益求精。同时,护理管理者要善于将护理工作面向社会宣传,形成良好的社会舆论,在全社会形成尊重护理人员的良好风尚,以此激发护理人员的自豪感、责任感,真正理解护理工作的价值和意义,以健康的职业心态投入到神圣的护理工作中。

(二)加强相关知识的学习

护理工作的对象是人,护理人员的职业价值是通过护理人员与他人的互动而实现的。因此,护理人员要加强对心理学、医学伦理学、人际关系学等知识的学习,增强心理健康意识,正确对待工作压力,了解自我心理健康方面存在的不足,学会必要的自我调适技术与方法,以利于摆脱心理困扰,提高心理自控能力。通过学习了解心理障碍的基本知识,能初步鉴别各种心理障碍的症状,以便救助自己,帮助他人。

(三)保持和谐的人际关系

和谐的人际关系是减少护理人员产生不良反应的有效保证。良好的护患关系,有利于患者的身心健康;良好的医护关系,有利于工作上的配合默契。因此,护理人员要善于处理各种人际关系,在交往中做到豁达大度、不封闭自己,特别是面对各种各样的患者,要注意从他们的角度理解他们的感受。充分利用人际交往中的吸引因素,如优雅的举止、精湛的操作技术、真诚善良的品质等,与他人建立起良好的人际关系,以尊敬、信任、友爱、宽容、谅解等积极的态度对待患者和同事,营造一个自然和谐、积极向上的工作环境,使自己不良的情绪得到适当的宣泄,从而保持心理平衡与健康。

(四)提高情绪调控能力

医院和病房是一个充满了喜怒哀乐情绪变化的情境,护理人员每天身处其中不免受到影响,加上工作的压力,使得护理人员容易产生不良的情绪。消极情绪状态不仅影响工作的质量和效率,还会影响护理人员的身心健康,所谓"喜伤心、怒伤肝、思伤脾、忧伤肺、恐伤肾"。护理人员应掌握调节情绪的方法和技巧,如注意转移法、适当宣泄法、轻松幽默法、放松训练法,提高情绪调控能力,做情绪的主人。保持乐观、愉悦的心境,不把消极情绪带入工作中,并用积极情绪感染和影响患者。

(五)学会休闲和娱乐

休闲和娱乐也是减压的方式之一,护理人员应合理安排自己的休闲时间,培养多种兴趣,参加各种娱乐活动,让自己的业余生活过得丰富多彩,轻松愉快,以恢复体力、调剂脑力、增长知识,达到减压的目的。

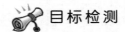 目标检测

一、单项选择题

1. 护理人员优秀的心理素质包括(　　)

A. 良好的认知能力　　　　　　　　B. 愉快而稳定的情绪

C. 良好的个性特征　　　　　　　　D. 掌握沟通技巧,善于与人交往

E. 以上都是

2. 护理人员良好的认知能力不包括(　　)

A. 敏锐的观察力　　　　　　　　　B. 准确的记忆力

C. 高智力水平　　　　　　　　　　D. 独立的思考力

E. 良好的注意力

3. 关于护理人员良好心理素质的培养,哪一项不正确(　　)

A. 树立职业理想是培养良好心理素质的思想基础

B. 人文知识在心理素质培养中有很大作用

C. 主要依靠个体的自我修养,与医院的管理关系不大

D. 加强专业知识的学习有助于心理素质的培养

E. 护理实践是培养良好心理素质的重要途径

4. 下列哪项是造成护理人员心理矛盾、家庭矛盾,在工作与家庭生活中不同角色转换时产生冲突的因素(　　)

A. 各种疾病及许多有毒的致病因子如细菌、病毒、核放射的威胁

B. 实施抢救多

C. 护理人员为患者付出的辛勤劳动得不到应有的尊重与公平的认可

D. "三班倒"的工作制

E. 职称评定、进修深造、经济收入、住房等福利待遇上的不合理

5. 工作倦怠的高发群体的职业特征不包括(　　)

A. 助人 　　　　　　　　　　B. 高期望

C. 高收入 　　　　　　　　　D. 压力大

E. 挑战性强

二、多项选择题

对于工作倦怠,护理人员可采取哪些应对策略(　　)

A. 接受并正视工作倦怠 　　　　B. 认清自我,及时调整心理定向

C. 寻求社会支持 　　　　　　　D. 注意劳逸结合

E. 掌握应对压力的技术

三、名词解释

1. 护理人员职业心理素质　　2. 工作倦怠

四、问答题

1. 护理人员应具备的职业心理素质有哪些?

2. 如何培养良好的职业心理素质?

3. 护理人员如何做好自我心理保健?

(蓝琼丽)

第四章　心理应激与心身疾病

　　学习目标

【掌握】心理应激和心身疾病的概念;心理应激对健康的影响;心理应激应对。

【熟悉】心理应激过程;心身疾病的诊断和防治原则。

【了解】常见的心身疾病。

　　心理应激作为一种系统理论一直是心理学的研究热点,它能为心理病因学研究提供框架思路,也为临床工作提供心理干预的策略。对于护理人员来说,学习心理应激有助于帮助患者更好地恢复健康,维持健康,同时对建立科学的程序化护理也有极其重要的作用。

第一节　心理应激

一、心理应激的概念

(一)应激和生理应激

　　应激(stress)一词的本意是压力或者负荷,起初只在物理学、工程学中使用。20世纪初有人将其引入了生理学,用来表示超过一定阈值后破坏机体平衡的一切理化、情感刺激。加拿大病理生理学家塞里首次用"stress"来表达应激概念。他通过动物实验和临床观察认为,应激是内外环境中各种因素作用于机体产生的非特异性反应。同时,心理学家也关注到社会生活中的紧张事件对人的影响,随着研究的深入,心理学家认识到个体的心理特质(如个人的认知评价、应对方式、个性特征)等在应激中有重要意义。所以应激理论在不同的学科中研究重点和方向也有区别,但是对于应激的要素和应激过程得到了基本一致的认可。

(二)心理应激的概念

　　心理应激是指个体在察觉各种刺激对其生理、心理和社会系统造成威胁时的整体现象,其引起的反应可以是适应或适应不良。

　　对于心理应激概念的理解应强调几点:①心理应激是一个过程,该过程包含了刺激引发,中介机制参与,产生心理、生理反应,导致健康或疾病四大部分,心理应激的结果可以是适应或者适应不良;②心理应激是由刺激引发的,称之为应激源,应激源可以是生物的、心理的、社会的、文化的;③中介机制包括个体对刺激的评价、个体应对、个体心理、生理素质特点、社会支持等方面,其中认知评价起到相当重要的作用。

知识链接

一般适应综合征

塞里通过动物实验和临床观察发现,每一种疾病或有害刺激都有相同的、特征性的、涉及全身的生理生化反应。塞里提出了一般适应综合征(general adaptation syndrome,GAS)学说,他将 GAS 分为三个阶段。①警戒(alarm)期:机体为了应对有害环境刺激而唤起机体的整体防御能力,也称为动员阶段。②阻抗(resistance)期:有害刺激如持续存在,机体则继续通过提高技能水平用于对抗刺激。③衰竭(exhaustion)期:刺激如果持续存在或过于严重,机体耗尽能量转入了衰竭阶段。

二、心理应激的过程

一般认为,心理应激过程可分为四部分:输入、中介、反应、结果(图 4-1)。

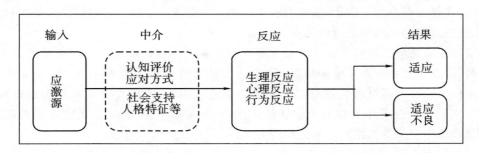

图 4-1 心理应激过程

(一)应激源

应激源指能引起个体应激反应的刺激物。按照刺激物的属性可以把应激源分为以下四类。

1. 躯体性应激源

躯体性应激源指直接作用于躯体的理化和生物学刺激,如温度(过冷、过热)、噪声、刺激性气味、机体损伤、辐射、细菌、病毒、疾病。这些应激源不仅引起个体的生理反应,而且常常会影响个体的情绪状态,引发心理反应。

2. 心理性应激源

心理性应激源主要指来自人们头脑中的某些紧张性信息,包括各种心理冲突和挫折、过高的期望、不祥预感、人际冲突及工作压力等。不符合客观现实的认知评价是心理应激产生的主要因素。

3. 社会性应激源

社会性应激源是人类生活中最为普遍的一类应激源。日常生活中的大小事件都属于此类。

(1)按照事件对个体的意义分类 可以把社会性应激源分为两类。①正性生活事件:指使个体产生积极情绪的事件,如生活中的婚礼、晋升、升学、获奖。这些事件常被称为人生中的"喜事"。但值得注意的是,有些正性事件对于当事人来说可能带来的剧烈变化会使当事人感到无法适应或承受,反而产生了心理应激。例如,结婚对于某些人产生了心理障碍,晋升后无法适应高级岗位的要求,产生了心理问题等。②负性生活事件:指对个体有消极作用的事件,如亲人去世、身患疾病、人际冲突。负性生活事件对心身健康的影响高于正性生活事件。

(2)按照现象学分类 可以把社会性应激源分为七类。①工作问题:工作环境恶劣(高温、低温、强噪声、强辐射),工作强度高,压力大,工作本身性质(如单调、重复、日夜颠倒)存在一定问题,工作要求超出个体能力,工作状态改变;②恋爱、婚姻、家庭问题:家庭成员变动(建立婚姻、孩子出生、亲人离世等),家庭矛盾(夫妻矛盾、婆媳矛盾、亲子矛盾等),家庭问题(住房拥挤、经济薄弱等);③经济问题:指个体在经济上的困难和遭到变故(如欠债、失窃、失业);④个人健康问题:指疾病给个体造成的心理威胁,如疾病诊断、健康恶化;⑤人际关系问题:指个人与亲友、同事、社会成员之间产生意见分歧和矛盾冲突;⑥自我实现、自尊问题:指个人在学业、事业上遭受挫败,或涉及案件被审查或判刑等;⑦喜庆事件:指结婚、晋升、升学、获奖等,这些事件也需要当事人做出相应的心理调整。

4. 文化性应激源

文化性应激源指因为个体生活的社会文化环境发生改变,所导致语言、风俗习惯、宗教信仰、生活方式等方面发生了变化,从而引起个体的心理应激。如跨省、跨国迁居,从农村到城市等,文化性应激源对个体的影响持久而且深刻。

目前对于应激源的研究主要从应激源的质和量对机体的影响来进行。从质的方面来说,研究表明,那些伴有心理丧失感的刺激对于健康的危害最大,比如配偶的死亡。北京大学医学部和中国科学院心理研究所分别通过大样本调查显示,有三类事件对疾病发生的影响最大:①过度紧张的学习或工作且伴有不愉快情绪;②人际关系不协调;③亲人意外死亡或遭遇事故。这些都表明应激源的性质与其致病性有关。

从量的角度来说,美国华盛顿大学医学院精神病学家霍尔姆斯和雷赫编制了"社会再适应评定量表"(social readjustment scale,SRRS),量表中列出了 43 项应激源,每项应激源对于个体产生的心理刺激强度不同,其程度用生活变化单位(life change units,LCU)值表示,其中最强烈的事件是配偶死亡,其 LCU 值为 100,这表示该事件对于个体的刺激最为强烈,相应的个体重新适应时所要付出的努力也最大,与健康的关系最密切。最轻微的是微小的违法行为,其LCU 值为 11。通过该量表可以把个体在一段时间内经历的事件造成的心理刺激程度进行累加,并由此对个体的健康情况进行预测。霍尔姆斯早期研究发现:LCU 值一年累计超过 300,第二年有 86％的个体会患病;一年 LCU 值为 150～300,第二年有 50％的人会患病;一年 LCU值低于 150,第二年可能安然度过。

知识链接

社会再适应评定量表

变化事件	LCU 值	变化事件	LCU 值
1.配偶死亡	100	22.所负担工作责任方面的变化	29
2.离婚	73	23.子女离家	29

续表

变化事件	LCU 值	变化事件	LCU 值
3. 夫妇分居	65	24. 姻亲纠纷	29
4. 坐牢	63	25. 个人取得显著成就	28
5. 亲密家庭成员丧亡	63	26. 配偶参加或停止工作	26
6. 个人受伤或患病	53	27. 入学或毕业	26
7. 结婚	50	28. 生活条件变化	25
8. 被解雇	47	29. 个人习惯的改变(衣着、习俗、交际等)	24
9. 复婚	45	30. 与上级矛盾	23
10. 退休	45	31. 工作时间或条件变化	20
11. 家庭成员健康变化	44	32. 迁居	20
12. 妊娠	40	33. 转学	20
13. 性功能障碍	39	34. 消遣娱乐的变化	19
14. 增加新的家庭成员 (出生、过继老人迁入)	39	35. 宗教活动的变化	19
		36. 社会活动的变化	18
15. 业务上的再调整	39	37. 少量负债	17
16. 经济状态的变化	38	38. 睡眠习惯变异	16
17. 好友丧亡	37	39. 生活在一起的家庭人数变化	15
18. 改行	36	40. 饮食习惯变异	15
19. 夫妻多次吵架	35	41. 休假	13
20. 中等负债	31	42. 圣诞节	12
21. 取消赎回抵押品	30	43. 微小的违法行为(如违章穿马路等)	11

(二)中介因素

在现实生活中,个体遇到应激源的概率是非常高的,但并不是所有的人遇到应激源都会产生应激反应,其原因就在于刺激引起应激反应,除了与应激源的性质、强度、持续时间有关外,还与中介机制有关。中介机制是指个体把输入信息转变为输出信息的内在加工过程,是应激的中间环节。中介因素指介于刺激物与对心理应激反应之间起调节作用的因素,主要包括认知评价、应对能力和方式、社会支持、个性特征、生活经历等。

1. 认知评价

人在一生中会碰到无数心理刺激,只有那些对个体有意义的刺激才有可能引起心理应激,许多事物本身是中性的或无关紧要的,但是由于个体对其做出了错误的认知评价,也会导致心理应激反应。所以,认知评价在心理应激反应中起到的作用非常关键。个体认知评价受人格特征、气质、生活经历、教育程度、信念、世界观等影响。

2. 应对能力和方式

应对能力是个性心理特征中的一部分,其能力水平受到先天素质和后天生活经历的共同影响。同样刺激条件下,应对能力强者心理应激反应产生较少。

个体面临刺激时会采用多种应对方式,个体的应对方式往往带有习惯化的倾向,比如遇到问题,有人习惯用幽默、自嘲应对,有人习惯用喝酒、自责应对。随着年龄增长,人的自我防卫机制会逐渐成熟、完善,其应对方式有固化倾向。

3. 社会支持

个体遇到心理打击,社会支持可以帮助其稳定情绪,扩展思路,找到解决问题的方法,打破恶性循环,摆脱困境。特别是亲密关系的社会支持作用强。有研究发现,如果老年人有密切的朋友交往,可有效地减少抑郁症。成年人如果缺乏稳定的婚姻关系,易患肺结核、流行性感冒、肺炎、心脏病等。

4. 个性特征

个性特征影响认知评价、应对方式、社会支持、情绪,进而对个体的心理应激反应产生影响。英国心理学家布莱特指出个性特征影响应激过程存在两种机制:①暴露差异假设,即个性特征影响了个体暴露于应激源的程度,从而导致了应激反应的不同。比如敌意性较强的人往往面临更多的人际冲突。②反应差异假设,即个性特征影响了个体对应激源的反应。比如韧性较高的人在同样的刺激下表现出较少的应激反应。

 知识链接

与应激有关的个性特征

(1)韧性(hardness) 该个性特征由承诺、挑战、控制三个维度构成。研究表明,韧性特征对健康结果存在主效应,与降低应激相关疾病的发生有关。

(2)自我效能感(self-efficacy) 自我效能感指个体相信自己具有组织、实施、达成目标的能力。研究表明,当个体面临应激源时,自我效能感能在短期内缓冲环境引起的负性反应,自我效能感低者会影响免疫系统功能的运转。

(3)控制感(sense of control) 控制感指个体认为结果可控的程度,其呈现一个连续变化的过程,两端为内控和外控。内控者相信自己的自身因素(个性特征、行为)是决定事物发展的因素,外控者相信事物主要受到外部因素(运气、社会背景)控制。研究结果表明,具有控制感的个体在身心各方面都优于缺乏者。

(三)应激反应

不论应激源是什么,只要引起应激反应,原则上都会产生心理、行为、生理反应。

1. 生理反应

在应激状态下,大脑通过交感-肾上腺髓质系统、下丘脑-垂体-肾上腺皮质系统和免疫系统来调节生理反应,这些生理反应通过反馈机制又影响机体神经系统、内分泌系统和免疫系统的功能,共同促进机体的恢复。

(1)交感-肾上腺髓质系统 当机体处于强烈的应激状态时,该系统活动增强。表现为交感神经活动增强,心跳加快,血压升高,呼吸加深加快,肝糖原分解加速导致血糖升高,血中游离脂肪酸增多,儿茶酚胺分泌增加,中枢神经系统兴奋性增强,机体警觉、敏感。这些反应为应对应激源提供了能量,但如果刺激持久并且强烈,会导致自主神经系统失去平衡,导致一系列的病理、生理变化。

（2）下丘脑-垂体-肾上腺皮质系统　在应激状态下,该系统被激活,血中皮质醇、促肾上腺皮质激素、尿中17-OH类固醇水平增加,肝糖原增加,血糖升高。有时盐皮质激素也增加,引起血容量增加,血压升高,体内钠钾平衡失调。激素的大量释放影响机体各个系统的功能,起到动员机体对抗应激的作用。

（3）免疫系统　当机体处于应激状态时,下丘脑分泌皮质类固醇,降低巨噬细胞活力,干扰淋巴细胞再循环,引起淋巴组织退化,同时胸腺退化,阻止 T 淋巴细胞成熟,使人体细胞免疫功能下降。皮质类固醇还能抑制免疫球蛋白的形成,从而影响体液免疫功能,导致机体抵抗力下降。如临床研究出现,癌症患者往往是因为过分压抑愤怒情绪造成免疫功能低下而发病的。

总之,三个系统之间相互影响,共同对机体产生作用。

2. 心理反应

心理反应可分为两类:积极心理反应和消极心理反应。前者指适度的皮质唤醒水平和情绪水平,个体注意力集中,思维活跃,解决问题的能力提高;后者指过度的皮质唤醒和情绪水平,个体的认知能力下降,解决问题的能力降低,无法做出合理的决策和行为,甚至可能做出极端举动。

（1）认知反应　适度的应激可使机体的认知过程表现为注意力集中、思维敏捷、反应灵活;过强的应激会导致不同程度的认知障碍,如判断力下降、注意力不集中、自信心受损,这是因为强烈的情绪反应破坏了个体心理上的内稳态。认知能力降低又会造成个体面临的挫折和打击增多,造成负性情绪,形成恶性循环。

（2）情绪反应　情绪反应主要有焦虑、恐惧、愤怒、抑郁等消极情绪。焦虑是最普遍的反应,适度的焦虑可以提高个体的警觉水平,促使个体投入到解决问题的行动中,积极思考解决问题;过度的焦虑干扰个体思维活动,严重降低个体应对外界变化的能力。多数情况下,应激源解除,情绪反应相应消失,但是如果负性情绪持续时间过长,强度过强,则会损害到个体的认知功能,破坏心理平衡,造成多种心理、生理疾病。

（3）行为反应　行为反应可分为针对自己的行为和针对应激源的行为。前者指个体通过改变自身顺应环境,包括回避应激源、调整行为目标、改变生活习惯和方式、转移注意力等,比如通过吸烟、酗酒使自己放松,忘却应激源。后者指个体通过直接面对应激源的方式来进行应对,包括消除或减弱应激源,改变环境等。这样的做法有可能解除刺激,消除应激反应,但也有可能造成严重的后果,如攻击性行为的发生。常见的行为反应包括敌对与攻击、逃避、无助与自怜、退化与依赖、物质滥用等。

（四）应激结果

适度的应激对个体的健康和功能维持均有促进作用,其结果是适应的。过度应激则导致个体适应不良,最终危害到个体健康。

三、心理应激对健康的影响

心理应激对健康的影响分为积极和消极两个方面。

（一）心理应激对健康的积极影响

对于个体来说，接受适度的刺激能激发机体的适应性改变，促进个体的健康和正常功能的维持。

1. 心理应激是促进个体成长和发展的必要条件

有研究表明，个体在早期经历过适度的心理应激能够提高个体在生活中的适应和应对能力。心理治疗的实例也表明了缺乏心理应激经历的个体（如家庭溺爱、自理能力差的青少年）适应环境能力差，在进入社会后非常容易发生人际关系问题和适应障碍。

2. 心理应激是维持正常功能活动的必要条件

"感觉剥夺实验"说明个体的正常功能维持有赖于日常刺激的作用。有研究表明，个体从事单调的、缺乏挑战性工作时，很容易进入疲劳状态，造成工作效率下降，产生消极情绪，增加事故的发生率。如果能增加工作的刺激性和挑战性，就能改善个体的身心功能。

（二）心理应激对健康的消极影响

长期的、超过人的适应能力的心理应激会损害人的健康，对人体健康起消极作用，主要表现在以下几方面。

1. 造成生理痛苦和心理不适

处于急性心理应激状态的个体常出现强烈的生理、心理反应，形成了临床综合征，包括过度换气综合征（呼吸困难、窒息感、心悸等）、血管迷走反应（虚弱、头晕、出汗等）、急性焦虑反应（烦躁、震颤、厌食等）。慢性心理应激状态主要表现为神经血管性虚弱，个体易感到疲劳、胸痛、心悸、呼吸困难等。这些临床综合征常常使个体四处求医，痛苦不堪。

2. 加重已有的躯体和精神疾病

研究表明，心理应激所引起的各类反应可加重个体本身已经患有的疾病或造成复发。比如高血压患者会因应激事件而导致血压突然升高，曾有一位冠心病患者在观看了恐怖电影后发生心肌梗死。

3. 导致机体抗病能力下降，造成对疾病的易感状态

过强的心理应激引起个体过度的心理和生理反应，造成内环境紊乱，各器官、各系统的协调失常，稳态被破坏，从而使机体的抗病能力下降，机体处于对疾病的易感状态。至于罹患哪种疾病则受到个体的遗传素质（如生理始基，即心身疾病患者在患病前的生理特点）的影响。

四、心理应激的应对

心理应激对于每个人来说都是不能完全避免的，个体要学会如何应对和适应应激情境。应对（coping）是个体对抗应激的一种手段，是个体面临应激情境时为减轻事件对自身的影响而做出的认知性和行为性努力。

应激的应对分为无意识应对和有意识应对两大类。

（一）无意识的心理应对

当个体处于应激状态时，有时会不知不觉地采用一些自我保护的策略来消除紧张焦虑，或使自己免受伤害和痛苦，这种自我保护策略称为心理防御机制。心理防御机制（mental defense mechanism）是指个体在应对心理压力或挫折和适应环境时无意识采用的心理策略。它具有解脱烦恼、减轻内心不安、恢复心理平衡和稳定的作用。

常见的心理防御机制有以下几方面。

1. 否定

否定指个体对于已经发生的令人不愉快或痛苦的事实加以否定或彻底忘掉,以躲避心理痛苦。"眼不见为净"是它的典型表现。精神疾病患者拒不承认有病,是否认机制极端应用的表现,也是重度心理障碍患者的特征。否认的内容与死亡、疾病或威胁有关。比如,临床上癌症患者和濒死患者,往往都经历了一个否认疾病和死亡的心理反应阶段,这样可以暂时避免痛苦、缓解患者的恐惧和悲哀,为他们提供时间以便适应严酷的现实。

2. 投射

投射又称"外射作用",指以自己的想法去推测外界的事实,将自己内心某些不能被社会规范或自己良心所接受的感觉、动机、观念、欲望和态度等转到别人身上,以逃避或减轻自己内心的焦虑与痛苦。"以小人之心度君子之腹"就是这一机制的典型表现。习惯以投射来维持心理平衡的人,往往会影响自己对自己的真正了解,也会影响与别人的交往。

3. 曲解

曲解指把外界事实加以歪曲、变化,使之符合自身需要,以维护自己的自尊心。如把不利于自己的情况看成是结局未定,把别人对自己的排斥当成是照顾,把别人对自己的讽刺看成是赞扬,即"自我感觉良好",以保持自己的自尊心不受到损害。

4. 潜抑

潜抑指一个人把不能被社会文化或自己意识所接受的欲望、情感和行为,不知不觉地压抑到潜意识中去,使自己意识不到这种愿望、冲动,从而保持内心的安宁。如忘记对爱人的敌对情绪、不喜欢人的姓名或经历的失败。癔症患者的心因性记忆缺失就是因压抑机制所致。

5. 退行(倒退)

退行(倒退)指采用早期或童年时代的行为方式应对当前的困境。当人们遇到挫折时,放弃已经习惯的比较成熟的适应技巧和方式,而恢复使用早期幼稚的方式来应对困难,以此争取别人的同情、帮助和照顾,或满足自己的欲望,从而减轻心理上的痛苦和压力。有的成人大病后出现孩子一样的依赖表现,尽管身体已经复原到可以出院上班,可他一直害怕、担心,认为身体还没有好,不敢出院去面对现实。成年癔症患者的"童样痴呆"以及晚期精神分裂症患者完全脱离现实都是极端的倒退。

6. 转移

转移指个体由于理智、社会规范和伦理道德的制约,把自己对某一对象的情感、欲望或态度不自觉地转向另一替代对象身上,以减轻自己的心理负担。心理医生与来访者之间发生的移情现象,以及迁怒于他人的行为,都属于转移机制。

7. 转换

转换指将内心冲突或情绪躯体化的潜意识机制。例如,临床上的瘫痪、感觉缺失及心因性疼痛,可以解释为通过心理冲突转换为躯体症状,以帮助患者摆脱自我困境。

8. 反向

反向指为防止危险冲动的暴露而采取截然相反的态度和行为进行掩饰。通常是一些不被自己或社会接受的欲望或冲动,表现出来会引起不好的后果,所以拼命去控制,结果反而由相反方向表现出来。如有的人在特别爱慕的异性面前,反不如对待一般朋友那般大方自然,甚至故意回避。

9. 合理化

合理化又称文饰,指个人遭到挫折达不到目的,或其行为不符合社会规范时,用有利于自己的理由来为自己辩解,将面临的窘态加以文饰、自我安慰,以避免精神上的苦恼,维护自尊。例如,吃不到葡萄说葡萄酸,这种人认为自己得不到或没有的东西就是不好的现象,称为"酸葡萄心理",是典型的合理化机制。与此恰巧相反的合理化称为"甜柠檬心理",指凡是自己所有的东西都是好的。如果得不到葡萄,只有柠檬,就认为柠檬是甜的,以减轻内心的失望和痛苦。这种知足常乐的心理防御机制能帮助人们较好地接受现实。但运用过度,会妨碍人们去追求真正需要的东西。

10. 补偿

补偿指个体企图用种种方法来弥补其因生理或心理缺陷而产生的不适感,从而减轻由此引起的痛苦和自卑感,恢复自尊和自信。这种诱发不适感的缺陷,可能是事实,也可能仅仅是想象而存在的。如身有残疾的学生往往学习格外用功,成为年级学习成绩最好的学生。这一机制用得恰当,可转化为巨大的动力,以利于人们改正自己的缺陷,提高自尊心以及维护心理健康水平。但过分的补偿则害多益少,不利于心理健康。如一个自惭形秽的人一反常态,变得好斗、自高自大等。

11. 升华

升华指个体将不被社会所允许或接纳的本能欲望、冲动,导向比较崇高的、为社会所赞许的行为目标和方向,从而既满足本身的欲望,又有利于社会和他人。例如,将对他人成就的强烈妒忌,转化为发奋学习、工作的动力来超过他人,这样不但消除了因嫉妒产生的焦虑,而且获得了成功的满足。歌德因夏绿蒂另有所爱而初恋失败,写下《少年维特之烦恼》,脍炙人口;孔子厄而著《春秋》,司马迁腐而出《史记》,都是升华的范例。

12. 幽默

幽默指通过幽默的语言或行为来应对尴尬的情境,减轻心理紧张程度,使自己摆脱困境,或间接表达潜意识欲望的防御机制。幽默是一种积极的心理防御机制。

(二)有意识的心理应对

面对应激源,个体可以采取多种应对方式。总体来说,可从两方面入手:一是改善个体生活、生存环境,满足个体的需要;二是提高个体的心理素质,增强适应能力,改变行为,以适应应激情境。

1. 消除应激源

应激源是引发应激的原因。消除应激源是控制应激发展的重要措施。虽然应激源不能完全消除,但个体有时可以选择回避。同时,提前做好各种准备,改善人际交往,改善工作、生活环境,减少应激的存在也是预防应激的有效措施。

2. 正确看待应激

在社会中生存,每个个体都会遇到各种应激源,所以要客观地看待所遇到的各类事件,以平静、乐观的心态面对应激,冷静思考,分析原因,找出问题,总结经验和教训,为今后的生活做好基础。既不盲目的自怨自艾,觉得都是自己的错误;又不盲目的自大自傲,觉得都是外界的问题。建立正确的价值观,形成客观、合理的认知评价。

3. 掌握应对应激的技能

学会放松情绪的方法,如呼吸放松、想象放松。学会用客观的眼光看待人和事物。主动培养个人的兴趣爱好,转移注意。适当参加运动,提高身体素质。主动参加人际交往和各类组织、活动,提高自身的心理素质,培养社会支持系统。

4. 必要时的求医行为

在应激过程中,如果感到自我应对能力无法应付,出现了心理问题时,要到专业医院求助医护人员,进行专业的心理治疗。必要时使用药物控制心理应激反应。

第二节　心身疾病

一、心身疾病概述

(一)心身疾病的概念

心身疾病(psychosomatic diseases)又称心理生理疾病,是指其发病、发展、转归和防治均与心理社会因素密切相关的一组疾病。它是介于神经症和躯体疾病之间的一种疾病。目前心身疾病有广义和狭义两种解释,广义的心身疾病是指心理社会因素在疾病的发生、发展过程中有重要作用的躯体器质性疾病和躯体功能性障碍;狭义的心身疾病则主要指躯体器质性疾病,如冠心病、原发性高血压、溃疡病。本节以狭义的心身疾病为主要学习内容。

每个人在一生中都会遇到各种各样的应激事件,应激性事件能引起自主神经和内脏功能的一系列变化,而这种变化多数是可逆的、生理性的,故称其为心身反应(psychosomatic reaction)。如果应激事件过于强烈、持续时间较长或个体本身有某种易患素质时,这些变化就可以持续影响机体,并发展为心身疾病。心身疾病的特征有以下几点:①具有明确的躯体疾患;②发病前存在明显的心理影响因素;③排除躯体疾病和神经症的诊断;④具有以情绪障碍为中心的临床表现;⑤发病个体具有某些易患素质,如性格缺陷;⑥疾病有反复发作的情况;⑦心身综合治疗效果好。

(二)心身疾病的范围

心身疾病分布于全身各系统,其分类方法较多,一般按器官系统分类,介绍如下。

(1)神经系统　偏头痛、紧张性头痛、面部抽搐、痉挛性斜颈、自主神经功能紊乱等。

(2)循环系统　原发性高血压、冠心病、心律失常、心脏神经症等。

(3)呼吸系统　支气管哮喘、神经性咳嗽、过度换气综合征、过敏性鼻炎等。

(4)消化系统　消化性溃疡、溃疡性结肠炎、神经性呕吐、神经性厌食等。

(5)内分泌系统　糖尿病、甲状腺功能亢进症、肥胖症、更年期综合征等。

(6)皮肤　神经性皮炎、瘙痒症、过敏性皮炎、荨麻疹、湿疹、多汗症等。

(7)泌尿生殖系统　遗尿症、阳痿、月经不调、经前期紧张综合征、功能失调性子宫出血等。

(8)骨骼肌肉系统　类风湿关节炎、全身性肌肉痛、脊椎过敏症、颈臂综合征等。

(9)其他　癌症、术后肠粘连、原发性青光眼、梅尼埃病、口腔炎等。

以上所列各种疾病中,一般认为原发性高血压、冠心病、哮喘和溃疡病是较为明确的心身疾病。此外,也有人把系统性红斑狼疮、妊娠期高血压也归入心身疾病的范围。

知识链接

神圣七病

美国心身疾病专家亚历山大最早提出七种经典的心身疾病,分别是:溃疡病、溃疡性结肠炎、局限性肠炎、甲状腺功能亢进症、类风湿关节炎、原发性高血压和支气管哮喘。

(三)心身疾病的致病因素

研究表明,心身疾病的发病因素并不是单一的,往往是生物、心理、社会多种因素相互作用所导致的结果。

1. 心理行为因素

目前研究表明,心理行为因素主要涉及负性情绪和人格特征,以及不健康行为的影响,心理行为因素既是疾病的诱发因素,又在疾病的发展转归过程中起到重要的影响作用。

(1)负性情绪 心理因素对躯体内脏器官的影响是以情绪活动为中介的。积极情绪对个体的生命活动有积极作用,可以发挥机体的潜能,更好地适应环境,保持健康;而负性情绪如愤怒、恐惧、焦虑、忧愁、悲伤、痛苦等,虽然也是适应环境的一种反应,但强度过大或时间过久,都会使人的心理活动失去平衡,导致神经系统功能失调,对健康产生不良影响。如果这些消极情绪经常反复出现,引起长期或过度的精神紧张,还可产生如神经功能紊乱、内分泌失调、血压持续升高等病变,从而导致某些器官、系统的疾病。

 知识链接

负性情绪影响疾病机制研究

临床观察发现,紧张不良情绪会导致疾病或使疾病恶化。心脏病患者情绪紧张时可出现心律失常,如阵发性房性心动过速、房性或室性期前收缩。其机制主要是:不良情绪可导致交感神经兴奋,交感神经末梢释放大量的去甲肾上腺素,同时肾上腺髓质分泌肾上腺素进入血液,儿茶酚胺和皮质类固醇配合动员储存的脂肪,使血中的脂质增加,当这些游离的脂肪酸不能被肌肉活动所消耗时,就可能导致动脉硬化。同时,由于儿茶酚胺可促进血液凝固,血小板凝集,从而阻塞小动脉,易患心肌梗死。有研究发现,愤怒、激动、焦虑、恐惧都能使胃液分泌和酸度升高,而抑郁、悲伤则可使胃液分泌减少和胃肠蠕动减慢,长期焦虑还可使充血的胃黏膜糜烂,导致溃疡的发生。

许多动物实验也证明了情绪因素的致病作用。例如,麦道夫等将白鼠置于强烈噪声造成的紧张环境中,结果白鼠出现了血压升高。亨利等发现饲养在非常拥挤的笼子中的白鼠,由于相互争食、倾轧,结果都发生了高血压。流行病学研究发现,心理紧张和刺激与高血压、溃疡病、心肌梗死、癌症等的发病率增高均有一定的关联。恩格尔通过对170名猝死患者死因的研究,证实了由于悲观失望和无所依靠而造成的心理紧张状态是其猝死的主要原因。帕克斯曾对英国一组寡妇的身体状况进行跟踪研究,结果表明,丧偶 6 个月以上的寡妇易患心血管疾病,病死率高于同年龄妇女的病死率。

(2)人格特征　个体在社会中生活,时刻都处于一定的心理社会因素的刺激和应激中,并会伴有情绪变化,但并非所有人都发生心身疾病,只有那些有一定性格缺陷等易患素质的个体才有可能导致心身疾病,所以心理社会因素是致病的外因,而性格缺陷等易患素质就是内因,两者结合才有可能致病。性格缺陷是诱发心身障碍的重要内在基础,从临床观察中发现心身疾病的患者存在明显的性格缺陷,主要表现为多思多虑、敏感、爱认死理等,神经活动类型多为弱型和情绪不稳定型。

学者们通过多年持续的研究调查,已经发现人格特征的差异,特别是性格差异对于心身疾病的发生、发展及预后有不同的影响,不同的疾病常表现出不同的性格特征,如高血压患者的性格特征主要是经常性的压抑愤怒,易激惹,理想脱离现实,好高骛远;溃疡病患者的性格特征主要是情绪容易受到压抑,有依赖感和挫折感,也有可能表现为争强好胜;癌症患者的性格特征主要是习惯于自我克制,内向,情绪压抑,多思善感。另外,不同气质类型易患的疾病也有所差别,例如,多血质者易患与脂类代谢有关的心血管疾病或者代谢性疾病;抑郁质者易患神经衰弱、哮喘、溃疡等疾病;胆汁质者易患骨关节类外科疾病。人格和疾病有一定的关联性,其原因在于人格的形成受到先天遗传素质和后天环境的影响,同时人格与个体的新陈代谢、饮食偏好、神经类型和内分泌功能有密切联系,可以说,人格特征是某些疾病的易患因素,疾病又会强化人格特征的发展,同样的致病因素对于不同人格特征的个体会出现不同的结果。

(3)不健康行为　研究表明,不健康行为也是导致心身疾病的重要原因。如吸烟与冠心病和癌症的发病率、死亡率增高有关。酗酒可以导致肝硬化、脑血管疾病、癌症和精神障碍等。不合理膳食也是影响机体健康的一个重要因素,比如多食引起的肥胖与高血压、糖尿病、胆管疾病均有关系。某些癌症和长期食用霉变或腌制食物有关。吸毒可以导致传染性疾病、精神疾病、肺部疾病等。

2. 生理因素

一方面,生理躯体因素作为心身疾病的病理基础,其对于机体的损耗,对于心理的影响使之成为促发心身疾病的重要诱因。另一方面,个体的生理始基则对于个体面临刺激时会导致什么样的心身疾病有重要影响,现已发现,高甘油三酯血症是冠心病的生理始基,高尿酸血症是痛风症的生理始基,高蛋白结合碘者则为甲状腺功能亢进症的生理始基。

3. 社会因素

社会因素主要指应激性事件,包括社会层面的自然灾难、社会变革、社会发展变动、自然社会环境和个体层面的生活改变情况。

自然灾难和战争对每个个体来说是最为严重的生活事件,会深深影响到每个个体。在第二次世界大战中,德军包围了苏联的彼得格勒。在长期的包围中,彼得格勒的居民中许多人出现高血压,被医学界称之为“围城高血压”。不良的社会环境也会造成个体健康水平的下降。对于个人来说,其所经历的生活事件对个体罹患心身疾病有重要的影响和作用,在前文中所介绍过的“社会再适应评定量表”中也列出了生活事件对于个体的影响程度,并且生活事件如果在一定时期内累计影响超过标准,那么个体极有可能会患病。

值得注意的是,社会因素导致患病不仅取决于社会因素的性质和程度,还取决于个体对于社会因素的看法、评价以及应对,因为社会因素毕竟要通过中介因素才能影响到个体健康,个体对于社会因素的合理处理也能够减少其对健康的危害。

(四)心身疾病的流行病学特征

随着生活节奏的加快,人们面临的生活、工作压力日益增加,心身疾病呈现出种类逐渐增加、患病率逐年上升的趋势。国内学者对综合性医院的初诊患者的分类统计表明,略高于 1/3 的患者为躯体疾病,不到 1/3 患者为神经症,其余 1/3 患者即为心身疾病。

(1)性别分布特征　总体看来是女性高于男性。但有些病种如溃疡病、冠心病、支气管哮喘则以男性患病率为高,而甲状腺功能亢进症仍以女性为多。

(2)年龄分布特征　65 岁以上的老人和 15 岁以下的少年患病率较低,青年人略高,患病高峰为更年期。

(3)职业分布特征　脑力劳动者高于体力劳动者。

(4)地区分布特征　发达国家或地区高于发展中或不发达国家或地区,城市高于农村。

二、心身疾病的诊断和防治原则

(一)心身疾病诊断原则

(1)存在躯体病变。做详细的体格检查和实验室检查发现明确的躯体疾病体征和病理性阳性结果。

(2)心理因素与疾病存在关联。有明确的心理社会因素,且因素与疾病有密切关系,疾病发展与因素有关,个体存在某些机能特征或心理缺陷,个体可能有早期创伤体验。

(3)排除躯体疾病和神经症的诊断。

(二)心身疾病诊断程序

(1)病史采集　除与临床各科病史采集相同外,还应注意收集患者心理社会方面的有关资料。

(2)体格检查和实验室检查　明确躯体疾病情况。

(3)心理学检查　结合病史,通过访谈法、观察法、心理测量等方法对其进行较系统的医学心理学检查。

(4)综合分析　根据以上程序收集的资料,对于患者的疾病情况、心理社会因素在其中的影响等问题做出初步判断和评价。

(三)心身疾病的治疗原则

(1)心、身同治原则　对于治疗,既要采用有效的生物治疗手段来处理躯体病变,又要采用心理干预手段来处理心理反应。

(2)急则治标,缓则治本　对于躯体症状较急、较重的患者,以对症治疗为主,主要处理躯体症状;对于慢性疾病和躯体症状不明显的患者,以对因治疗为主,主要致力于消除心理社会因素。

总之,对于心身疾病的治疗要采用多种治疗方法共同配合进行,心理治疗或躯体治疗为主,精神药物治疗为辅。

(四)心身疾病的预防

心身疾病是心理因素和生物因素综合作用的结果,所以心身疾病的预防也要同时兼顾心、身两方面。一方面从生物学的角度，提倡群体采用健康的生活方式，如劳逸结合、坚持运动、膳食平衡；另一方面从心理学的角度，倡导群体保持良好的心态，接受现实，适应现实，应对挫折，培养兴趣，建立健全人格。

具体的预防工作包括：对于具有明显心理素质弱点（如易怒、抑郁、孤僻及多疑倾向）的个体，应通过心理指导加强其健全个性的培养；对于存在明显行为问题（如吸烟、酗酒、多食、缺少运动及 A 型行为）的个体，应运用心理学技术指导其进行矫正；对于在个体环境里存在明显应激源的个体，应指导、帮助其进行适当调整，以减少不必要的心理刺激；对于出现情绪危机的个体，应及时帮助加以疏导。

三、常见的心身疾病

（一）原发性高血压

原发性高血压（primary hypertension）是指以动脉血压升高为症状，原因不明的心血管疾病，是最早确定的心身疾病，也是危害人类健康的主要疾病之一。高血压不仅发病率高、死亡率高、致残率高，而且并发症多，容易累及心、脑、肾等重要器官，是脑卒中、冠心病的危险因素之一。

目前对于该病的病因尚未完全明确，多种因素可以导致持续高血压，遗传因素影响明显，同时高钠饮食、超重也是两个较为重要的因素，心理社会因素也是疾病发病的重要因素。

1. 心理社会因素

心理社会因素主要有社会环境因素、情绪因素、不良行为等。

（1）社会环境因素　能引发情绪紧张的社会环境对个体的血压均会有影响。那些需要高度集中注意力、精神紧张、体力活动少的职业，以及对视觉、听觉造成慢性刺激的环境，可能是导致血压升高的因素。

（2）情绪因素　持续的情绪紧张往往是造成血压持续升高的直接原因。人际关系紧张、家庭经济困难、个人社会地位改变等引发个体产生不良情绪，可引起血压升高。

（3）不良行为　高血压与高钠饮食、肥胖、吸烟、酗酒、缺少运动等不良行为因素有关。

2. 患者心理特点

高血压患者因为疾病的病程长、容易反复、需长期用药等特点而具有烦躁、敏感、易紧张、易怒、拒绝治疗等心理。对于高血压人格目前仍存在争论，有人认为高血压患者具有被压抑的敌意，攻击性和依赖性之间的矛盾，焦虑，抑郁。也有研究认为，本病与 A 型行为模式存在相关性。总之，高血压患者的个性特征并不具有特异性，可以发生在各种个性特征的人，但经常发生心理冲突的人易患该病。

3. 心理护理要点

（1）疏导患者负性情绪　护理人员以平等的态度与患者真诚交流，指导其学会面对现实，不回避压力，能正确认知与评价所面临的问题，学会用合理的方式解决、应对问题，达到解除负性情绪，进一步增强疗效的目的。

（2）缓解心理应激源　护理人员通过观察法、访谈法了解患者的病史，主要了解与疾病有关的心理社会因素。通过与患者的沟通，帮助患者缓解心理压力，稳定情绪，通过与患者共同梳理目前所面临的应激源和自身所具备的应对资源和能力，对应激源重新进行评价和应对，减少心理社会因素的负性影响。

（3）指导患者实施自我心理护理 高血压病程漫长，病情反复。护理人员要指导患者进行自我心理护理，学会心理调适，做好打"持久战"的准备和提高患者信心。护理人员要向患者介绍疾病的相关知识，使患者对疾病有正确的认识，同时护理人员要强调乐观的性格、平和的心态、坚持用药对于控制血压的重要性，加强患者的遵医行为。同时鼓励患者参加适度运动，保证良好的行为习惯，调整身心，稳定血压。

（二）冠心病

冠心病（coronary heart disease，CHD）是冠状动脉粥样硬化性心脏病的简称，又称缺血性心脏病。冠心病是危害人类健康的常见病、多发病。冠心病的病因和发病机制至今未能阐明，大量研究表明，高血压、高血脂、糖尿病、肥胖、家族史为公认的危险因素，心理社会因素是独立危险因素。

1. 心理社会因素

（1）人格特征 弗里德曼等提出 A 型行为类型者容易发生冠心病，这类个体具有的特征主要是时间紧迫感和竞争敌意倾向。研究者还认为，随着社会节奏的加快，个体面临的各类竞争愈加激烈，A 型行为不是个体存在的某种缺陷，而是为了应付某种特定环境进行特殊的竞争而产生的。A 型行为者在遇到刺激事件时，容易激动、紧张，甚至产生敌意和攻击，导致体内儿茶酚胺和促肾上腺皮质激素过量分泌，使血压产生波动，血液黏稠度增加，血小板黏附力和聚集性增加，血脂增高，促进血栓的加速形成，导致冠状动脉供血不足。研究表明，A 型行为者的冠心病继发心肌梗死的可能性是非 A 型行为冠心病患者的 5 倍。

（2）心理应激事件 与冠心病有关的常见应激源包括离婚、丧亲、事业失败等。有研究表明，配偶死亡后的最初 2 年中，冠心病的死亡率显著增加。长期的心理冲突可引起持续的、过度的应激反应，容易导致大脑皮质功能失调，神经内分泌紊乱，血压升高，冠状动脉生理和结构产生变化，而激烈的情绪反应则起到了"扳机"的作用。

社会环境的刺激对于冠心病的影响也较显著，通过研究发现，冠心病的发病和社会结构、社会分工、社会稳定性、经济条件均有关系。工业发达国家冠心病的发病率高于不发达国家，城市高于农村；社会不稳定时，发病率增高。

（3）情绪变化 一方面，紧张的情绪造成交感神经兴奋，其末梢释放大量的去甲肾上腺素，同时，肾上腺髓质分泌的肾上腺素也进入血中，导致血中儿茶酚胺明显增多，促进脂质含量增加、血液凝固和血小板的聚集，阻塞小动脉，增加心肌梗死的机会；另一方面，剧烈的情绪变化会影响冠心病的发作。1969 年帕克斯等人通过对一组中年丧夫者的研究发现，其死亡率增高了 40％，主要原因是冠心病和动脉硬化。

（4）生活方式 脑力劳动强度大为冠心病发病的危险因素，而吸烟、饮酒过量、缺乏运动、高脂饮食、高胆固醇饮食、肥胖等是冠心病的易感因素。

2. 心理特点

冠心病病程长，临床表现差异性大，在病程的不同阶段主要心理表现也不相同。发病初期主要是恐惧心理，这也是造成病情加重的原因。因为对疾病的不了解，使患者的注意力总是集中在机体的不舒适上，导致患者在疾病期间处于焦虑的状态中。在治疗过程中患者逐渐认识到了疾病的一些特点，进而会考虑在今后的生活中个体的独立性丧失、生活自理能力下降等，患者会产生抑郁的心理活动,出现情绪低落、苦闷、失眠、食欲减退。

3. 心理护理

(1)调节生活方式　护理人员要指导患者减少冠心病的危险因素,如调整饮食结构、适量运动、劳逸结合、戒除烟瘾、控制饮酒。

(2)矫正 A 型行为　基于 A 型行为对冠心病的重要影响,护理人员要把矫正患者 A 型行为作为一项重要工作来做,在工作中主动宣讲 A 型行为和冠心病的相关知识,提高患者对 A 型行为危害性的认识,鼓励患者勇敢地面对并改变。实施多种训练,降低患者的躯体紧张度,消除患者过度的紧张和焦虑,力争调整患者心理、生理状态,改善心肌缺血。

(3)缓解心理应激源　通过与患者的沟通,帮助患者缓解心理压力,稳定情绪;通过与患者共同梳理目前所面临的应激源和自身所具备的应对资源和能力,对应激源重新进行评价和应对,减少心理社会因素的负性影响。

(三)溃疡病

消化性溃疡包括胃及十二指肠溃疡,是一种常见的、多发的心身疾病。本病的发病原因较为复杂,胃酸和胃蛋白酶等因素的侵袭导致胃黏膜、十二指肠屏障防御之间的平衡失调是发病的直接原因,而不良的心理社会因素可直接造成或加剧这种平衡失调,所以心理社会因素也是该病的主要因素。

1. 心理社会因素

(1)社会环境　研究表明,精神高度紧张、责任重的职业,如空中交通管制员十二指肠发病率是其他人群的 2～3 倍。生理学家坎农观察到,动物的胃液分泌会因受惊而被抑制。这些都说明了社会因素对于溃疡病的发病有不可小视的作用。

(2)情绪因素　情绪改变可以诱发溃疡病的发生已经被实验研究证明。沃尔夫曾对一名胃瘘患者进行观察,发现患者情绪激动、焦虑、愤怒时,胃黏膜充血、胃蠕动增强、胃酸持续分泌导致黏膜发生糜烂;患者情绪低落时,胃黏膜缺血、蠕动减少、胃酸分泌不足,消化能力减弱;患者情绪愉快时,血管充盈,胃液分泌正常,胃蠕动也会有所增强。

2. 心理特点

消化性溃疡患者多表现为孤独、缺少人际交往、被动拘谨、顺从、依赖性强、缺乏创造性、刻板、情绪不稳定、遇事过分思虑、过分关注自己,常处于患得患失的矛盾之中。由于其习惯于自我克制,使之情绪得不到宣泄,导致迷走神经兴奋,胃酸和胃蛋白酶原水平明显增高,容易诱发疾病。疾病引起的疼痛会影响患者的工作和休息,进餐前后患者常表现出紧张、焦虑情绪。患者常会担心腹痛加剧导致胃穿孔,害怕大出血,病情严重导致精神紧张,这些又加剧了溃疡的程度。

3. 心理护理

(1)调整生活态度　护理人员要指导患者保持乐观、平和的心态,避免精神过度紧张,合理安排工作和生活,尽量减少负性情绪的刺激。

(2)提供心理支持　护理人员要向患者提供疾病的相关信息,对于心理社会因素的作用要重点说明,使患者了解疾病的病因,并使患者认识到心理社会因素对疾病的重要影响,关心患者,鼓励患者表达内心的真正想法,帮助患者客观看待社会,缓解其心理压力。

对于消化性溃疡的患者,要注意生理治疗和心理治疗的有机结合,治疗中首先针对胃酸过多应给予抑酸剂和抗胃蛋白酶剂,其次给予自主神经阻断剂。情绪不安定的患者给予精神安定剂,有抑郁倾向者给予抗抑郁剂,同时结合心理干预和健康生活指导。

 知识链接

抉择的猴子

布莱迪曾设计了一个名为抉择的猴子的实验。两只猴子各坐在一把约束椅上,每隔20秒猴子会遭到电击,两只猴子的椅子上均有一个按钮,但是只有1号猴子的按钮可以使它们避免遭受电击,前提是1号猴子在接近20秒时按下按钮,而2号猴子只能被动遭受电击。实验进行1个月后,1号猴子突然死亡,解剖发现其患有严重的胃溃疡。在实验中1号猴子一直处于准备按下按钮的紧张状态,导致胃酸过度分泌,而2号猴子虽然遭受同样次数电击,却安然无恙。该实验证实了长期精神紧张、不良的情绪反应与消化性溃疡的紧密关系。

(四)糖尿病

糖尿病(diabetes mellitus,DM)是一种胰岛素分泌相对不足而引起的以糖代谢紊乱为主,并伴有代谢紊乱的内分泌代谢性疾病,常并发全身多种病变,严重时出现酮症酸中毒昏迷。糖尿病并不是单一疾病,而是一组疾病。关于糖尿病的病因及发病机制尚未完全阐明,目前认为既有生物学因素又有心理社会因素,是多种病因多因素作用的结果。

1. 心理社会因素

(1)社会环境因素　生活环境的突然改变,亲人患病或亡故,无辜受到冤枉、诬陷,工作劳累、紧张、人际关系复杂等各种原因造成机体处于应激状态,增加了儿茶酚胺、肾上腺皮质醇等抗胰岛素分泌作用的激素的含量,导致血糖上升,诱发糖尿病。斯泰因等对38名青少年糖尿病患者与其他慢性病患者进行对照研究,结果发现糖尿病组双亲去世和严重的家庭破裂的生活事件远比对照组高,且77%发生在发病前。

研究表明,在应激条件下,所有人都显示出糖尿病的某些症状,如血糖、尿糖升高,酮体增多。但在应激解除后,糖尿病患者不能恢复到正常水平,而其他人则能很快恢复。

(2)情绪因素　糖尿病的发病和加剧与心理冲突和情绪有关,这在中医中有很多案例。《灵枢》中记载"长冲直扬,心刚多怒"者易发生消渴之症。

2. 心理特点

近年来通过研究和调查发现,高抑郁、回避痛苦、注意分散、对应激的唤醒水平低、不善于延迟满足等都是糖尿病患者的典型行为特征。由于糖尿病患者的饮食要求较高,糖尿病患者不得不改变原有的饮食习惯,因此,担心营养摄入不足,或因不能与正常人一样的生活而沮丧、压抑。患者在疾病早期对疾病的认识不足,不愿改变生活习惯,造成疾病的加重,在疾病后期,机体多个系统受累,引发并发症,又容易失去治疗信心而自暴自弃,这些均是糖尿病患者的心理特点。

3. 心理护理

(1)疏导情绪　护理人员要积极配合医生,与患者建立良好的沟通,鼓励患者表达内心的真实感受,宣泄不愉快的情绪,消除心理顾虑。

(2)做好健康教育 因为糖尿病的疾病特点,所以药物、运动、饮食、心理、教育的"五架马车"的综合治疗对于患者非常重要,护理人员要鼓励患者必须长期坚持综合治疗,做好糖尿病知识的普及和治疗技能的培训,同时利用心理支持,改变患者对疾病的认识和评价,重建对疾病的合理认知,增强战胜疾病的信心。

(五)癌症

癌症是一种严重危害人类健康的常见病、多发病。癌症病因十分复杂,除生物医学病因外,还与社会、经济、生活环境、心理社会因素有着紧密的关系。

1. 心理社会因素

(1)生活事件 生活事件是应激的主要来源,其与癌症的发病密切相关。浙江医科大学医学心理组于1987年曾对86名癌症患者进行调查,发现90.7%的患者在发病前有较大的情绪变动,有73.4%的患者在发病前遭受到生活事件的打击,尤其是家庭的不幸事件。

癌症患者所遭遇的生活事件主要与"重要感情的丧失"有关,比如配偶、父母或孩子的去世或发生情感断绝,这种事件使个体感到内心充满了孤独和悲凉,特别是中老年人这种感受尤其深刻,如果这种情绪一直持续,则导致躯体的免疫能力下降,容易罹患癌症。

(2)情绪因素 研究发现,具有消极认知、评价,不善于发泄负性情绪,常常使用压抑的应对方式者,癌症发病率高,预后不佳。有人推测,负性情绪对机体的免疫功能有抑制作用,影响免疫系统对癌细胞的识别和消灭,故负性情绪是癌细胞发展的促进剂。

(3)不良行为 目前在国内,某些地区成为某种癌症的"高发区",如河南林州食管癌高发,广东多个地区鼻咽癌高发,江苏启东肝癌高发,这些癌症的高发均与当地环境、居民饮食和生活习惯有关。不良行为包括不良的饮食习惯、吸烟、酗酒、缺乏运动等,不良情绪习惯(如吃饭时生气、优柔寡断)也属于此。

2. 心理特点

一些行为医学专家认为,癌症患者的人格特征是:过分谨慎,回避冲突,过分合作,习惯屈从让步,情绪不稳定,不善于宣泄负性情绪,追求完美等。上述特征又被称为"C型人格"。大多数人都认为癌症是"不治之症",所以如果知道自己患上癌症,患者多数会表现为如下几个阶段:最初是休克期,感到震惊,无法思考;然后进入否认期,觉得诊断有误,不停地到处确诊;当确认患上癌症后,患者进入愤怒、沮丧期,常向亲友和医护人员抱怨,感到老天不公,有些患者内心波动剧烈,甚至可能自杀;随着病程的进展,多数患者逐步适应,情绪逐渐平复,但是多数患者无法恢复到正常的情绪水平,甚至可能改变世界观,有些患者出现了长期的抑郁和悲伤。

3. 心理护理

(1)心理支持 护理人员通过与患者建立良好的沟通,对患者进行疾病信息的宣教,特别是改变患者对于癌症的惧怕情绪,通过大量的事实说明"癌症不等于死亡",鼓励患者表达内心的想法,与患者一起分析他所遇到的问题,调整和改变其不合理认知,增强患者的康复信心,通过具体行为、情绪、认知等方面的指导,包括教会患者放松的方法、及时疏导患者情绪等使患者真正从自我做起,调整、改变自己,对抗疾病,利于疾病的康复。

(2)矫正C型人格 护理人员对于癌症产生的原因要结合患者情况进行分析,并告知人格特征对于该病的影响,着重分析患者人格特征中的不良特征,给患者有效的指导,并在实际中努力矫正 C 型人格。

（3）其他　护理人员应根据患者的具体情况来选择如何告知其病情,在充分了解患者心理承受能力的基础上,有计划、有选择地告知患者疾病情况。在治疗过程中,护理人员要注意发展患者的社会支持系统,鼓励患者的亲属、朋友、同事给患者治疗的信心,并注意指导他们的用语和态度。患者在治疗中如果出现抑郁情绪,则要做好预警和提前干预,避免自杀或伤人情况发生。患者的疼痛问题也要重视,因为疼痛可以加剧患者身心交互影响的恶性循环,所以医护人员要注意尽量避免和推迟疼痛的出现,一旦疼痛出现就要立即处理,然后再考虑疼痛出现后的心理问题。晚期癌症患者应尽早用药物控制疼痛,不必过多考虑止痛药物的禁忌。

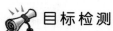 目标检测

一、单项选择题

1. 同样的应激源对于不同的个体会产生（　　）

A. 相同的反应　　　　　　　　　　B. 不同的反应

C. 类同的反应　　　　　　　　　　D. 消极的反应

E. 积极的反应

2. 考试焦虑是一种（　　）

A. 生理性应激源　　　　　　　　　B. 心理性应激源

C. 社会性应激源　　　　　　　　　D. 文化性应激源

E. 行为性应激源

3. 心身疾病的治疗原则是（　　）

A. 培养健全人格,锻炼应对能力,获取社会支持

B. 药物治疗

C. 病情变化与心理社会因素有关

D. 心身相结合的原则

E. 心理治疗

4. 关于心理应激的描述,下列哪项是错误的（　　）

A. 心理应激是引起心身疾病的重要原因　　B. 所有应激源都可引起心身紧张状态

C. 应激时,体内释放肾上腺素增多　　　　D. 生活事件是导致心理应激最主要因素

E. 适当的应激是身心发展的必要条件

5. 具有 A 型行为的人容易罹患（　　）

A. 恶性肿瘤　　　　　　　　　　　B. 消化性溃疡

C. 冠心病　　　　　　　　　　　　D. 支气管哮喘

E. 糖尿病

6. 伊索寓言中的狐狸吃不到葡萄就说葡萄是酸的,这种酸葡萄心理是一种（　　）心理防御机制

A. 转移　　　　　　　　　　　　　B. 外射

C. 合理化　　　　　　　　　　　　D. 否认

E. 升华

二、多项选择题

1. 有意识的心理应对包括( )

A. 消除应激源 　　　　　　B. 正确看待应激

C. 掌握应对应激的技能 　　D. 采用心理防御机制

E. 必要时的求医行为

2. 常见的心身疾病有( )

A. 原发性高血压 　　　　　B. 冠心病

C. 恶性肿瘤 　　　　　　　D. 消化性溃疡

E. 糖尿病

三、填空题

1. 心理应激过程分为四个部分：_____、_____、_____、_____。

2. 心理应激反应包括_____、_____、_____、_____。

3. 糖尿病的综合治疗"五架马车"包括_____、_____、_____、_____、_____。

4. 原发性高血压的心理社会因素有：_____、_____、_____。

四、名词解释

1. 心理应激 　　2. 应对 　　3. 心理防御机制

五、问答题

1. 应激源的分类有哪些？

2. 简述心理应激对健康的影响。

（王 霞）

第五章　临床心理评估

![学习目标图标] **学习目标**

【掌握】心理评估、心理测验的概念;SCL-90在护理工作中的应用。

【熟悉】常用的心理评估方法;实施心理评估的原则和注意事项;护理工作中常用的心理测验。

【了解】心理测验的分类;标准化心理测验的特征。

第一节　心理评估概述

一、心理评估的概念和作用

心理评估(psychological assessment)就是根据心理学的理论和方法,对个体某一心理现象做全面、系统和深入的客观描述。这与医生根据患者的症状、体征和实验室检查结果对患者所做的临床诊断很相似。在临床护理中运用心理评估可以对有心理问题的患者做出心理方面的判断、鉴别,可为心理护理提供依据,这对做好心理护理工作和评价心理护理效果至关重要。目前,心理评估在教育学、人力资源管理等方面也同样有十分广泛的用途。

二、心理评估在护理工作中的作用

心理评估是心理护理程序的第一步。护理人员在为患者做出心理护理计划之前,首先要评估患者所存在的心理问题。专业的心理评估,可确定患者的心理问题,确保心理护理的科学性、有效性,也是推进临床心理护理工作向纵深发展需要尽快解决的问题。

1. 增强心理护理工作的有效性和针对性

首先,心理评估为心理护理诊断、制订护理计划提供客观依据;其次,对于心理护理效果的评价,借助心理评估工具,可以得到量化的数据,从而对心理护理措施的施行是否有效做出准确的判定。

2. 增强对心身疾病的把握性

基于目前对于心身疾病的研究,患者在发病之前以及发病过程中都会出现不同程度的心理问题。运用心理评估的方法,就可以对这些心理问题进行把握和了解。通过心理评估掌握患者的心理状态及动态的变化,这对于做好心理护理工作是至关重要的,也是预防和治疗心身疾病的一个重要方面。

3. 增强心理护理工作的宣教与指导性

运用心理评估可以了解不同患者的心理问题,以便对患者进行目标性的心理卫生方面的教育与指导。同时,有效的心理护理评估可以探寻患者心理问题的根源,对患者的心理治疗有一定的指导作用。

4. 增强心理护理工作的科研性

心理评估是心理护理科研课题中不可缺少的方法之一。有些心理评估采用的是量化的手段,并且严格按照科学研究的统计学方法要求进行分析,因此,现阶段临床护理研究论文中,都基本采用了心理测验和评定量表等心理评估方法,对提高心理护理的科研水平起到了重要的作用。

三、护理人员实施心理评估的原则和注意事项

(一)护理人员实施心理评估的原则

心理评估的原则是开展心理评估工作的最基本要求和指导思想。一般心理评估应该遵循以下七个基本原则。

1. 客观性原则

在心理评估过程中要遵循实事求是的态度,依据患者的客观心理事实,运用科学的方法,对其心理问题进行科学的评估,杜绝主观臆断,更不允许猜测虚构。客观性是心理评估的最基本原则。

2. 指导性原则

对患者的心理问题做出评估后,对其存在的心理问题给予有针对性的指导,从而更好地促进其心理问题的解决和心理的健康发展。心理评估是心理护理的一个基本环节,它最终以促进患者的心理健康发展为宗旨,因此应将心理评估与心理教育相结合,根据患者不同的心理问题,采用相应的指导方法。

3. 动态性原则

患者的心理活动除随着疾病进程而波动外,还可受诊疗手段、医院环境、自身人格特征等影响,随时都会发生变化。护理人员要运用变化、发展的观点对患者的心理问题做动态的考察,把握其心理发展的轨迹和外部影响的脉络,防止僵化的评估模式对心理护理工作的干扰。

4. 整体性原则

在心理评估过程中,护理人员要运用系统观点对患者的心理现象及影响因素之间的相互关系进行整合研究,同时还要对患者的心理问题进行多层次、多水平的系统分析,才能从整体上把握患者的心理状况。

5. 综合性原则

在心理评估中除运用心理学的方法和技术外,还要根据需要结合运用多种学科的方法和技术以取得最佳的评估结果。心理评估不同于医学评估,其复杂性决定了它是一种多层次、多水平的评估。因此,综合性原则就是在进行心理评估时,可以博采众长、取长补短,全面提高心理评估的水平与质量。

6. 保密性原则

对患者心理资料进行保密,是护理人员最基本的道德水准和从事评估的最基本要求,是鼓励患者提供真实资料的基础,也是对患者人格与隐私权的最大尊重。护理人员不得将患者的心理资料向无关人员泄漏或作为平时同事之间议论的话题。

7. 循序渐进原则

护理人员在实施心理评估工作时,应该从患者最初表现的心理问题出发,然后随着护患关

系的加深,信任度增加,再进一步挖掘深层次的心理问题,不要一开始就从心理问题的根源入手,这样往往会遭到患者的抵触。

(二)护理人员实施心理评估的要求与注意事项

心理评估是一项专业性极强的工作,这是由于心理现象是世界上最复杂的现象,同时心理评估也很容易受到主观因素的影响,因此,要做好心理评估,对护理人员的技术和心理素质都提出了较高的要求。

1. 对心理评估人员的要求

(1)理论知识与操作技能方面 要求护理人员对心理学及其与健康和疾病相关的知识有系统的、全面的、深入的了解,熟练掌握心理评估的理论和操作技能,要有丰富的与各种年龄、教育水平、职业性质、社会地位及患各种疾病的人沟通的经验。

(2)心理素质方面 要求护理人员本身具备健康的人格,乐于并善于与人交往,有良好的沟通能力,具有接纳性等。如果不具备这些基本的心理素质,便很难与患者建立良好、和睦的关系,从而影响心理评估的实施,甚至得到错误的评估结果。

(3)职业道德方面 心理评估工作首先涉及患者的切身利益(个体生存发展和健康问题),有时还存在一些法律问题(如司法鉴定),因此,在评估过程中选择何种心理评估方法、如何实施等均需要严肃认真的态度,分析评估结果、做出评估结论需要特别慎重,要注意避免主观歪曲和客观偏差。

2. 实施心理评估的注意事项

(1)取得患者的信任 心理评估必须取得患者的充分合作。在实施心理评估的时候,首先要确认的就是患者是否对实施评估的护理人员完全信任,或者至少是建立在基本信任的基础之上的。评估人员应该尽其所能让患者了解心理评估的积极意义,避免患者对评估产生误解,这样才能保证评估结果真实、可靠。

(2)保护患者的利益 在对患者进行心理评估的时候,必然会涉及个人的一些隐私,评估人员必须严格遵守心理评估的职业道德,妥善保管好患者的个人资料,不能随便与其他人谈论患者的心理问题,更不能将患者的心理问题当作话题传播,以免对患者造成医源性伤害。

(3)管理好心理测试工具 运用心理测试量表进行评估必须管理好测量工具,只有经过专业培训的人员才能使用并进行解释,不得向无关人员泄露测验内容。如果被一些好奇者拿去给其他人做"心理测试",且不能科学地解释结果的话,可能会造成不可预见性的心理创伤。同时可能加大再次测试结果的误差。

(4)对时间和环境的严格要求 运用心理测试进行评估,需要一个安静、安全的环境,并且严格遵守心理测试的时间与其他要求,只有这样才能达到心理测试的科学性与真实性。

四、心理评估的常用方法

(一)调查法

调查法包括历史调查和现状调查两个方面。历史调查主要包括档案、文献资料和向了解被评估者过去经历的人调查等内容。现状调查主要围绕与当前问题有关的内容进行。调查对象包括被评估者本人及其周围的"知情人",如同学、同事、父母、亲友、老师、领导、兄弟姐妹。调查方式除一般询问外,还可采用调查表(问卷)的形式进行。调查法的优点是可以结合纵向与横向两个方面的内容,广泛而全面。不足之处是调查常常是间接性的评估,材料的真实性容易受被调查者主观因素的影响。

(二)观察法

观察法是通过对被评估者行为表现直接或间接(通过摄录像设备)的观察或观测而进行心理评估的一种方法。观察法分为自然观察法与控制观察法两种形式。前者指在自然情境中(如家庭、学校、幼儿园或工作环境)被评估者的行为不受观察者干扰,按照其本来的方式和目的进行活动所得到的观察。后者指让被评估者在经过预先设置的情境中活动所进行的观察。观察法的优点是材料比较真实和客观。不足之处是观察法得到的只是外显行为,不易重复。观察结果的有效性还取决于观察者的洞察能力、分析综合能力等。

(三)会谈法

会谈法也称"交谈法""晤谈法"等。其基本形式是一种面对面的语言交流,也是心理评估中最常用的一种基本方法。会谈的形式包括自由式会谈和结构式会谈两种。前者的谈话是开放式的,气氛比较轻松。被评估者较少受到约束,可以自由地表现自己。后者根据特定目的预先设定好一定的结构和程序,谈话内容有所限定,效率较高。

会谈是一种互动的过程。在会谈中评估者起着主导和决定的作用。因此,评估者掌握和正确使用会谈技术是十分重要的。会谈技术包括言语沟通和非言语沟通(如表情、姿态等)两个方面。在言语沟通中,包含了听与说。听有时比说更重要。耐心地倾听被评估者的表述,抓住问题的每一细节,综合分析和判断是对评估者的基本要求。听的过程同时也是观察的过程。说也有许多技巧,如重述、释义、澄清、概括、神入。在非言语沟通中,可以通过微笑、点头、注视、身体前倾等表情和姿势表达对被评估者的接受、肯定、关注、鼓励等思想感情,促进被评估者的合作,启发和引导他(她),将问题引向深入。

(四)作品分析法

作品分析法也称产品分析法。所谓"作品"指被评估者所做的日记、书信、图画、工艺等文化性的创作,也包括了患者生活和劳动过程中所做的事或所出的产品。通过分析这些作品(产品)可以有效地评估其心理水平和心理状态,作品(产品)还可以作为客观依据留存。

(五)心理测验法

心理测验法是指在标准情境下对个体的行为样本进行客观分析和描述的一类方法。在心理评估中,心理测验占有十分重要的地位。因为心理测验可对心理现象的某些特定方面进行系统评定,并且心理测验一般采用标准化、数量化的方法,所得到的结果可以参照常模进行比较,避免了一些主观因素的影响。

第二节　心理测验在护理工作中的应用

一、心理测验概述

(一)心理测验的概念

心理测验(psychological test)是在标准情境下,对个体行为样本进行客观分析和描述的一种方法。它运用心理学的原理和技术,对人的心理现象或行为进行量化测定,从而确定心理现象在性质和程度上的差异。心理测验广泛应用于心理学、医学、教育、法学等各个领域。在医学领域主要应用心理测验对患者的心理问题进行评判。

(二)心理测验的分类

1. 按测验的目的和功能分类

(1)智力测验　智力测验以测量智力为目的。常用的有韦克斯勒成人与儿童智力量表、比奈-西蒙智力量表、丹佛发育筛选测验(DDST)等。临床上主要用于儿童智力发育情况的鉴定及脑器质性病变的诊断参考,还可用于某些精神疾病的诊断参考及特殊教育或职业选择时的参考。

(2)人格测验　人格测验以测验人格特点、人格倾向为目的。常用的量表有明尼苏达多相人格调查表(MMPI)、艾森克人格问卷(EPQ)、罗夏墨迹测验及主题统觉测验(TAT)等。这些测验目前在临床上多用于心理障碍患者的诊断和病情预后的参考,也可用于科研和心理咨询对人格的评定。

(3)特殊能力测验　特殊能力测验是检查人的特种技能,如绘画、音乐、手工技巧等特殊能力。多为升学、职业指导及一些特殊工作人员筛选所用。这类测验在临床上应用较少。

(4)神经心理学测验　神经心理学测验主要用于评估正常人和脑损伤患者脑功能状态的心理测验,在脑功能的诊断及脑损伤的康复与疗效评估方面发挥重要的作用。

(5)临床评定量表　临床评定量表是临床心理评估的常用方法。大多评定量表具有条目简单、内容较全面客观、易于量化、易进行比较等特点。临床评定量表种类繁多,形式多样,常见的临床评定量表如症状自评量表、抑郁量表和焦虑量表等。

2. 按测验材料的性质分类

(1)文字测验　测验的项目材料和回答的问题都是用文字表达(口头语言或书面语言)。这类测验实施方便,团体测验多采用此种方式编制。韦氏智力测验中的常识、算术、词汇、领悟等分测验均属此类,这类测验还有 MMPI、EPQ 等。

(2)非文字测验　非文字测验又称操作测验。测验题目多属于对图形、实物、工具、模型的辨认和操作,无须使用言语作答,所以不受文化因素的限制,可用于学龄前儿童和不识字的成人。如罗夏测验、瑞文测验以及韦克斯勒儿童和成人智力量表中的操作量表部分均属于非文字测验。

3. 按测验的方法分类

(1)问卷法　问卷法多采用结构式问卷的方式,让被试者以"是"或"否",或在有限的几个选择上做出回答,以便于统计处理。人格问卷中多采用这种方法,如 EPQ、16PF(卡特尔 16 种人格因素量表)。

(2)操作法　操作法是非文字的,让被试者按操作方式完成有关测试内容,主要适用于婴幼儿及文化水平所限制的被试者,如测量感知觉和运动的测验。

(3)投射法　被试者根据自己的理解和感受对一些意义不明确的图像、墨迹等做出回答,借以诱导被试者的经验、情绪或内心冲突,如罗夏墨迹测验。

4. 按测验的组织方式分类

(1)个别测验　个别测验指在每次测验过程中是以一对一形式来进行的,即一次一个被试者。这是临床上最常用的心理测验形式,如韦氏智力测验、比奈-西蒙智力量表。其优点在于主试者对被试者的言语、情绪状态可进行仔细的观察,并且有充分的机会与被试者合作,所以其结果正确可靠。缺点是时间不经济,不能在短时间内收集到大量的资料,而且测验方法复杂。

(2)团体测验 团体测验指每次测验过程中由一个或多个主试者对较多的被试者同时实施测验。这类测验的优点在于时间经济,其缺点是主试者对被试者的行为不能做切实的控制,所得结果不及个别测验正确可靠,所以在临床上很少使用。如艾森克个性问卷多适用于团体测验。

(三)标准化心理测验的特征

1. 常模

常模(norm)是一种可供比较的标准量数。通常有如下几种。

(1)均数 均数是常模的一种普通形式。某一受试者所测成绩(粗分,或称原始分)与标准化样本的平均数相比较时,才能确定其成绩的高低。

(2)标准分 均数所说明的问题是有限的。只看均数,不注意分散情况,所得受试者的信息非常有限。如用标准分作为常模,便可提供更多的信息。标准分能说明受试者的测验成绩在标准化样本的成绩分布图上居何位置。

(3)T分 T分常模是标准分衍化出来的另一种常用常模。如MMPI便采用此种常模。

(4)百分位 这是另一类常用常模,比标准分应用得早,且更通用。它的优点是不需要统计学的要领便可理解。习惯上将成绩差的排列在下,好的在上,计算出样本分数的各百分位范围。将受试者的成绩与常模相比较。

(5)划界分(cut off score) 在筛选测验中常用此常模。在临床神经心理测验中,将正常人与脑病患者的测验成绩比较,设立划界分,用这个分数划分有无脑损害。

(6)比率(或商数) 这一类常模也较常用。如神经心理测验中的损伤指数就是一种比率常模形式。

2. 信度

心理测验的信度(reliability)是指同一受试者在不同时间用同一测验(或用另一套相等的测验)重复测验,所得结果的一致性程度。信度用系数(coefficient)来表示。一般来说,系数越大,说明一致性高,测得的分数可靠;反之则相反。信度的高低与测验性质有关。凡标准化的测验手册,都需要说明本测验用各种方法所测得的信度。考验信度通常有如下方法。

(1)重测信度 同一组受试者在两次不同时间做同一套测验所得结果的相关性检验。

(2)正副本相关 有的测验同时编制了平行的正副本,将同一组受试的两套测验结果进行相关性检验。

(3)分半信度 将一套测验的各项目(要求按难度为序)按奇、偶数分成两半,对所测结果进行相关性检验。

3. 效度

所谓效度(validity)即测验的有效性,是测验可以测查到所要测查的对象的性质和程度。效度检查有多种方法,一般采用校标(criterion)效度、内容(content)效度和结构(construct)效度三类。

(1)校标效度 校标效度指将测验结果与某一标准行为进行相关检查。如智力测验与学习成绩、诊断测验与临床诊断进行相关检查等均属此类。

（2）内容效度　内容效度指测验反映所测量内容的程度。如算术成就测验应反映受试者运算能力的程度。测验与之相关的标准，如老师的评定、日常生活或工作中所表现的能力。

（3）结构效度　结构效度反映编制此测验所依据理论的程度。如编制一个智力测验必定依据有关智力的理论。该测验所反映智力的程度，可用结构效度来检验。

4. 标准化

标准化指心理测验的施测方法、记分方法、标准结果的换算法等都要按一定的规定进行，须符合标准测验的条件。

二、临床护理工作中常用的心理测验

（一）智力测验

智力测验是评估个人一般能力的方法，它是根据有关智力概念和智力理论经标准化过程编制而成。智力测验在临床上用途很广，不仅在研究智力水平方面，而且在研究其他病理情况（如神经心理）时都是不可缺少的工具。临床上多用个别智力测验，教育和某些研究也用团体智力测验。

1. 智力商数

智力商数（intelligence quotient，IQ）即智商，是智力测验结果的量化单位，用来衡量个体智力发展水平，有两种算法：比率智商和离差智商。

（1）比率智商　比率智商计算方法为：$IQ = MA/CA \times 100$（MA 为智龄，指智力所达到的年龄水平，即在智力测验上取得的成绩；CA 为实龄，指测验时的实际年龄；设定 MA 与 CA 相等时为 100）。例如，某儿童智力测验的 MA 为 10，而他的 CA 为 8，那么他的 IQ 为 125，说明该儿童比同龄儿童的平均能力高。如果 MA 为 9，CA 为 10，IQ 为 90，说明该儿童比同龄儿童平均能力低。比率智商有一定局限性，它是建立在智力水平与年龄成正比的基础上，实际上智力发展到一定年龄后稳定在一定水平，呈平台状态，此后随着年龄增加，智力便开始下降。因此，比率智商适用最高实际年龄限制在 15 岁或者 16 岁。

（2）离差智商　离差智商是用统计学的标准分概念来计算智商，表示被试者的成绩偏离同年龄组平均成绩的距离（以标准差为单位），每个年龄组 IQ 均值为 100，标准差为 15。计算公式为 $IQ = 100 + 15(X - M)/SD$。公式中 X 为被试者的测验分数，M 为被试者所在年龄组的平均分数，SD 为被试者所在年龄组的测验分数的标准差，$(X - M)/SD$ 是标准分（Z）计算公式。离差智商实际上不是一个商数，当被试者得到的 IQ 为 100 时，表示他的智力水平恰好处于平均位置。如 IQ 为 115，则高于平均智力的一个标准差，为中上智力水平；IQ 是 85，则表示低于平均智力的一个标准差，为中下智力水平。离差智商克服了比率智商计算受年龄限制的缺点，已成为通用的智商计算方法。

2. 常用的智力测验

（1）韦氏智力量表　韦氏智力量表是目前世界上使用最广泛的智力评估测验，是美国心理学家韦克斯勒编制的一系列用于不同年龄人群的智力量表，分别为韦氏成人智力量表（WAIS）及其修订本（WAIS-R），适用于 16～74 岁；韦氏儿童智力量表（WISC）及其修订本（WISC-R 和 WISC-Ⅲ），适用于 6～16 岁；韦氏学龄前儿童智力量表（WPPSI）及其修订本

(WPPSI-R),适用于3～6.5岁。三个智力量表均为个别测验,各自独立又相互连接。韦氏成人智力测验是韦氏智力量表中的一部分。龚耀先于1981年主持修订WAIS(1955年版),称为中国修订韦氏成人智力量表(WAIS-RC)。WAIS-RC分城市式和农村式。两式项目数相同,记分标准也相同。一是较长时间生活、学习或工作在县属集镇以上的人口,适用城市式。二是长期生活、学习或工作在农村的人口采用农村式。

韦克斯勒智力量表包括言语和操作两个分量表,其中言语分量表由6个分测验组成,操作分量表由5个分测验组成。

言语量表分测验的名称及内容如下。①知识:由一些常识(包括历史、天文、地理、文学、自然等)组成,可测量知识及兴趣范围和长时记忆等能力。②领悟:由一些有关社会价值观念、社会习俗和法规理由等问题所组成,可测量对社会的适应程度,尤其是对伦理道德的判断能力。③算术:由一些心算题组成。测量对数的概念、数的操作能力(加减乘除),同时可测量注意力、解决问题的能力。④相似性:找出两物(名词)的共同性,测量抽象概括能力。⑤背数(数字广度):分顺背数和倒背数两种。测量短时记忆和注意力。⑥词汇:给一些词下定义,测量被试者词语理解和表达能力。

操作量表分测验的名称及内容如下。①数字符号(译码):1～9个数字下面有相应的规定符号,要求被试者按此规定在一些数字下面填所缺的符号。测量手-眼协调、注意集中能力和操作速度。②填图:有一系列图片,每张图缺少一个最重要的部分,要求指出所缺部分的名称和所在部位。测量视觉辨别能力,对组成物体要素的认识能力,以及扫视后迅速抓住缺点的能力。③积木图案:用红白两色的立方体木块复制平面图案。测量空间知觉、视觉分析综合能力。④图片排列:调整一些散乱图片的顺序使之成为有意义的故事。测量逻辑联想、部分与整体的关系以及思维灵活性。⑤图形拼凑:测量处理局部和整体关系的能力以及想象力、视觉-运动协调能力等。将一物品分割成碎片呈现给被试者,要求其在规定的时间内将碎片复原。

(2)比奈-西蒙智力量表 比奈-西蒙智力量表是由法国心理学家比奈首创的一种测量人类智力的标准工具。由比奈和西蒙合作制定。比奈-西蒙智力量表传到美国后,由美国斯坦福大学教授推孟(L. M. Terman)于1916年进行了第一次修订,称为斯坦福-比奈量表。以后经过1937年和1960年两次修订,1972年推出新的常模,1985年又以更具代表性的被试和试题取样进一步修订常模,使其成为当今很有影响力的智力测验,是很多智力测验的检验标准。该量表的突出贡献在于使用比率智商和离差智商来衡量个体的智力水平。

1916年量表共90个项目,其中54个是比奈-西蒙智力量表中原有的,36个是新编的,可测验12个年龄组(3至14岁组),普通成人组和优秀成人组。其中除12岁组有8个测验项目外,其他各年龄组有6个测验项目。这个量表的最大优点之一在于用智力商数(IQ)代替智力年龄表示智力水平。1937年修订本由难度、信度和效度均相同的称为L和M的两个等值量表构成,每个量表有129个测验项目可替换使用。这个量表适用于2岁至成人的被试,是当时最好的智力量表。1960年,推孟将1937年的L和M两个量表合二为一,成为单一量表(LM),可适用于2岁以上直至成人的20个年龄组的个别测验。测验包括定义、语文类推、适应问题、算术问题、记忆、一般知识、发现谬误、图画失全、空间问题和理解等项目。这个测验的优点之一是用离差智商代替比率智商来衡量智商的高低,1972年的常模是根据来自不同地理环境、不同经济水平、不同民族的20万儿童测验结果制定的,因而具有很强的科学性。

（二）人格测验

不同的心理学流派对人格有不同的定义,并根据各自的人格理论编制了种类繁多的人格测验。比较常用的人格测验有以下几种。

1. 明尼苏达多相人格调查表

明尼苏达多相人格调查表(简称 MMPI)于 1940 年编制而成,最初是想编制一套对精神病有鉴别作用的辅助调查表,后来发展为人格测验。该量表问世以来,应用非常广泛,在美国出版的第 9 版《心理测验年鉴》(1985 年)中为最常用的人格测验。1989 年完成了 MMPI 的修订工作,称 MMPI-2。我国宋维真等人完成了 MMPI 修订工作,并制订了全国常模,MMPI-2 目前已引入我国。MMPI 适用于 16 岁以上至少有 6 年以上教育年限者,MMPI-2 提供了成人和青少年常模,可用于 13 岁以上青少年和成人。既可个别施测,又可团体测查。MMPI 共有 566 个自我陈述形式的题目,其中 1~399 题是与临床有关的,其他属于一些研究量表,题目内容范围很广,包括身体各方面的情况、精神状态、家庭、婚姻、宗教、政治、法律、社会等方面的态度和看法。被试者根据自己的实际情况对每个题目做出"是"与"否"的回答,若确定不能判定则不回答。根据患者的回答情况进行量化分析,也可做出人格剖面图。除了手工分析方法,现在还出现了多种计算机辅助分析和解释系统。

MMPI 共有 14 个分量表,包括 4 个效度量表和 10 个临床量表。

(1)效度量表 ①无回答(Q 或?):被试者不能回答的题目数,如超过 30 个题目以上,测验结果不可靠。②掩饰(L):测量被试者对该调查的态度。高分反映防御、天真、思想单纯等。③效度(F):测量任意回答倾向。高分表示任意回答、诈病或确系偏执。④校正分(K):测量过分防御或不现实倾向。高分表示被试者对测验持防卫态度。

正常人群中回答是或否的机遇大致为 50/50,只有在故意装好或装坏时才会出现偏向。因此对一些量表(Hs、Pd、Pt、Sc、Ma)加一定的 K 分,以校正这种倾向。

(2)临床量表 ①疑病量表(Hs):测量被试者疑病倾向及对身体健康的不正常关心。高分表示被试者有许多身体上的不适、不愉快、自我中心、敌意、需求、寻求注意等。②抑郁量表(D):测量情绪低落、焦虑问题。高分表示情绪低落,缺乏自信,有自杀观念,有轻度焦虑和激动。③癔症量表(Hy):测量被试者对心身症状的关注和敏感,自我中心等特点。高分反映被试者自我中心、自大、自私、期待别人给予更多的注意和爱抚,对人的关系是肤浅、幼稚的。④精神病态性偏倚量表(Pd):测量被试者的社会行为偏离特点。高分反映被试者脱离一般社会道德规范,无视社会习俗,社会适应差,冲动敌意,具有攻击性倾向。⑤男子气或女子气量表(Mf):测量男子女性化、女子男性化倾向。男性高分反映敏感、爱美、被动等女性倾向,女性高分反映粗鲁、好攻击、自信、缺乏情感、不敏感等男性化倾向。⑥妄想量表(Pa):测量被试者是否具有病理性思维。高分提示被试者常表现多疑、过分敏感,甚至有妄想存在,平时的思维方式就容易指责别人而很少内疚,有时可表现为强词夺理、敌意、愤怒,甚至侵犯他人。⑦精神衰弱量表(Pt):测量精神衰弱、强迫、恐怖或焦虑等神经症特点。高分提示有强迫观念、严重焦虑、高度紧张、恐怖等反应。⑧精神分裂症量表(Sc):测量思维异常和古怪行为等精神分裂症的一系列临床特点。高分提示被试者行为退缩,思维古怪,可能存在幻觉妄想,情感不稳。⑨躁狂症量表(Ma):测量情绪紧张、过度兴奋、夸大、易激惹等轻躁狂症的特点。高分反映被试者联想过多过快,夸大而情绪高昂,易激惹,活动过多,精力过分充沛,乐观,无拘束等特点。

⑩社会内向量表(Si):测量社会化倾向。高分提示被试者性格内向,胆小退缩,不善社交活动,过分自我控制等;低分反映外向。

MMPI 应用十分广泛,主要用于病理心理的研究。在精神医学领域主要用于协助临床诊断,在心身医学领域用于多种心身疾病如冠心病、癌症等患者的人格特征研究,在行为医学领域用于行为障碍的人格特征研究,在心理咨询和心理治疗中也可用 MMPI 评估来访者的人格特点及心理治疗效果评价等。但 MMPI 实施起来较费时,尤其是对患者更为困难,往往要分段实施。

2. 艾森克人格问卷

艾森克人格问卷(EPQ)是由英国 H. J. Eysenck 根据其人格三个维度的理论,于 1975 年在 1952 年和 1964 年两个版本基础上增加而成,在国际上被广泛应用。EPQ 成人问卷适用于测查 16 岁以上的成人,儿童问卷适用于 7~15 岁儿童。国外 EPQ 儿童问卷有 97 项,成人 101 项;我国龚耀先的修订本成人和儿童均为 88 项;陈仲庚修订本成人有 85 项。EPQ 由三个人格维度和一个效度量表组成。

(1)E 量表(内-外向维度) E 分高者,具有外向特质,表现为喜好社交、易冲动、渴望刺激和冒险、有较强的进取精神甚至攻击性;E 分低者,安静、深沉、内省、喜欢独处、工作生活有规律。

(2)N 量表(神经质维度) N 量表又称情绪维度,反映的是正常行为。N 分高者,表现为情绪不稳定、高度紧张、焦虑、对各种刺激反应过分甚至出现不理智行为;N 分低者,表现为情绪缓慢、性情温和、不易焦虑。

(3)P 量表(精神质维度) P 量表是一种单项维度。P 分高者,成人表现为孤独、漠不关心、敌意、喜欢寻衅闹事;儿童表现为缺乏是非感、对人仇视、喜欢搞恶作剧。

(4)L 量表(掩饰性) L 量表测量掩饰、说谎。分数越高说明被试掩饰程度越高,这样将使测量结果失去真实性。

EPQ 结果采用标准 T 分表示,根据各维度 T 分高低判断人格倾向和特征。还将 N 维度和 E 维度组合,进一步分出外向稳定(多血质)、外向不稳定(胆汁质)、内向稳定(黏液质)、内向不稳定(抑郁质)四种人格特征,各型之间还有移行型。由于 EPQ 具有较高的信度和效度,其所测得的结果可同时得到多种实验心理学研究的印证,因此它也是验证人格维度理论的根据。在我国,艾森克测验由陈仲庚等于 1981 年修订。EPQ 为自陈量表,实施方便,有时也可用于团体测验,在我国是临床应用最为广泛的人格测量。

3. 卡特尔十六种人格因素测验

雷蒙德·卡特尔(R. B. Cattell)受化学元素周期表的启发,用因素分析法对人格特质进行了分析,提出了基于人格特质的一个理论模型。模型分成四层:个别特质和共同特质;表面特质和根源特质;体质特质和环境特质;动力特质、能力特质和气质特质。卡特尔十六种人格因素测验(16PF)是测量人们十六种基本的性格特质,这些特质是影响我们工作、生活和学习的最基本因素。

十六种人格因素是各自独立的,相互之间的相关度极小,每一种因素的测量都能使被试某一方面的人格特征有清晰而独特的认识,更能对被试人格的十六种不同因素的组合做出综合性的了解,从而全面评价其整个人格。

十六种人格因素以及八种次级因素的含义如下。

因素 A——乐群性 低分特征:缄默,孤独,冷漠。高分特征:外向,热情,乐群。

因素 B——聪慧性 低分特征:思想迟钝,学识浅薄,抽象思考能力弱。高分特征:聪明,富有才识,善于抽象思考,学习能力强,思考敏捷正确。

因素 C——稳定性 低分特征:情绪激动,易生烦恼,心神动摇不定,易受环境支配。高分特征:情绪稳定而成熟,能面对现实。

因素 E——恃强性 低分特征:谦逊,顺从,通融,恭顺。高分特征:好强固执,独立积极。

因素 F——兴奋性 低分特征:严肃,审慎,冷静,寡言。高分特征:轻松兴奋,随遇而安。

因素 G——有恒性 低分特征:苟且敷衍,缺乏奉公守法的精神。高分特征:有恒负责,做事尽职。

因素 H——敢为性 低分特征:畏怯退缩,缺乏自信心。高分特征:冒险敢为,少有顾忌。

因素 I——敏感性 低分特征:理智的,着重现实,自恃其力。高分特征:敏感,感情用事。

因素 L——怀疑性 低分特征:依赖随和,易与人相处。高分特征:怀疑,刚愎,固执己见。

因素 M——幻想性 低分特征:现实,合乎成规,力求妥善合理。高分特征:幻想的,狂放不羁。

因素 N——世故性 低分特征:坦白,直率,天真。高分特征:精明能干,世故。

因素 O——忧虑性 低分特征:安详,沉着,有自信心。高分特征:忧虑抑郁,烦恼自扰。

因素 Q1——实验性 低分特征:保守的,尊重传统观念与行为标准。高分特征:自由的,批评激进,不拘泥于现实。

因素 Q2——独立性 低分特征:依赖,随群附众。高分特征:自立自强,当机立断。

因素 Q3——自律性 低分特征:矛盾冲突,不顾大体。高分特征:知己知彼,自律谨严。

因素 Q4——紧张性 低分特征:心平气和,闲散宁静。高分特征:紧张困扰,激动挣扎。

本测验在国际上颇有影响,具有较高的效度和信度,广泛应用于人格测评、人才选拔、心理咨询和职业咨询等工作领域。该测验已于 1979 年引入国内并由专业机构修订为中文版。

4. 投射测验

人格的投射测验主要是临床心理学家根据处理情绪困扰者的经验而发展出来的。所谓投射测验(projective test)就是向被试者呈现模棱两可的刺激材料(如墨迹或不明确的人物图片),要求被试者解释其知觉,让他在不知不觉中将其情感、态度、愿望、思想等投射出来。最有名的人格投射测验是罗夏墨迹测验和主题统觉测验。

(1)罗夏墨迹测验(Rorschach inkblot test) 罗夏墨迹测验由瑞士精神病学家罗夏(H. Rorschach)于 1921 年编制。它由 10 张对称的不同墨迹图组成,其中 5 张为黑白图片,墨迹的深浅不一;2 张黑色加红色的墨迹图片;另外 3 张为彩色的墨迹图片。首先主试者让被试者一次看一张墨迹卡,并描述他看到了什么。然后主试者让被试者再看一次图片,并询问与其当初反应有关的特定问题。在测试过程中,主试者同时观察被试者的行为,记录其动作与表情、对某个墨迹图的特殊反应,以及一般的态度。

(2)主题统觉测验(thematic apperception test,TAT) 主题统觉测验是由美国心理学家默里和摩根(Murray & Morgan)于 1935 年编制的。默里和摩根认为需要有时是外显的,有时是内隐的,主题统觉测验测量的是个人的内隐需要。这套测验共有19张内容暧昧的图片,另有1张空白卡片。图片的暧昧之处在于它所描绘的事件可以有好几种解释方式。施测时,要求被试者去构建一个和图片中的人物有关的故事,描述导致图片中所示情境的原因是什么,人物正感受到怎样的情绪,以及可能有怎样的结局。心理学家在解释这些故事时会考虑下列因素:所涉及的人际关系的性质,人物的动机,以及这些人物所显露出的现实感。

(三)临床评定量表

临床评定量表是临床心理评估和研究的常用方法,包括反映心理健康状况的症状评定量表,与心理应激有关的生活事件量表、应对方式量表和社会支持量表等。评定量表具有数量化、客观、可比较和简便易用等特点。

1.90项症状自评量表(SCL-90)

SCL-90由90个反映常见心理症状的项目组成。从中分出10个症状因子,用于反映有无各种心理症状及其严重程度。每个项目后按"没有、很轻、中等、偏重、严重"等级以1~5(或0~4)5级选择评分,由被试者根据自己最近情况和体会对各项目选择恰当的评分。

总分:将所有项目评分相加,即得到的总分。阳性项目数:大于或等于2(或1)的项目数。因子分:将各因子的项目评分相加得因子粗分,再将因子粗分除以因子项目数,即得到因子分。根据总分、阳性项目数、因子分等评分结果情况,判定是否有阳性症状、心理障碍,或是否需进一步检查。因子分越高,反映症状越多,障碍越明显(附表一)。

该量表的90个条目共分为10个分量表,即躯体化、强迫症状、人际关系敏感、抑郁、焦虑、敌对、恐怖、偏执、精神病性和其他。

(1)躯体化 条目包括1,4,12,27,40,42,48,49,52,53,56和58共12项。该因子主要反映主观的身体不适感。

(2)强迫症状 条目包括3,9,10,28,38,45,46,51,55和65共10项。该因子反映临床上的强迫症状群。

(3)人际关系敏感 条目包括6,21,34,36,37,41,61,69和73共9项。该因子主要指某些个人不自在感和自卑感,尤其是在与其他人相比较时更突出。

(4)抑郁 条目包括5,14,15,20,22,26,29,30,31,32,54,71和79共13项。该因子反映与临床上抑郁症状群相联系的广泛的概念。

(5)焦虑 条目包括2,17,23,33,39,57,72,78,80和86共10项。该因子指在临床上明显与焦虑症状群相联系的精神症状及体验。

(6)敌对 条目包括11,24,63,67,74和81共6项。该因子主要从思维、情感及行为三方面来反映患者的敌对表现。

(7)恐怖 条目包括13,25,47,50,70,75和82共7项。该因子与传统的恐怖状态或广场恐怖所反映的内容基本一致。

(8)偏执 条目包括8,18,43,68,76和83共6项。该因子主要是指猜疑和关系妄想等。

(9)精神病性 条目包括7,16,35,62,77,84,85,87,88和90共10项。其中,幻听、思维播散、被洞悉感等反映精神分裂样症状项目。

(10)其他 条目包括19,44,59,60,64,66及89共7项。该因子主要反映睡眠及饮食情况。

2. 抑郁自评量表

抑郁自评量表(SDS)由 20 个与抑郁症状有关的条目组成,用于反映有无抑郁症状及其严重程度。适用于有抑郁症状的成人,也可用于流行病学调查。

评分:每项问题后有 1～4 四级评分选择。①很少有该项症状;②有时有该项症状;③大部分时间有该项症状;④绝大部分时间有该项症状。但项目 2、5、6、11、12、14、16、17、18、20 为反向计分题,按 4～1 计分。由被试者按照量表说明进行自我评定,依次回答每个条目。

总分:将所有项目得分相加,即得到总分。总分超过 41 分可考虑筛查阳性,即可能有抑郁存在,需进一步检查。抑郁严重指数:抑郁严重指数＝总分/80。指数范围为 0.25～1.0,指数越高,反映抑郁程度越重(附表二)。

3. 焦虑自评量表

焦虑自评量表(SAS)由 20 个与焦虑症状有关的条目组成,用于反映有无焦虑症状及其严重程度。SAS 适用于有焦虑症状的成人,也可用于流行病学调查。

评分:每项问题后有 1～4 四级评分选择。①很少有该项症状;②有时有该项症状;③大部分时间有该项症状;④绝大部分时间有该项症状。但项目 5、9、13、17、19 为反向计分题,按 4～1 计分。由被试者按量表说明进行自我评定,依次回答每个条目。

总分:总分乘以 1.25,得到的整数部分为标准分,标准分超过 50 可考虑筛查。总分超过 40 分可考虑筛查阳性,即可能有焦虑存在,需进一步检查。分数越高,反映抑郁程度越重(附表三)。

4. 生活事件量表

国内外有多种生活事件量表。这里主要介绍由杨得森、张亚林编制的生活事件量表(life event scale,LES)。LES 由 48 条我国较常见的生活事件组成,包括三个方面的问题:家庭生活方面(28 条)、工作学习方面(13 条)、社交及其他方面(7 条),另外有 2 条空白项目,供填写被试者已经经历而表中并未列出的某些事件。

LES 是自评量表,由被试者自己填写。填写者须仔细阅读和领会指导语,然后逐条一一过目。根据调查者的要求,将某一时间范围内(通常为一年内)的事件记录。对于表上已列出但并未经历的事件也应注明"未经历",不留空白,以防遗漏。然后,由填写者根据自身的实际感受而不是按常理或伦理观念去判断那些经历过的事件对本人来说是好事或是坏事,影响程度如何,影响持续的时间有多久。影响程度分为 5 级,从毫无影响到影响极重分别计 0、1、2、3、4 分。影响持续时间分两个月内、半年内、一年内、一年以上共 4 个等级,分别计 1、2、3、4 分。

统计指标为生活事件刺激量,计算方法如下:

单项事件刺激量＝该事件影响程度分×该事件持续时间分×该事件发生次数

正性事件刺激量＝全部好事刺激量之和

负性事件刺激量＝全部坏事刺激量之和

生活事件总刺激量＝正性事件刺激量＋负性事件刺激量

生活事件总刺激量越高反映个体承受的精神压力越大。负性事件刺激量的分值越高对心身健康的影响越大;正性事件的意义尚待进一步的研究(附表四)。

附表一

90项症状自评量表(SCL-90)

说明:以下列出了有些人可能会有的问题,请仔细阅读每一条,然后根据最近一周内您的实际感觉或情况在各项目后的5个答案中进行选择。

题号	条目内容	没有	很轻	中等	偏重	严重
1	头痛					
2	神经过敏,心中不踏实					
3	头脑中有不必要的思想或字句盘旋					
4	头昏或昏倒					
5	对异性的兴趣减退					
6	对旁人责备求全					
7	感到别人能控制您的思想					
8	责怪别人制造麻烦					
9	忘性大					
10	担心自己的衣饰整齐及仪态的端正					
11	容易烦恼和激动					
12	胸痛					
13	害怕空旷的场所或街道					
14	感到自己的精力下降,活动减慢					
15	想结束自己的生命					
16	听到旁人听不到的声音					
17	发抖					
18	感到大多数人都不可信任					
19	胃口不好					
20	容易哭泣					
21	同异性相处时感到害羞不自在					
22	感到受骗、中了圈套或有人想抓住您					
23	无缘无故地突然感到害怕					
24	自己不能控制地大发脾气					
25	怕单独出门					
26	经常责怪自己					
27	腰痛					
28	感到难以完成任务					
29	感到孤独					
30	感到苦闷					

题号	条目内容	没有	很轻	中等	偏重	严重
31	过分担忧					
32	对事物不感兴趣					
33	感到害怕					
34	您的感情容易受到伤害					
35	旁人能知道您的私下想法					
36	感到别人不理解您、不同情您					
37	感到人们对您不友好,不喜欢您					
38	做事必须做得很慢以保证做得正确					
39	心跳得很厉害					
40	恶心或胃部不舒服					
41	感到比不上他人					
42	肌肉酸痛					
43	感到有人在监视您、谈论您					
44	难以入睡					
45	做事必须反复检查					
46	难以做出决定					
47	怕乘电车、公共汽车、地铁或火车					
48	呼吸有困难					
49	一阵阵发冷或发热					
50	因为感到害怕而避开某些东西、场合或活动					
51	脑子变空了					
52	身体发麻或刺痛					
53	喉咙有梗塞感					
54	感到前途没有希望					
55	不能集中注意					
56	感到身体的某一部分软弱无力					
57	感到紧张或容易紧张					
58	感到手或脚发重					
59	想到死亡的事					
60	吃得太多					
61	当别人看着您或谈论您时感到不自在					
62	有一些不属于您自己的想法					
63	有想打人或伤害他人的冲动					

续表

题号	条目内容	没有	很轻	中等	偏重	严重
64	醒得太早					
65	必须反复洗手、点数目或触摸某些东西					
66	睡得不稳不深					
67	有想摔坏或破坏东西的冲动					
68	有一些别人没有的想法或念头					
69	感到对别人神经过敏					
70	在商店或电影院等人多的地方感到不自在					
71	感到任何事情都很困难					
72	一阵阵恐惧或惊恐					
73	感到在公共场合吃东西很不舒服					
74	经常与人争论					
75	单独一人时神经很紧张					
76	别人对您的成绩没有做出恰当的评价					
77	即使和别人在一起也感到孤单					
78	感到坐立不安、心神不定					
79	感到自己没有什么价值					
80	感到熟悉的东西变成陌生或不像是真的					
81	大叫或摔东西					
82	害怕会在公共场所昏倒					
83	感到别人想占您的便宜					
84	为一些有关性的想法很苦恼					
85	您认为应该因为自己的过错而受到惩罚					
86	感到要赶快把事情做完					
87	感到自己的身体有严重问题					
88	从未感到和其他人很亲近					
89	感到自己有罪					
90	感到自己的脑子有毛病					

附表二

抑郁自评量表(SDS)

指导语:下面有 20 条文字,请仔细阅读每一条,把意思弄明白。然后根据您最近一星期的实际情况在每一条文字后的四个答案中进行选择。

1——很少有该项症状;2——有时有该项症状;3——大部分时间有该项症状;4——绝大部分时间有该项症状。

问题	1	2	3	4
1.我觉得闷闷不乐,情绪低沉				
2.我觉得一天之中早晨最好				
3.我一阵阵地哭出来或是想哭				
4.我晚上睡眠不好				
5.我吃东西和平时一样多				
6.我与异性接触时和以往一样感到愉快				
7.我发觉我的体重在下降				
8.我有便秘的苦恼				
9.我心跳比平时快				
10.我无缘无故感到疲乏				
11.我的头脑和平时一样清楚				
12.我觉得经常做的事情并没有困难				
13.我觉得不安而平静不下来				
14.我对将来抱有希望				
15.我比平常容易激动				
16.我觉得做出决定是容易的				
17.我觉得自己是个有用的人,有人需要我				
18.我的生活过得很有意思				
19.我认为如果我死了别人会生活得更好些				
20.平常感兴趣的事我仍然照样感兴趣				

附表三

焦虑自评量表(SAS)

指导语:下面有 20 条文字,请仔细阅读每一条,把意思弄明白。然后根据您最近一星期的实际情况在每一条文字后的四个答案中的一个打钩或画圈。

1——很少有该项症状;2——有时有该项症状;3——大部分时间有该项症状;4——绝大部分时间有该项症状。

问题	1	2	3	4
1.我感到比往常更加神经过敏和焦虑				
2.我无缘无故感到担心				
3.我容易心烦意乱或感到恐慌				
4.我感到我的身体好像被分成几块,支离破碎				
5.我感到事事都很顺利,不会有倒霉的事情发生				
6.我的四肢抖动和震颤				
7.我因头痛、颈痛和背痛而烦恼				
8.我感到无力且容易疲劳				
9.我感到很平静,能安静坐下来				
10.我感到我的心跳较快				
11.我因阵阵的眩晕而不舒服				
12.我有阵阵要昏倒的感觉				
13.我呼吸时进气和出气都不费力				
14.我的手指和脚趾感到麻木和刺痛				
15.我因胃痛和消化不良而苦恼				
16.我常常要小便				
17.我的手总是温暖而干燥				
18.我觉得脸发热发红				
19.我容易入睡,晚上休息很好				
20.我做噩梦				

附表四

生活事件量表(LES)

指导语:下面是每个人都有可能遇到的一些日常生活事件,究竟是好事还是坏事,可根据个人情况自行判断。这些事件可能对个人有精神上的影响(体验为紧张、压力、兴奋或苦恼等),影响的轻重程度是各不相同的,影响持续的时间也不一样。请您根据自己的情况,实事求是地回答下列问题,填表不记姓名,完全保密,请在最合适的答案上打钩。

生活事件名称	事件发生时间			性质		精神影响程度				影响持续时间			
	未发生	一年前	一年内	长期性	好事	坏事	无影响	轻度	中度	重度	极重	三个月内	半年内	一年内	一年以上
举例:房屋搬迁或订婚															
家庭有关问题															
1.恋爱或订婚															
2.恋爱失败、破裂															
3.结婚															
4.自己(爱人)怀孕															
5.自己(爱人)流产															
6.家庭增添新成员															
7.与爱人的父母不和															
8.夫妻感情不好															
9.夫妻分居															
10.性生活不满意或独身															
11.夫妻两地分居(工作需要)															
12.配偶一方有外遇															
13.夫妻重归于好															
14.超指标生育															
15.本人(爱人)做绝育手术															
16.配偶死亡															
17.离婚															
18.子女升学(就业)失败															
19.子女管教困难															
20.子女长期离家															
21.父母不和															
22.家庭经济困难															
23.欠债500元以上															
24.经济情况显著改善															

生活事件名称	事件发生时间				性质		精神影响程度					影响持续时间			
	未发生	一年前	一年内	长期性	好事	坏事	无影响	轻度	中度	重度	极重	三个月内	半年内	一年内	一年以上
25.家庭成员重病或重伤															
26.家庭成员死亡															
27.本人重病或重伤															
28.住房紧张															
工作学习中的问题															
29.待业、无业															
30.开始就业															
31.高考失败															
32.扣发奖金或罚款															
33.突出的个人成就															
34.晋升、提级															
35.对现职工作不满意															
36.工作学习中压力大（如成绩不好）															
37.与上级关系紧张															
38.与同事邻居不和															
39.第一次远走他乡															
40.生活规律重大变动（饮食睡眠规律改变）															
41.本人退休离休或未安排具体工作															
社交与其他问题															
42.好友重病或重伤															
43.好友死亡															
44.被人误会、错怪、诬告、议论															
45.介入民事法律纠纷															
46.被拘留、受审															
47.失窃、财产损失															
48.意外惊吓、发生事故、自然灾害															
如果您还经历过其他的生活事件请依次填写															
49.															
50.															

一、单项选择题

1. 心理评估常用的方法不包括（　　）

A. 观察法 　　　　　　　　　　B. 作品分析法

C. 调查法 　　　　　　　　　　D. 刺激实验法

E. 会谈法

2. 比奈-西蒙智力量表属于一种（　　）

A. 智力测验 　　　　　　　　　B. 人格测验

C. 神经心理测验 　　　　　　　D. 评定量表

E. 投射测验

3. 同一对象的几次测量中所得结果的一致性程度反映了该测验的（　　）

A. 效度 　　　　　　　　　　　B. 标准化

C. 信度 　　　　　　　　　　　D. 相关性

E. 常模

4. 下列哪项不属于护理人员实施心理评估的原则（　　）

A. 客观性原则 　　　　　　　　B. 整体性原则

C. 综合性原则 　　　　　　　　D. 便捷性原则

E. 保密性原则

二、多项选择题

1. 对于心理测验的认识，正确的观点是（　　）

A. 心理测验是对行为样本进行客观的标准化的测量

B. 心理测验的工具是保密的

C. 测验结果能准确无误地反映一个人的心理特征

D. 测验实施条件与程序应是统一的

E. 主试需要经过专业训练

2. 艾森克人格问卷包括以下几个维度（　　）

A. 神经质 　　　　　　　　　　B. 内外向

C. 掩饰 　　　　　　　　　　　D. 精神质

E. 抑郁质

3. 生活事件量表统计指标为生活事件刺激量，计算方法包括（　　）

A. 单项事件刺激量 　　　　　　B. 正性事件刺激量

C. 负性事件刺激量 　　　　　　D. 多向性事件刺激量

E. 生活事件总刺激量

三、名词解释

1. 心理评估 　　2. 心理测验

四、问答题

1. 心理评估在护理工作中的作用是什么？

2. 护理人员实施心理评估的要求与注意事项有哪些？

（温　萌）

第六章　心理护理

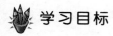 学习目标

【掌握】心理护理的概念；心理护理在现代护理中的作用。

【熟悉】心理护理的特点、目标及原则；心理护理的实施程序。

第一节　心理护理及其在现代护理中的作用

心理护理是现代护理中非常重要的内容。护理人员学习并掌握心理护理的相关内容和技术，是有效开展心理护理，实现现代护理模式的重要前提和关键所在。本章着重介绍心理护理的概念、作用以及实施程序。

一、心理护理的概述

（一）心理护理概念

心理护理（psychological nursing）有广义和狭义之分。广义的心理护理是指在护理全过程中，护理人员通过各种方式和途径，积极影响患者的心理行为，帮助患者在自身条件下获得最适宜的身心状态。狭义的心理护理是指在护理活动过程中，护理人员以心理学的理论为指导，以良好的护患关系为桥梁，按照特定的程序，运用心理学的方法技术，消除或缓解患者存在或潜在的心理问题，以改善患者的心理状态，恢复其健康的生理、心理和社会功能。

实施心理护理要注意以下四个方面。

1. 综合使用心理学的理论和方法技术

心理现象非常复杂，同一种心理问题，不同的心理学体系对其发生、发展机制等都有着各自不同的理解与解释，因此，应采用不同的心理学的方法技术缓解或消除心理问题，积极影响和改变患者的不良心理状态，促进患者心理健康。同时应针对不同的患者及其心理问题，选取最合适的心理调节方法。

2. 按程序、有步骤、有计划地实施

心理护理应以护理程序为基本工作方法，由心理护理评估、心理护理诊断、制订计划、实施计划、效果评价五个步骤组成，系统地解决患者问题。

3. 由具有一定心理学知识和技能的护理人员实施

如果缺乏系统的心理学知识，不掌握一定的心理学的方法技术，仅仅通过良好的态度和热情对患者进行安慰或劝告，虽然在一定程度上可帮助患者缓解其心理问题，但并不是真正意义上的心理护理。

4. 针对患者存在或潜在的心理问题实施心理护理

在心理护理过程中,护理人员应评估患者的心理问题,或评估引起心理问题的可能性及其相关因素,然后根据评估得出的结论开展对患者的心理护理。

(二)心理护理特点

1. 心身统一性

人是心身统一的整体,躯体的状况会影响心理状态,而心理状态又会影响躯体的健康水平。良好的心理护理能帮助患者提高心理机能、发挥心理潜能。从护理学角度讲,心理护理和生理护理是相互结合、相互依存和相互影响的,只有将心理护理与生理护理联合,才能促使患者处于心身协调的健康状态。

2. 广泛性与连续性

心理护理的服务范围非常广,涉及全社会各类人群。患者的病情各异,个性不同、文化不同、家庭背景不同,心理障碍也不同,这就决定了心理护理的广泛性。护理人员与患者接触的每一阶段,都需要观察患者的心理状况,并有计划、有步骤地开展心理护理,因此,心理护理不是一个单一的过程,而是一个在护理目标、方法、时间、技巧等方面都具有连续性的护理活动。

3. 社会性与发展性

患者的心身状态与所处的社会环境关系密切,环境不断变化,患者的心身状态也处于动态的变化中,所以心理护理也要关心与患者相关的社会因素的变化和影响。通过心理护理,一方面可帮助患者得到家人、朋友的关心与支持,为其建立良好的支持系统;另一方面帮助患者自我调节,适应变化的环境,以恢复适应社会的良好心理功能状态。

4. 共性与个性

每个人都要经历生老病死,在面对疾病、衰老、死亡的过程中,会出现某些相同的心理需求和情绪反应,同时由于每个人的生长环境、成长过程、个性特征的不同,所表现出的心理需求和情绪反应又带有明显的个体差异。因此,护理人员在开展心理护理时,既要顾及患者的共性需要,又要针对每个患者的个性需要,给予恰当的帮助。

5. 技术无止境性

心理护理的内容随着患者的需求不断增多而逐渐丰富,并不断发展,这就要求护理人员要不断积累心理学、伦理学、社会学、心理治疗及心理卫生等多方面的知识和技能,并及时更新和丰富自己的知识结构,提高心理护理技术和能力,以确保心理护理能够顺利进行。

(三)心理护理的要素与作用

1. 心理护理的基本要素

心理护理的基本要素是指对心理护理的科学性、有效性具有决定性影响的关键因素,主要包括四个部分:护理人员、患者、心理学理论及技术、患者的心理问题。这些要素相互依存,彼此相扣,构成环状的运转系统,任何环节的空缺都会导致整个系统的运转失灵(图 6-1)。

除了以上四个要素外,还包括如患者家属、医生及其他工作人员、患者彼此间的影响等要素。但这些要素一般只对心理护理的运转起推动或干扰作用,并不直接起决定作用。

2. 心理护理各要素的作用

(1)心理学理论和技术是指导　心理护理的实施是否具有科学性,很大程度上取决于护理人员能否较好地掌握护理心理学理论和方法技术。普通的说教、开导、劝慰或保证,都无法替

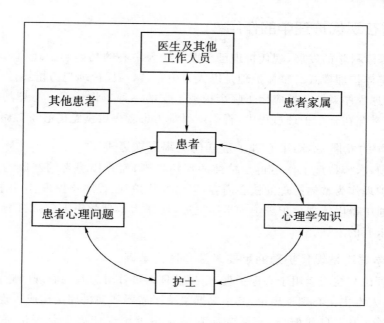

图 6-1 心理护理各要素之间的关系

代专业理论知识和技术对心理护理实践的科学指导。只有较为系统地掌握心理护理的知识和操作技术的护理人员,才能准确地把握患者心理反应的一般规律,深入地分析患者心理失衡的根本原因,科学地评估患者心理问题的性质、强度及危害程度,并恰当地选择合适的心理护理对策。

(2)准确评估心理问题是选择对策的前提 心理问题一般是指患者的心理状况不佳,轻者有心理偏差,重者有心理失衡或危机。护理人员清晰、准确地描述患者心理问题,有助于对患者的不良情绪状态实施调控。如患者产生不良情绪的原因是自身素质缺陷或对外来刺激的过度反应,此时心理护理的作用就是控制对患者构成心理压力的外界影响因素;如患者因对疾病认知不当导致消极情绪,但患者承受心理压力的自身潜在素质较好,此时心理护理的作用就是调动患者内在潜力,改善其疾病认知。

(3)患者的合作是基础 心理护理的实施是否有效,取决于患者能否主动积极配合。患者与护理人员有了接触后,对护理人员就会有各自的评价,相应地产生"择护行为"。一旦建立了信任,患者对心理护理的合作性就会加强,实施效果也较好。但是,若护理人员得不到患者的信任与合作,即使护理人员对患者心理问题认识得再透彻,实施计划做得再好,最终也只是"孤掌难鸣",难以达到预期的目标。

(4)护理人员的职业心态是关键 护理人员积极的职业心态,指其在职业角色扮演中,能始终保持稳定、健康的身心状态,主动、富于同情地关心患者,替患者着想,在护理过程的每个环节都注重对患者的心理护理。在实施心理护理的过程中,护理人员的职业心态越积极,其内在潜力就越能得到充分调动,工作就越有主动性,工作水准和质量就越高。只有具备积极职业心态的护理人员,才会自觉地要求自身言谈举止有益于患者身心,散发强烈吸引患者与之交往的人际魅力,赢得患者的尊重和信赖。积极的职业心态,还促使护理人员努力掌握心理护理的新知识,深入研究患者的心理问题,主动探索心理护理对策,持之以恒地为患者提供心理支持。

二、心理护理在现代护理中的作用

随着现代医学科学的发展,现代护理已由以疾病为中心的功能制护理模式逐步转变为以患者为中心的整体护理模式。整体护理是以人为中心,以现代护理观为指导,以护理程序为基本框架,并将护理程序系统化地应用于临床护理工作的一种工作模式。心理护理是整体护理的核心内容,应贯穿在整个护理过程中,否则就很难为患者提供满意的心身健康支持。

(一)护理学的发展,推动了心理护理学向更高层次迈进

新的医学模式,使护理工作不再是单纯的疾病护理,而是以患者的健康为中心的整体护理。临床心理护理作为整体护理的核心内容,以个性化护理、程序化护理、文化护理等形式,在充分的护患沟通中得以体现。护理学的迅速发展,使作为护理学重要组成部分的心理护理学也得到了前所未有的发展。

(二)心理学理论是现代护理的重要来源和理论基础

心理学的理论与技巧运用于心理护理,指导护理人员针对患者的心理问题做好心理护理。这些理论包括:人本主义心理学理论,其中马斯洛关于需要和动机理论构成了现代护理学基础的一个重要部分;关于自我概念、应激与应对等许多理论也作为重要理论基础吸收到现代护理中。

(三)心理护理是整体护理的重要组成部分

由于人具有生物和社会的双重性,疾病的发生、发展既受生物学因素影响,又与心理、社会因素密切相关。因此,对患者除必要的躯体护理外,还应开展细致的心理护理。缺少了心理护理,"整体"的含义无从谈起,更无法体现。心理护理在整体护理中的独特地位与作用日益引起广大护理人员的重视,成为整体护理中的重要组成部分。

(四)护理心理学知识是提高护理质量和水平的重要保证

护理心理学是将心理学和护理学相结合,研究在护理情景这个特定社会生活条件下,患者心理活动发生、发展及其变化规律。了解和掌握有关认知、情绪、人格以及社会文化等因素与健康疾病的相互关系,有益于对疾病病因和发病机制的认识和理解;针对患者的心理反应和心理特点,制订相应的护理计划,有的放矢地开展心理护理,以此促进整体护理水平和全面护理质量的提高。

基于新的医学模式,现代护理工作的内容与范围发生了深刻变化,即从单纯疾病的护理扩展为全面照顾患者的生理、心理、社会诸方面的要求;从患者本身扩展为关注影响患者的家庭、单位;从只处理患者的躯体痛苦扩展到关心患者的身心健康。护理心理学是医学心理学发展到一定程度,并随医学模式转变而与护理学结合的产物。心理护理正在推动着护理学的发展,有助于提高护理质量,有助于帮助护理人员树立整体医学观念。

第二节　心理护理的基本程序

心理护理的基本程序,即按照护理程序对患者的心理问题进行有计划的、系统的护理,是综合的、动态的、决策的及反馈功能的过程。其中,综合是指要用多种心理学理论知识来处理

患者的心理反应;动态是指心理护理应根据患者的心理发展过程中不同的变化进行护理;决策是指根据患者的心理反应做出心理护理诊断及护理措施;反馈是指采取心理护理措施以后的结果可以反过来产生影响。心理护理以护理程序作为护理实践中的工作方法,能够保证患者得到完整的、持续的、专业的心理护理管理。

一、心理护理的目标

(一)提供良好的环境

为患者创造一个有利于康复的环境是做好心理护理的前提。患者自进入病区住院以后,护理人员就应该开始对患者及其家属负有一定的责任,这其中就包括了为患者和家属创造一个舒适、温馨的医疗环境。只有这样,患者才能更好地放松心情,才能更好地配合治疗与护理。

(二)满足患者的合理需要

康复的过程就是有关需要得到满足的过程。如果患者合理的需要未能满足,就会产生焦虑、抑郁、愤怒、敌意、孤独等不良行为表现。因此,满足患者的合理心理需要成为心理护理的一个重要内容。全面评估和正确分析患者的不同需要是心理护理应达到的首要目标。在医院里,患者和家属会因为新的环境或者是其他的原因,不能完全适应陌生环境及生活方式,或多或少地会给护理人员提出除了医疗以外的一些生活或其他方面的要求,护理人员应当做好全面客观地分析,向患者及家属做好解释工作,满足其合理的需要,这样才能创造一个更好的医患氛围。

(三)消除不良的情绪反应

现代医学研究表明,紧张、焦虑、恐惧等负性情绪是影响一个人健康的重要因素。患者在入院后会因为很多原因不适应环境,会因为自己的疾病得不到很好的诊治或者是看到相同疾病的悲惨结局导致很多的不良情绪。因此,护理人员应及时发现患者的不良情绪及导致不良情绪的真正原因,及早地采取有效的护理措施进行心理干预,最大限度地预防、减轻或消除患者的负性情绪反应。

(四)提高患者适应能力

协助患者适应社会角色和生活环境的改变,充分调动患者的主观能动性,是心理护理的最终目标。护理人员应运用自己所学的心理学的理论和实践技巧,帮助患者提高适应能力。适应良好意味着健康,适应不良则可能陷入疾病。护理人员应该帮助患者调整不良的适应模式,建立完善的应对机制,让患者的心理更加健康,更好地适应不同的环境,达到心理健康以及人格完善的目标。

二、心理护理的原则

(一)交往性原则

心理护理是在心理护理的实施者——护理人员与患者的交往过程中进行的。在交往中,护理人员应起主导作用,通过交往可以交流情感,满足需要,沟通思想,协调关系,使护患双方相互了解,有利于护理人员为患者提供更好的技术服务与生活服务,帮助患者保持良好的心理状态。通过交流还可以帮助患者协调好诊疗活动中的各种人际关系,努力营造宽松而融洽的治疗环境。

(二)针对性原则

心理护理没有一个固定的模式,不同的患者因年龄、性别、心理特征、文化素养或病情不同,其心理状态也不同,在开展心理护理过程中,护理人员应根据每个患者在疾病不同阶段所出现的不同心理状态,分别有针对性地采取各种对策。

(三)启迪性原则

护理人员在给患者进行心理护理的过程中,应当不断应用医学知识、心理学以及其他相关学科的知识对患者进行宣传教育,给患者启迪,消除患者对疾病的错误观念、错误认识,使患者对待疾病、对待治疗的态度由被动变为主动。

(四)自我护理原则

在心理护理过程中,患者是主体。良好的自我护理被认为是心理健康的表现。护理人员应给患者更多的温暖与关爱,从而增强其战胜疾病的信心。但照顾和支持并不是完全替代,坚持自理和争取自理权的患者满足了自我实现的需要。在心理护理过程中,护理人员应在对患者的心理健康的自理需要和能力的评估基础上,给予一定程度的专业心理帮助。当患者处于社会适应状态时,患者具有调动自我能量,调整心身状态,维持心理健康的能力,此时心理护理的着眼点是通过提高患者的自我调适能力,发掘患者的社会适应潜能;而当患者对心理健康的自我管理能力降低,或环境对患者维护心理健康的需要过高,患者无法独立地维护其心理健康时,心理护理的着眼点应是帮助患者心身重建,从而部分或完全恢复社会适应状态。

(五)保密原则

良好的心理护理是建立在患者对护理人员的信任基础上,积极参与心理护理的过程。护理人员应坚守职业操守,遵守诺言,注意保护患者的隐私。这体现了对患者的尊重,也是有效开展心理护理的保证。同时,保密原则还包括了不追问患者不愿陈述的或与病情无关的个人情况。

三、心理护理的基本程序

任何护理活动都包含有心理护理的内容。心理护理是整体护理不可分割的有机组成部分,心理护理和躯体护理是无法截然分开的。因此,心理护理是以护理程序为框架展开与进行的,整个基本程序由心理护理评估、心理护理诊断、制订心理护理计划、实施计划、效果评价五个步骤组成。

(一)心理护理评估

心理护理评估的意义在于发现并诊断患者现存的和潜在的心理问题,是制订护理计划、实施心理护理的首要环节,其核心内容是广泛收集资料。护理人员应用心理学的知识和良好的沟通技巧,全面系统地收集患者生理、心理和社会等方面的信息资料,综合相关的医疗诊断和实验室数据,找出患者现存的或潜在的心理问题。心理护理评估是制订护理诊断及护理计划的重要依据。心理评估的好与坏,直接关系到心理护理的成败。值得注意的是,在心理护理评估过程中,患者对自身功能的评估往往带有主观性,即使用心理测试工具进行评估,结果也不能完全保证其客观准确,所以,要注意心理评估资料带有一定的主观局限性。

1. 心理护理评估的主要内容

（1）收集一般人口学及社会关系资料　资料包括年龄、性别、体重、工作单位、家庭住址、婚姻及家庭状况等。

（2）评估问题行为　评估患者存在的临床症状和体征，以及这些症状和体征出现的时间、持续时间、出现频率、伴随症状和体征等。

（3）评估整体功能状态　主要评估内容有：①躯体功能，包括患者的生命体征、电解质平衡、睡眠、排泄、进食等；②心理功能，包括认知功能、情绪状态、意志行为特点等；③社会功能，包括患者的生活能力、角色功能、人际交往能力、现实检验能力等。

（4）评估其他因素　收集相关资料，对患者的问题行为、影响因素及其可能的机制进行分析，从而对问题性质做出综合评估。

2. 心理护理资料的整理

对于已收集好的心理护理资料要进行整理，主要包括分类、复查核实、筛选、记录四个步骤。通过整理，对患者的心理健康状况有了更加清晰、清楚的认识，为下一步的心理护理诊断打好基础，做好准备。

（二）心理护理诊断

心理护理诊断是指在生物-心理-社会医学模式指导下，应用心理学的理论、方法和技术来评定患者的心理和行为表现，确定其性质和程度。心理护理诊断是对一个人生命过程中的生理、心理、社会环境、个人成长等方面的说明。正确确定护理诊断，才能选择有效的护理对策。值得注意的是，患者往往存在多个心理问题，护理人员可按轻重缓急排序，但是一旦发现患者处于危重情况时，护理人员应暂停正式的基础资料评估过程立即进行生理治疗和心理干预。

心理护理诊断与临床医学诊断有所不同，后者采用"综合征"的方法，而心理护理诊断则适合采用"现象学"的方法。北美护理诊断协会（NANDA）2000年审定的155项护理诊断，分为健康促进、营养、排泄、活动/休息、感知/认知、自我感知、角色/关系、性/生殖、应对/压力耐受、生命本质、安全/防护、舒适、成长/发育等13个范畴。

心理护理诊断一览表

1.精力不足	17.调节障碍	33.长期自我贬低
2.语言沟通障碍	18.防卫性应对	34.条件性自我贬低
3.社交障碍	19.防卫性否认	35.自我认同紊乱
4.社交孤立	20.家庭应对无效：失去能力	36.感知改变
5.有孤立的危险	21.家庭应对无效：妥协性	37.绝望
6.角色紊乱	22.家庭应对：潜能性	38.无能为力
7.父母不称职	23.社区应对：潜能性	39.知识缺乏
8.有父母不称职的危险	24.社区应对无效	40.思维过程改变
9.家庭作用改变	25.不合作（特定的）	41.记忆障碍
10.照顾者角色障碍	26.抉择冲突（特定的）	42.功能障碍性悲哀
11.有照顾者角色障碍的危险	27.睡眠形态紊乱	43.预感性悲哀
12.家庭作用改变	28.有婴儿行为紊乱的危险	44.创伤后反应

13.父母角色冲突	29.有婴儿行为改变	45.受强暴后反应:沉默反应
14.精神困扰	30.增进婴儿行为:潜能性	46.受强暴后反应:复合性反应
15.增进精神健康:潜能性	31.自我形象紊乱	47.焦虑
16.个人应对无效	32.自尊紊乱	48.恐惧

其中常见的心理反应方面的护理诊断有以下几种。

(1)社交障碍　个人社会交往不足、过多或无效。

(2)社交孤立　个人经受到了孤独,并感到是被人强加予的消极或威胁的状态。

(3)角色紊乱　个人感受到自己的角色有所改变,受到干扰,有角色冲突。

(4)父母不称职　父母不能创造一个能促进抚育子女成长发展的良好环境的状态。

(5)家庭应对能力低下　家庭原来有效的功能因经受应激源的挑战而处于失调的状态。

(6)精神困扰　对个人的希望、信息、对社会准则的看法发生紊乱、内心冲突、精神空虚、产生怀疑行为和情感的异常表现。精神困扰可以是对各种健康问题、情境和矛盾的一种心理反应。

(7)思维过程异常　由于性格和智力的应付机制障碍所引起的认知活动异常,如思想意识、对现实的态度以及对问题的解决、判断和理解方面受到干扰的状态。

(8)调节功能受损　个人不能改变其生活方式或行为,以适应其健康状况的变化。

(9)绝望　个人处于自认为走投无路,没有能力活动的状态,凡事被动,反应降低,感情淡漠。

(10)个人应对无效　当个人面临生活需求和角色责任时,其适应行为和解决问题的能力有障碍,自诉无力应对。

(11)防卫性应对　基于自我保护形态,个人处于反复表现错误的、过分自信的自我评价状态。这种自我保护形态是为了防卫,对肯定自我利益所感到的潜在的威胁。

(12)无效性否认　有意或无意地企图否认对某一事件的认识或意义,来减少有害于健康的焦虑或恐惧的状态。

(13)不合作(特定的)　患者表示愿意合作,但以后由于某些因素影响而没能执行,自己也无力减少或消除妨碍获得成功的因素。

(14)抉择冲突(特定的)　当面临选择与危险、失去或对个人生命价值的挑战有关的竞争性行为时,对所要采取的行动无法确定的状态。

(15)睡眠形态紊乱　因睡眠混乱(中断或不足)引起了不适或干扰了生活方式。

(16)娱乐能力缺陷　个人处于对娱乐和活动的刺激不能产生兴趣、参与感降低的状态。由于没有活动而抑郁,诉说无聊。

(17)自我形象紊乱　个人在感知自己身体形象方面受到干扰。由于身体部分缺失或丧失功能,或有认知或感受的改变。在情境方面由应激引起或其他心理社会因素引起。

(18)自尊紊乱　个人对自我或自我能力的评价是消极的;表现为自我否定、犯罪感。

(19)情境性自我贬低　一种自我消极的评价或感觉,使以前自我肯定的人在个人失败或情况变化时出现的反应。

(20)感知改变　个人处于所接受的刺激有量或形态方面的改变的状态,伴有对这些刺激的减弱、夸大、曲解或损害的反应。

(21)疼痛 个体经受或叙述有严重不适或不舒服的感觉。

(22)预感性悲哀 在实际失落前发生的一种悲哀反应状态。

(23)焦虑 一种模糊的不适感,其来源对个人来说通常是非特异的和不可知的。焦虑本人常不能识别威胁。

(24)恐惧 由于一种被认为是危险的明确来源所引起的惧怕感。

(三)制订心理护理计划

心理护理计划是针对心理护理诊断制订出解决问题的具体方案和相应的心理护理措施,要求措施依据正确、切实可行,并能体现个体化护理原则,是护理人员运用专业知识为患者解决心理问题的关键步骤。

1. 明确心理护理的目标

心理护理目标是针对患者的护理诊断,以期通过心理护理使患者的心理状况得以改变所能达到的最佳状态。心理护理目标同时也是检验心理护理效果有效性的标准。心理护理的目标可以是长期的(6个月以上),也可以是中期的(3～6个月),或者是短期的(3个月以内)。在描述心理护理的目标时要注意:①目标的确定必须以患者为中心,即描述患者行为、情绪、认知等方面的改变,而不是描述护理人员的行为;②内容必须是患者心理状况及心理需要,必须有确切、可衡量的行为动词,不能使用无法测量的行为动词;③必须有相应的详细的时间安排。

2. 采取对应心理护理目标的具体措施

护理人员应设法制订具体的行动,以达到心理护理的目标,这是非常关键的一步。护理人员丰富的心理知识、专业的心理技术、积极的情绪状态对实现心理护理目标起主要作用。

在心理技术的选择上,还应该结合护理的临床特点做以下考虑。

(1)所选用的心理技术已被证明能有效地改变相应的心理行为问题 某类心理行为问题,往往有不同的心理理论解释其发生的机制,并有不同的心理技术干预其发生、发展。这就需要比较不同的心理技术的有效性,选用那些具有更好疗效的心理技术。

(2)有开展心理技术的有关条件 心理技术往往对实施的环境等具有一定的要求,如生物反馈疗法,需要较为安静和独立的场所,如果缺乏这些必要条件,就无法开展这一心理技术。

(3)患者对某种心理理论具有较好的接受性和主动性 心理技术的实施,是护理人员和患者互相合作的过程,需要患者的主动参与。故相应的心理技术,不仅需要护理人员的付出,还需要患者具有较好的接受性和主动性。如在认知治疗过程中,患者的低教育水平往往就会影响其对心理技术的接受性,从而影响心理技术的有效实施。

(四)实施心理护理计划

心理护理计划的实施是指通过各种护理活动使心理护理计划付诸实践。在实施心理护理计划之前,护理人员应首先与患者进行交谈,鼓励患者表达内心感受,吐露自己的真实想法,使护理更有针对性。在实施心理护理过程中,护理人员应将每一项结果及反应记录下来,在实施过程中不断修改与调整计划,对计划进行评价与分析,对不合理的计划应及时修正。

1. 心理技术实施前的会谈

会谈内容主要包括以下方面:①介绍心理问题病史及诊断;②介绍心理问题产生的原因;③说明心理护理实施的必要性;④介绍将要采用的心理技术的原理和大致过程;⑤强调心理护

理期间主动参与的重要性。

2. 心理技术的具体实施过程

不同的心理学理论与技巧,往往具有不同的心理咨询与治疗模式。例如,在认知治疗的第一次会谈结构中依次包括设置日程、心境检查、目前问题的复习、确定问题和安排目标、指导患者认知模式、诱发治疗期望等等。但在面对具体的个案时,则是依据每一阶段患者的具体状态,适当调整具体的实施过程,是临床艺术和心理咨询技巧不断结合的过程。

(五)心理护理的效果评价

心理护理的效果评价是对已实施的各种心理护理措施是否有效、计划目标是否达到做出客观的评价。心理护理效果评价应该贯穿于心理护理的全过程,而不应该刻板地认为是整个护理程序的最后一个步骤。

效果评价可由主管护士长根据患者的病情来评价,判断护理人员提出的心理问题是否准确、恰当,制订的措施是否有效,是否达到了预期目标。如患者心理问题没有改善,要帮助其一起分析:心理问题的根源找得是否恰当;心理护理的措施是否得当,是否要重新修订,护士长要给予相应的提示与指导。

效果评价也包括护理人员的自我反馈。护理人员在完成整个心理护理措施的程序后,应对整个程序进行评价,进行自我检验与自我反馈。护理人员要根据各种记录、患者家属的反应、护士长的评价等,写出自我评价与反馈的意见,找出原计划及计划实施中尚存在的不足,及时修正计划,或者是更换实施方法。如原制订的计划在效果评价中无效,应重新制订。

如果心理护理实施进展顺利,患者的心理行为问题得到矫正,则新的心理行为模式开始形成。此时要进行另外一次较全面的评估,通过晤谈法判断心理行为问题的变化,通过对心理行为日记内容的变化分析本次治疗的进程,通过相应的心理测验并与基线测验结果做比较,然后总体分析与判断本次心理护理措施实施的效果。

在心理护理整体过程中,需要注意做好心理护理的记录。作为心理护理实施过程的原始记载,是心理护理的重要工作内容。记录可为各班次护理人员传达患者的信息,保证护理工作的连续性和完整性,从而确保护理质量。更重要的是,记录还有助于回顾患者心理状况的变化,有助于验证心理问题的发生、发展的影响因素,有助于及时发现心理护理过程中的不利因素和有利因素,以及心理护理措施实施前后的心理状态的差异,有效调动患者参与的积极性。

需要指出的是,心理护理实施后的效果不可能是一劳永逸的;对患者实施心理护理的过程,是动态的过程。因此,心理护理程序是相对的,心理护理的步骤是灵活的,心理护理的过程是循环往复的,心理护理的理论需要在临床实践中不断发展和完善。

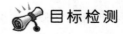 目标检测

一、单项选择题

1. 下列哪项不属于心理护理的基本要素(　　　)

A. 护理人员　　　　　　　　　　　B. 患者

C. 医生　　　　　　　　　　　　　D. 心理学理论及技术

E. 患者的心理问题

2. 在进行心理护理的过程中,护理人员应当运用专业知识对患者进行宣传教育,消除患者对疾病的错误观念、错误认识。这是体现了心理护理的( )

A. 交往性原则
B. 启迪性原则
C. 自我护理原则
D. 针对性原则
E. 保密性原则

3. 心理护理评估的核心内容是( )

A. 确定患者的心理问题
B. 找出患者心理问题的原因
C. 广泛收集患者的资料
D. 找出解决患者心理问题的方法
E. 建立良好的护患关系

4. 心理护理效果评价可由主管护士长根据患者的病情来评价,也包括( )的自我反馈

A. 护理人员
B. 院长
C. 患者
D. 主管护士长
E. 医生

5. 心理护理的最终目标是( )

A. 提供良好的心理环境
B. 满足患者的合理需要
C. 消除不良的情绪反应
D. 满足护理人员的自我实现需要
E. 提高患者适应能力

二、多项选择题

1. 心理护理的特点有( )

A. 广泛性与连续性
B. 心身统一性
C. 技术无止境性
D. 社会性与发展性
E. 共性与个性

2. 制订具体的心理护理措施要考虑( )

A. 所选用的心理技术已被证明能有效地改变相应的心理行为问题
B. 有开展心理技术的有关条件
C. 患者对某种心理理论具有较好的接受性和主动性
D. 医生对患者的疾病已准确诊断
E. 患者家属积极参与整个过程

三、名词解释

心理护理

四、问答题

1. 心理护理在现代护理中的作用有哪些?
2. 简述心理护理的基本程序。

(温 萌)

第七章 临床心理护理方法

学习目标

【掌握】心理咨询与心理治疗的概念;心理咨询与心理治疗的关系。

【熟悉】心理咨询的分类、原则;心理咨询者应具备的条件和注意事项。

【了解】心理干预技术在护理工作中的作用。

在临床护理工作中,护理人员通过心理护理可以与患者建立良好的护患关系,满足患者的心理需求,帮助患者更好地适应和应对疾病,解决患者的心理困惑。运用具体心理护理方法对患者存在的认知、情绪、行为等方面的问题进行干预,是心理护理实践的重要核心内容。

第一节 心理咨询与心理治疗

一、心理咨询与心理治疗概述

心理咨询(psychological counseling)是咨询者给求助者以心理上的指导和帮助的过程。具体来说,咨询师运用心理学的原理和方法,帮助求助者发现自身的问题和根源,通过挖掘求助者的自身潜能,改变或调整原有的认知结构和行为模式,提高应对能力,更好地适应环境,维护身心健康,促进人格发展。

根据《美国哲学百科全书》中的定义,心理咨询的概念强调:①主要适用于正常人;②对人一生提供有效帮助;③强调个人的力量与价值;④强调认知因素,特别是理性选择和决定的作用;⑤研究个人在制订目标、计划及扮演社会角色时的个性差异;⑥充分考虑环境因素,强调人对环境资源的利用,以及必要时改造环境。

心理治疗(psychotherapy)是以医学心理学的理论体系为指导,以良好的医患关系为桥梁,应用各种心理学技术(包括通过医护人员的言语和非言语信息)或通过某些辅助手段,经过一定的训练程序,对患者的心理障碍和异常行为进行干预,达到改善其心理状态和行为方式,促进身心健康的目的。

从概念中可以看到心理治疗的要素有:①治疗者必须具备心理学知识和技能;②良好的医患关系是治疗的基础;③治疗要按照程序进行;④治疗中需要使用心理学的理论和方法;⑤治疗对象为具有一定的精神、行为、躯体问题的人;⑥治疗目的是消除或缓解身心症状,恢复心理健康。

(一)心理咨询和心理治疗的关系

心理咨询这一概念有广义和狭义之分。广义概念包括了狭义的心理咨询和心理治疗这两类临床技术手段。两者有共同的理论基础、一致的行为目标,不同的是采取的具体手段不同,解决的问题严重程度不同。面对严重心理问题,需要用心理治疗的标准化手段,而面对一般心理问题,需要心理咨询的非标准化手段。在多数实际操作过程中,两种方法会交替使用,很难截然分开,所以不能把两者看成是对立的关系。

1. 心理咨询和心理治疗的相似之处

心理咨询与心理治疗两者之间没有本质区别,主要表现在:①两者所用的心理学理论和方法通常是一致的;②两者都以良好的人际关系为沟通桥梁,认为这是帮助求助者改变和成长的必要条件;③两者都希望通过与求助者的互动,达到使求助者改变和成长的目的。

2. 心理咨询和心理治疗的区别

(1)工作对象、工作关系不同 心理咨询的工作对象为有心理困扰的正常人,双方是平等的、非权威的咨询关系;心理治疗的工作对象为心理异常、心理状态发生病理性变化的患者,双方是医患关系。

(2)工作内容不同 心理咨询着重处理的是正常人所遇到的各种问题,比如人际关系、职业选择、婚姻家庭、子女教育等方面的问题;心理治疗的适用范围是神经症、社会适应不良和行为问题、心身疾病、临床各科有心理问题的患者、康复中的精神病患者等。

(3)工作用时、场地不同 心理咨询用时较短,咨询次数为 1 次到几次,在咨询室中进行;心理治疗用时较长,治疗次数可达几十次,甚至需要几年才能完成,在专业门诊中进行,有的需住院治疗。

(4)遵循模式不同 心理咨询遵循教育和发展模式;心理治疗遵循矫正和治疗模式。

(二)心理咨询和心理治疗的适用范围

现代心理咨询和心理治疗的应用范围非常广泛,涉及个体的整个生命过程,同时涉及社会的各个方面。

1. 社会适应不良

健康人在生活中有时会遭到各种各样难以应付的心理社会压力,导致适应不良,出现情绪问题和行为问题,这就需要心理咨询的帮助。目前在学校中的心理咨询多以人际交往、学业、恋爱问题为主,在门诊咨询和热线咨询中主要以婚姻、恋爱、子女教育问题为主。

2. 医院中的各类患者

临床各科的患者都有可能存在不同程度的心理问题或心理障碍,所以都有进行心理咨询和心理治疗的必要。

3. 各种心理疾病

各种心理疾病包括各种神经症、儿童和成人的行为障碍、重症精神病恢复期的辅助治疗等。

二、心理咨询分类

1. 按咨询性质分类

(1)发展心理咨询 发展心理咨询指针对个体成长过程中遇到的问题进行的咨询,包括环境适应、职业选择、人际关系的处理等,通过咨询帮助个体顺利度过成长阶段。

(2)健康心理咨询 健康心理咨询指针对个体因遇到刺激或挫折而产生心理、行为问题进行的咨询,包括焦虑、紧张、抑郁等的情绪问题和各类行为问题。

(3)医学心理咨询 医学心理咨询是针对临床患者因疾病而产生的各类心理问题进行的咨询。

2. 按咨询的规模分类

(1)个体咨询 个体咨询指咨询师与求助者一对一进行心理咨询的形式,主要解决求助者个人问题。

(2)团体咨询 团体咨询指在团体情境下提供心理帮助与指导的咨询形式,即由咨询师根据求助者问题的相似性或求助者自发组成项目小组,通过共同商讨、训练、引导,解决成员共有的心理问题,促进成员共同发展。

3. 按咨询采用的方式分类

(1)门诊咨询 门诊咨询指在心理咨询机构或医疗机构所开设的心理咨询门诊进行咨询。通过咨询师和求助者面对面的会谈活动,深入了解求助者的情况,评估判断病情,并实施咨询。门诊咨询是一种较为有效的咨询方式,也是心理咨询最主要的方式。

(2)电话咨询 电话咨询指求助者用电话同咨询师沟通而解决问题的一种咨询方式。目前已经在我国多个城市开通的心理咨询热线、心理危机干预热线都属于电话咨询。有的求助者基于自身的考虑不愿与咨询师见面,也可以用电话咨询方式。

(3)互联网咨询 互联网咨询指咨询师借助网络来进行咨询,其具体形式有电子邮件咨询或借助网络聊天工具进行咨询。

(4)专栏咨询 专栏咨询指在报纸、电台、电视或其他传播媒体上介绍心理咨询的一般知识,或者针对典型问题进行分析、解答的咨询方式。

(5)现场咨询 现场咨询指咨询师深入到基层单位、社区中对普遍存在的问题进行咨询的形式。

(6)信函咨询 信函咨询指咨询师和求助者通过信函的形式建立联系解决问题的咨询形式,求助者来信描述个人情况,提出问题,咨询师去信回答问题,提供帮助。该方式主要为距离咨询地点较远或不愿见面的求助者使用。

三、心理咨询的原则

1. 自愿原则

求助者必须出于完全自愿,这是确立咨询关系的先决条件。没有咨询愿望和要求的人,咨询师不会去主动找他(她)并为其心理咨询,只有自己感到心理不适,为此烦恼并愿意找咨询师诉说烦恼以寻求心理援助,才能够获得问题的解决。

2. 保密原则

咨询者应保守求助者的谈话内容、内心秘密,妥善保管个人信息、来往信件、测试资料等材料,拒绝向他人透露求助者的个人信息和情况。如因工作需要引用咨询案例时,应对材料进行适当处理,不得公开求助者的真实姓名、单位或住址,或者可"对号入座"的信息。

3. 信任原则

信任原则包括两方面:一方面求助者要充分信任咨询师;另一方面咨询师也要信任求助者有能力在其帮助下解决自身的问题。两者之间应建立充分的信任关系,在此基础上,求助者才能毫无保留地提供心理问题的细节,为咨询提供可靠的依据,这就要求咨询师对求助者保持尊重、关心、支持的态度,积极主动地建立和谐的人际关系。

4.立场中立原则

心理咨询的最终目的是帮助求助者完成自我完善和成长。咨询师要以非评判性的理解、接纳、尊重的态度来对待求助者的语言、行动和情绪等表现,不对求助者的表现做价值评判,不替求助者做决定,保持中立态度,尊重求助者选择的权利。

5.感情限定原则

咨询关系的确立是咨询工作顺利开展的关键,是咨询者和求助者心理的沟通和接近,但在咨询关系之外不能产生其他情感关系,双方不应以其他关系进行接触和交往,否则会影响咨询师客观公正的判断,对咨询工作产生影响。咨询关系严格控制在咨询期间,咨询结束,关系终止。

6.回避原则

咨询师应尽量回避给自己的亲属、朋友、同事等有直接或间接关系的人进行咨询,一方面因为两者之前的关系使求助者很难真正敞开心扉,毫无保留地提供心理问题的细节,影响咨询的有效进行;另一方面作为咨询师来说,基于人的本性容易偏袒求助者,丧失中立,影响咨询过程,产生负面作用。同时,亲友在场时来访者不便谈及自己的隐私,因此在心理咨询时,对亲友和熟人进行回避是十分必要的。

7.时间限定原则

心理咨询必须遵守一定的时间限制。咨询时间一般规定为每次 50 分钟左右(初次受理时咨询时间可以适当延长),原则上不能随意延长咨询时间或间隔时间。

四、心理咨询者应具备的条件及注意事项

(一)心理咨询者应具备的条件

1.执业资格

从事心理咨询的人员必须通过国家心理咨询师资格考试并成绩合格,以及通过相应培训才能上岗执业。《心理咨询师国家职业标准(试行)》中有相应的资格要求和考核要求。

2.广泛的知识和技能

心理咨询涉及面广,咨询师不仅要学习医学知识、心理学知识,还要不断了解、学习人文知识、社会知识、科学知识,这有助于深入了解求助者的背景情况,同时,不但要掌握好心理咨询的相关技能,而且要掌握与人交流和解决问题的方法和技能,要善于与求助者建立和谐的人际关系。这是心理咨询能够顺利、有效进行的基础。

3.健全的人格

心理咨询师的人格条件是做好心理咨询工作的重要因素,也是心理咨询师应具备的首要条件。主要表现为健康的人生观,乐观的人生态度,积极的人际关系,良好的心理调节能力,有乐于助人的动机,对工作认真负责,清醒的自我认知等。

4.严守职业道德

遵守职业道德是咨询师做好本职工作的必要条件。缺乏职业道德不仅会严重影响咨询工作的开展和成效,还会给咨询行业的声誉带来不利影响。

(1)热爱心理咨询事业,自觉自愿为来访者服务 心理咨询的对象不是一般的物体,而是人,并且常常是心理上遇到困扰,需要理解、关心、帮助的"弱者"。这就要求咨询师要有一个善

良、体贴、温情的心,对求助者满腔热忱,充分理解并尊重求助者。

（2）平等对待来访者　对待所有求助者一视同仁,平等对待。不得因求助者的性别、民族、国籍、宗教信仰、价值观、性取向等任何方面的因素歧视求助者。

（3）不能利用工作关系为自己谋利　咨询关系是一种特殊的人际关系,在咨询过程中要求咨询师保持客观、热情。但在咨询过程之外不应与求助者建立其他的联系,更不能利用求助者的求助心理为自己谋利。这是严重违反职业道德的行为。

（4）保守求助者秘密　在咨询过程中的所有资料,包括会谈记录、来往信件、心理测验、治疗记录等,均应妥善保管,不得遗失或泄露。在因工作需要需引用实例时,要对材料进行适当处理,不得公开求助者真实姓名、单位、住址,或容易联想到求助者真实信息的相关信息。如果求助者对自己或者他人、社会产生了明显的威胁,应立即通知相关部门和人员,采取必要的保护措施。

（5）了解自己的能力所限　咨询师对自身能力要有清醒的认识,不做超出自己能力范围的事。遇到问题时要寻求督导或同行帮助,也可安排求助者转诊,如果不顾自己能力限制,接受力所不能及的案例,或不许求助者转诊,均为违反职业道德的做法。

 知识链接

心理咨询师职业介绍

职业心理咨询师制是由劳动和社会保障部发起并执行的心理咨询行业准入制度。2001 年发布《心理咨询师国家职业标准(试行)》。

申报条件:

报考心理咨询师三级,必须具备以下条件之一。

（一）心理学、教育学、医学大专毕业,或其他相关专业本科毕业,经心理咨询师三级等级正规培训达规定标准学时数,并取得结业证书者。

（二）具有心理学、教育学、医学专业的初级职称,经心理咨询师三级等级正规培训达规定标准学时数,并取得结业证书者。

（三）心理学、教育学、医学专业本科在校四年级及以上的学生,经心理咨询师三级等级正规培训达规定标准学时数,并取得结业证书者。

报考心理咨询师二级,必须具备以下条件之一。

（一）取得心理咨询师三级职业资格证书后,连续从事心理咨询相关工作 5 年以上,经心理咨询师二级正规培训达规定标准学时数,并取得结业证书者。

（二）心理学、教育学、医学本科毕业或其他相关专业硕士学位,连续从事心理咨询相关工作 5 年以上,经心理咨询师二级正规培训达规定标准学时数,并取得结业证书者。

（三）具有心理学、教育学、医学专业的中级以上职称,经心理咨询师二级正规培训达规定标准学时数,并取得结业证书者。

（二）心理咨询的注意事项

1. 延期做出重大决定

心理咨询期间,如果求助者情绪过于不稳定,原则上应规劝其不要轻易做出诸如放弃工作、调换工作、退学、转学、离婚等重大决定。在咨询结束后,求助者的情绪得以安定。心境得以整理之后再做出的决定,往往不容易后悔或反悔概率较小。此应在咨询开始时予以告知。

2. 做好转介工作

并非所有心理问题都适用心理咨询,如果某些求助者有器质性疾病的可能,或有些求助者出现了幻听、妄想或严重的心理障碍,应建议其到专科医院进行治疗。这样可以避免贻误治疗时机,同时也是一种自身保护手段,可防止日后出现问题时发生纠纷。

3. 遵守伦理守则

咨询师在专业工作中应遵守有关法律和伦理要求,努力解决伦理困境,与相关人员进行直接而开放的沟通,在必要时向同行及督导寻求建议或帮助。心理咨询师应将伦理规范整合到日常专业工作之中,如果咨询师不能确定某种特定情形或特定的行为是否违反伦理规范,可向伦理委员会寻求建议。

 知识链接

《中国心理学会临床与咨询心理学工作伦理守则》

《中国心理学会临床与咨询心理学专业机构与专业人员伦理守则》于 2007 年 1 月编制,内容包括:专业关系、隐私权与保密性、职业责任、心理测量与评估、教学、培训和督导、研究和发表、伦理问题处理。该守则可作为学会临床与咨询心理学注册心理师的专业伦理规范以及学会处理有关临床与咨询心理学专业伦理申诉的主要依据和工作基础。

总 则

善行:心理师工作的目的是使寻求专业服务者从其提供的专业服务中获益。心理师应保障寻求专业服务者的权利,努力使其得到适当的服务并避免伤害。

责任:心理师在工作中应保持其专业服务的最高水准,对自己的行为承担责任。认清自己专业的、伦理及法律的责任,维护专业信誉。

诚信:心理师在临床实践活动、研究和教学工作中,应努力保持其行为的诚实性和真实性。

公正:心理师应公平、公正地对待自己的专业工作及其他人员。心理师应采取谨慎的态度防止自己潜在的偏见、能力局限、技术的限制等导致的不适当行为。

第二节　心理干预技术在护理工作中的应用

一、支持性心理治疗

(一)概念

支持性心理疗法(supportive psychotherapy)又称支持疗法、一般性心理治疗,是一种以"支持"为主的特殊性心理治疗方法。其主要特点是运用医患之间的良好关系,通过医护人员的权威、知识与关心来支持患者,促使其发挥自己的潜能,面对现实处理问题,度过心理危机阶段,从而达到治疗目的。支持疗法与其他心理治疗方法相比,并没有自己本身独特的理论依据,它主要运用心理治疗的基本原则来操作,支持疗法是各种心理治疗方法的基础和共有成分。

(二)治疗方法

1. 倾听

倾听指听患者倾诉。医护人员在倾听时要集中注意,认真而耐心地倾听,适当地给予回应,让患者感受到尊重、重视,感到自己并不孤立无援。倾听可以起到了解病患信息、知晓患者需要、增进医患信任的作用,可极大地鼓励患者树立战胜疾病的信心和决心。同时,对于患者来说,尽情地倾诉也能起到疏泄情绪的作用,有助于患者排解内心的烦恼和苦闷,起到减轻心理负担的效果。

2. 解释

解释指医护人员向患者就疾病的情况、治疗的过程、疾病预后等方面做出解释,以消除患者的疑虑和误解,更好地配合治疗。需注意的是,在对患者进行解释时要注意使用通俗易懂的语言,避免使用专业术语。

3. 保证

保证指对患者的治疗做出适当的保证,以坚定患者战胜疾病的信心。但医护人员只能根据病情做出符合实际的保证,切不可盲目保证。比如患者过分担心疗效和预后时,只要稍有把握,就尽量用肯定的语气来回答,如果条件适宜,还可指导患者怎样配合才能达到更好的效果等。

4. 指导与建议

指导与建议是支持疗法的重要手段,医护人员对患者的问题进行答疑解惑,针对问题提出建议,并帮助患者认识到主客观存在的问题,提供新的思维方式,改变患者的认知、想法甚至思想、观念和行为。指导和建议的内容可以包括日常生活、学习、婚姻家庭、人际交往等方面,这就要求医护人员自身必须具有相应的心理学知识,才能给予患者正确的指导和建议。

5. 鼓励和安慰

在治疗过程中,患者的心理状态会出现反复,特别是治疗遇到困难时,患者会出现一系列的不良情绪,影响治疗效果,医护人员要及时给予患者鼓励和安慰,增强患者战胜疾病的勇气和信心。鼓励和安慰要热情、中肯,根据患者的实际情况有的放矢,切不可敷衍患者。

支持疗法是一种护理人员都可以应用的基本的心理干预方法,但良好的支持疗法效果是建立在丰富的心理学知识和深厚的实践经验积累之上的。该疗法特别适用于以下几种情况:①由于对疾病认知不足导致不良情绪的临床各科患者;②遭遇重大挫折面临精神崩溃者;③长期在紧张、压抑的环境中生活、工作导致出现心理问题者。他们都需要一种心理上的支持和疏导。

支持疗法还可以与其他疗法联合应用,起到增强疗效的作用。在使用支持疗法时要注意把握程度,鼓励患者行动起来,勇敢地面对问题,解决问题,而事无巨细的关心、关怀会导致患者产生依赖心理,丧失自己解决心理、行为问题的愿望,错过自我成长,导致支持疗法未起到应有的作用。同时要与家属及时沟通,指导家属尊重患者的自理、自立愿望,防止对患者的过分关注导致患者依赖心理的出现,减弱支持疗法的效用。

二、行为疗法

(一)基本理论

行为疗法(behavior therapy)又称行为矫正,是基于行为学习理论的一种疾病治疗方法。行为疗法的理论内容:异常行为与正常行为一样,都是通过学习获得的,既然可以通过学习获得,也就可以通过相反或者替代的学习使其消失,所以异常行为和由异常行为造成的躯体的、精神的疾病,都可以通过行为的矫正得到治疗。具体到医疗行为中则是首先对患者的病理心理以及有关功能障碍进行确认、检查,对环境影响因素进行分析,确定目标,制订干预措施,改善患者适应性目标行为的数量、质量、整体水平。

作为行为治疗理论依据的行为主义心理学认为,它所要研究的只是可观察和可测量的行为以及引起此行为的外部刺激。因此,"刺激-反应"就被认为是解释行为的普遍公式。它还认定,人的头脑只能被看作是一个"黑箱",人们只能观察进入"黑箱"的和从"黑箱"里出来的分别是什么,至于"黑箱"内部的运转过程,则是捉摸不定和不可测量的,而捉摸不定和不可测量的东西就不是科学研究的对象,因此,人们唯一可以了解和把握的是外部刺激对行为的影响,这样,行为治疗的各种措施和方法也就都成为主要是针对外部刺激和行为表现进行控制和矫正的技巧。

1. 经典条件反射

经典条件反射也称应答性条件反射(respondent conditioning),由 20 世纪 20 年代巴甫洛夫(Pavlov)所创立。其实验是狗的食物性条件反射。狗吃食物分泌唾液,这是非条件反射,食物是非条件刺激物。狗最初听到铃声不会分泌唾液,因为铃声与食物无关,所以铃声是无关刺激。如果将铃声和食物同时呈现,反复多次后,铃声转变为条件刺激,狗听到铃声未见食物也会分泌唾液,这时狗已经形成对铃声的食物性条件反射。条件反射建立后,必须反复强化才能保持,如果将铃声和食物分离,反复几次后,听到铃声,狗的唾液分泌会减少直至不分泌,这是条件反射的消退。

2. 操作条件反射

斯金纳(Skinner)从经典条件反射理论出发,结合其他理论提出了操作条件反射。斯金纳设计一个实验箱——"斯金纳箱"。箱内安装杠杆,按压杠杆时可以掉出食物。在实验中,饥饿的白鼠在箱内会有很多行为,当它无意中按压杠杆时,食物掉入箱内,经过多次重复后,白鼠把按压杠杆与食物联系起来,形成了条件反射,一旦饥饿就会按压杠杆,所以说,正是因为按压杠杆带来的后果(食物)强化了白鼠掌握按压杠杆的行为。如果改变设计,取消按压杠杆和食物的关联,重复几次后,白鼠放弃了按压杠杆的行为,这被称之为操作条件反射的消退。除本实验外,斯金纳还有电击白鼠实验和白鸽啄食实验。

斯金纳以实验证明,只要实验者对所期望的某种行为进行奖励,这种行为就会强化,否则就会消退,若给予惩罚,则消退加速。操作条件反射重视行为结果对行为本身的作用。操作条件反射的类型有 4 种。①正强化:行为导致积极刺激增加,从而使该行为增强;②负强化:行为结果导致消极刺激减少,从而使该行为增强;③消退:行为结果导致积极刺激减少,从而使该行为减少;④惩罚:行为结果导致消极刺激增加,从而使该行为减少。

3. 社会学习理论

班杜拉(Bandura)认为，人类的行为是极为复杂的，很多行为不能用经典条件反射理论或者操作条件理论来解释。实际上，人类的大量行为是通过观察他人而模仿学习的结果，特别是儿童，在他们成长过程中，学习模仿是他们的行为形成的重要途径，古语"近朱者赤，近墨者黑"就是对模仿学习理论的最形象的比喻。

班杜拉对模仿学习过程进行分析，认为其中包含了四个过程：①注意阶段，即把注意力集中在需模仿的对象上，以便能准确地认知其行为表现；②保持阶段，即把模仿学习获得的信息通过记忆进行编码和存储，以便能重新提取并付诸行动；③行动阶段，即表现出所模仿的行为；④强化阶段，根据强化的原则，增加或减少行为出现的频率。

行为疗法与其他心理疗法的区别在于：行为疗法是以心理学中有关学习过程的理论和实验所建立的证据为基础的。与传统的心理治疗相比，它具有更高的科学性和系统性，可以进行客观的科学检验、演示和量化，即使重复实验也可得出同样可靠的结果，有一整套定型化的治疗形式，有坚实的理论根据和大量的实验证明，所以临床效果更为显著和稳定。同时，行为疗法也有其局限性：首先，行为疗法忽略人的认识作用，只着眼于可见的行为和刺激进行治疗、矫正，使行为疗法的治疗效果很可能出现"治标不治本"，容易反复；其次，行为疗法研究的实验对象多数为动物，其单一的学习机制很难全面解释人的复杂行为。

(二)具体方法

1. 松弛疗法

松弛疗法又称放松训练(relaxation training)或者放松疗法，它是一种通过训练使患者掌握精神上、躯体上特别是肌肉的放松方法，从而改善机体功能紊乱的一种行为疗法。

放松的方法有很多，可以将放松疗法分为渐进式放松疗法、自主训练和空幻想象的放松训练。

(1)渐进式放松疗法(progressive relaxation) 该疗法由美国生理学家杰克波逊(Jacobson)于20世纪20年代创立，这一疗法基于人体的一种现象：在有意识松弛肌肉的同时，人的情绪也会感到轻松的心身整体反应现象。疗法的基本内容是通过对肌肉反复的紧张-放松的练习，达到促进肌肉放松和大脑皮质唤醒水平降低的目的。

渐进式放松疗法的操作如下。①准备工作：训练环境要求安静、光线柔和、尽量减少无关的刺激，以保证训练顺利进行。学习者要先找到一个感觉舒服的姿势，比如靠在沙发上或者躺在治疗床上，闭上双眼，开始训练准备，调整呼吸，使呼吸频率变慢，快吸慢呼，注意由胸式呼吸逐渐变为腹式呼吸，共进行5~10次。对头脑中的各种杂念不要理会，任其自生自灭。②放松顺序：手臂部(手、小臂、大臂)—头颈部(额、眼、口、颈)—躯干部(肩膀、肩胛、胸、腹、背、臀)—腿部(大腿、小腿、足)。③放松方法：每一部分放松的过程为集中注意—肌肉紧张—保持紧张—解除紧张—肌肉放松。对于放松，治疗者的指导语可以这样说："伸出手，握紧拳，使劲握紧，保持紧张的状态，坚持……体会紧张的感觉……再坚持……好，放松，完全放松双手，再来体会一下放松的感觉。"每组肌肉紧张持续5~10秒钟，随即放松15~20秒钟，如有需要，可重复1~2次。每次训练持续时间20~30分钟。各部分肌肉放松都做完后，指导者要有结束语："现在想象自己在一个美妙的场景中，你感到很安静、很放松，全身都放松了，请保持这样的状态1~2分钟。好，我现在从1数到5，当我数5时，请你睁开眼睛。"指导者在训练过程中需对学习者进行指导和训练,待学习者能在对放松感觉的回忆后就能自动放松时,训练可逐步停止。学习者可自行训练。

运用渐进式放松疗法要注意以下几个方面:①在训练前,要注意与学习者讲明训练的必要性,促使其主动配合,坚持训练;②保证训练环境的良好,避免外界干扰,温湿度适宜,保持安静;③以下情况者不适宜进行松弛训练,如5岁以下儿童、精神发育迟缓者、精神分裂的急性期、心肌梗死、青光眼眼压控制不好者、训练中出现明显反作用者。

(2)自主训练 自主训练又称自生训练(autonomic training,简称AT法),由德国生理学家奥格特在1890年提出,德国精神病学家舒尔兹教授进行了修改。其主要观点是每个人都能学会控制自己,个体自身的意念可以使个体产生生理变化,个体可以进行自我训练来保持自己的心理健康。

具体操作步骤为:个体在安静的环境中,取舒适的姿势,一般取坐姿,背部轻靠在椅背上;两脚平放与肩同宽,脚底平贴地面,两手平放在大腿上;闭目,深呼吸3～5次,大脑排除杂念,静听或默诵指导语,逐步体验肢体沉重训练、呼吸训练、肢体发暖训练、心脏训练、上腹部发暖训练、前额发凉训练六种训练带来的放松感觉。

自主训练的指导语主要有:①"我的呼吸很慢、很深";②"我的双脚感到了沉重";③"我的双脚感到了轻松",可以用于身体的其他部位放松,放松顺序一般为自下而上,从双脚、双踝关节、小腿、膝关节、大腿、臀部、腰部、腹部、胸部、双肩、颈部、头部;④"我的双手温暖起来了";⑤"我的肚子很温暖";⑥"我的前额发凉";⑦"我的全身感到安宁、舒适、放松,我感到内心的平静";⑧训练完成时,深吸气,慢慢睁开眼睛,"我感到生命和力量流遍了全身,使我感到从未有过的轻松和充满活力"。

自主训练的指导语需注意要言简意赅,不用否定句。经过多次训练并逐渐掌握后,也可在多种环境中进行训练。自主训练目前已经参与到多种心身疾病的治疗当中。

(3)空幻想象的放松训练 空幻想象的放松训练也称静默法(meditation,简称M法)。通常是指个体将注意或意识集中到一个客体、声音、意念或体验而进行的一种训练。具体可以划分为东方静默法、松弛反应和超觉静坐等方法。

东方静默法是指个体在意识控制下,通过调身(姿势)、调息(呼吸)、调心(意念)来达到松、静、自然的放松状态。东方静默法包括中国气功、印度瑜伽、日本坐禅等多种形式。太极拳作为我国特有的一种运动形式,蕴含东方包容理念,用意念统领全身,强调内修武德、外强筋骨、顺势而为。太极拳流派众多,现主要介绍24式简化太极拳招式:起势;左右野马分鬃;白鹤亮翅;左右搂膝拗步;手挥琵琶;左右倒卷肱;左揽雀尾;右揽雀尾;单鞭;云手;单鞭;高探马;右蹬脚;双峰贯耳;转身左蹬脚;左下势独立;右下势独立;左右穿梭;海底针;闪通背;转身搬拦捶;如封似闭;十字手;收势。

松弛反应(relaxation response)是由美国本森在1975年根据东方静默法的特点而制作的一种新的方法。其方法有四个必要因素:安静的环境;全身放松;重复听到声音、词语或短语;姿势舒服。具体步骤为:安静环境取舒适姿势,闭目,平缓地用鼻呼吸。每次呼气时默念"一"字或"松"字、"静"字,将注意力集中在该字上,保持平静、随和,并感受超然。训练完成后,闭目静坐几分钟,再睁开眼睛。每次训练时间为20分钟,每日进行1～2次。

超觉静坐(transcentral meditation,简称TM法)为美籍印度瑜伽师马哈礼师改良的一种简易的瑜伽术,是以静为主的气功锻炼方法。超觉是指人的思考活动完全停止,而只有清醒的纯意识存在,人体感觉处于一种超越时空的状态。体验纯净意识时,呼吸变得柔和,身心进入深度休息,整个身体完全松弛,但内心的意识仍然是清醒的。具体方法为个体采用舒适的姿势,心中默念词语,闭目凝神,逐步入静。该方法须有专人传教。具有中度焦虑、抑郁或精神疾病的患者不宜训练。

2. 系统脱敏疗法

系统脱敏疗法(systematic desensitization)又称交互抑制法,由沃尔甫(J. Wolpe)创立。交互抑制指的是人的肌肉放松与焦虑是对抗的状态,二者不能相容,一种状态出现必定对另一种状态产生抑制。所以在治疗过程中治疗师通过让患者掌握肌肉松弛的方法来拮抗条件性焦虑。

系统脱敏疗法的适应证:社交恐惧症、广场恐惧症、考试焦虑等。

系统脱敏疗法的过程一般包含三个步骤。

(1)教会患者掌握肌肉放松方法　放松可以产生与焦虑反应相反的心理、生理效果。在实施脱敏之前就要教会患者学会放松(放松训练见前文所述)。

(2)制订等级表　通过详细、具体了解患者情况,将会引起患者焦虑或恐惧的刺激按照患者对其的感知程度,由轻到重进行层次划分,制成焦虑或者恐惧等级表。等级表所包含的刺激或事件不宜过多,一般 10 个等级左右。比如这是一名考试焦虑患者的等级表:

第一级:教师宣布下星期考试

第二级:考试前一天晚上复习功课

第三级:考试当天吃早餐

第四级:走在去考场的路上

第五级:在考场门外

第六级:进入考场

第七级:坐在座位上

第八级:试卷发到手中,考试开始

(3)实施系统脱敏治疗　患者已经学会放松技术,焦虑(恐怖)等级表建立完成,开始进行实际治疗。治疗过程可运用现实情境脱敏,也可用图片、幻灯片、影视资料向患者呈现刺激进行脱敏,还可以进行想象脱敏。

现实脱敏是让患者进入到引起焦虑(恐惧)的真实情境中,从最轻的情境开始,进行反复放松,直到患者已经适应该情境,不再引发紧张,然后进入下一级情境,继续刚才的过程。一直到患者对每一级情境的焦虑、恐惧均已消除为止。

图片、幻灯、影视资料脱敏是让患者观看描述焦虑、恐惧的视觉资料,从最轻的视觉资料开始,在观看的同时进行放松,如果面对该资料不再感到紧张,进行下一个资料的脱敏,直到所有资料播放完毕,患者未出现紧张,全身放松,脱敏完成。可继续让患者进入现实脱敏,一般来说,模拟情境中能做到全身放松,则在现实环境中也能成功地做到,此时治疗即告完成。

想象脱敏是指治疗者向患者描述等级表的刺激、情境,让患者想象,当患者感到紧张时,中断想象,进行放松训练,待患者平静后重复上述过程,直到患者进入想象不感到紧张为止,这时表明患者完成了一级脱敏,接着患者开始进入下一级刺激或情境的想象,进行放松训练直到不再紧张,直到最后一级脱敏,完全消除焦虑、恐惧,患者也重新建立了一种习惯于接触有害刺激而不再敏感的正常反应,然后进入到现实中进行不断的练习、巩固。

在治疗过程中可以将几种脱敏结合进行。

3. 满灌疗法

满灌疗法(flooding therapy)又称冲击疗法。它是让患者迅速暴露在使患者感到十分恐惧的刺激情境中,并持续一段时间,最终消除恐惧的一种行为疗法。满灌疗法可以分为现实满灌疗法和想象满灌疗法。前者是让患者在现实的情境中体验强烈的情绪;后者是在治疗者的口头描述下,让患者想象最可怕的情境,体验情绪。

在实施治疗前,要鼓励患者努力配合,告知患者在暴露时可能会有一些不舒服的症状,但一定是安全的,只要在情境中坚持下去,恐惧是可以克服的,不要有任何回避的意向,要勇敢面对,暴露结束后,要与患者讨论治疗过程,对患者的表现给予肯定、赞扬,增强患者的信心、决心,随着暴露成功次数的增多,患者对恐怖情境的应对能力不断提高,症状可日益减轻,直至完全消退。

满灌疗法不同于系统脱敏疗法,它一开始就将患者置于最严重的刺激情境中,一般不进行放松训练或实施对抗的措施,每次暴露的时间较长,使患者最终消除症状,疗效较好。但该疗法常使某些患者难以接受,甚至可能出现强烈反应导致意外事件发生,所以在选择治疗对象时要慎重。该疗法常用于治疗严重的恐惧症患者,也可用于集体治疗。

4. 厌恶疗法

厌恶疗法(aversion therapy)是一种将需消除的症状和某种厌恶性或惩罚体验结合起来,建立厌恶条件反射,从而消除症状的方法。厌恶疗法也是行为治疗中最早和最广泛应用的方法之一。在临床上多用于戒除吸烟、吸毒、酗酒、各种性行为异常和某些适应不良性行为,也可以用于治疗某些强迫症。

厌恶疗法一般有三种形式。

(1)电击厌恶疗法 将患者的习惯性不良行为与遭受电击连在一起,一旦不良行为出现在想象中,立即给予电击,电击结束后间隔数分钟,然后重复治疗过程。每次治疗时间持续 20～30 分钟,反复多次。治疗次数第一周每日 6 次,第二周每日 1 次,电击程度须经患者同意。

(2)药物厌恶疗法 在患者出现不良的行为欲望时,让其服用致吐剂,产生呕吐反应,从而产生厌恶反应,达到戒断行为的目的。例如,要戒除酗酒的不良行为,可以在酗酒者个人生活习惯中最喜欢喝酒的时刻进行,使用催吐剂(如阿扑吗啡)导致其呕吐,造成对酒的厌恶反应,从而阻止并消除酗酒的不良行为。

(3)想象厌恶疗法 将治疗者口头描述的厌恶情境与患者想象的刺激联系起来,使患者产生厌恶反应,以达到治疗目的。

除上述三种方法之外,还可用疼痛刺激(如用皮筋弹手腕产生的疼痛)、憋气刺激(主动憋气直到无法忍受)、羞辱刺激和患者的不良行为联系起来,也可起到作用。

值得注意的是,厌恶疗法在实施过程中会引发非常不愉快的情绪反应,所以如果要使用该法,必须事先征得患者的同意。同时在使用厌恶疗法时务必要明确需治疗的靶症状的内容,惩罚刺激强度必须要强,在治疗中惩罚所产生的不快要超过不良行为产生的愉快,才能起到治疗的作用。在使用时应特别注意使用时间,要确保建立起有效的条件反射,才能保证治疗目的。

5. 强化疗法

强化疗法(reinforcement therapy)建立在操作性条件反射原理之上,即行为的改变是依据行为后果而定的,某种行为得到奖励,则该行为的频率会增加,反之则行为的频率会减少。常用的强化疗法有以下几种。

（1）行为塑造法　行为塑造法（shaping）是通过强化的手段，矫正行为，使之逐步接近某种适应性行为模式。在塑造过程中，采用正强化手段，一旦所需行为出现，立即给予强化。此法的适用范围包括改善或消除恐惧症、神经性厌食症、肥胖症及其他神经症的行为；也可以用来改善或促进精神分裂症患者的社交和工作的行为。

（2）代币法　代币法（token economy）是在治疗中利用正强化原理促进更多的适应性行为的出现。这是有形的可以得到实物的正强化的方式之一。代币可以是在某一范围内兑换物品的筹码，患者可以用筹码换取东西或者一些享受。代币法不仅可用于个体，还可在集体行为矫治中实施。临床实践表明，在多动症儿童、药瘾者和酒癖者等的矫治中，在精神病患者的康复中代币法都有良好的效果。

（3）消退法　消退法（extinction）是对不适宜的行为不予注意，不给予强化，使该行为逐渐削弱以致消失。

在使用强化疗法时应注意：①治疗者要注意强化物对于患者的影响，强化物要适宜，要能够起到患者所希望达到的目的。②强化物的呈现要及时，意义要明确。治疗者对于奖励和惩罚的内容表达要明确。③对于正强化而言，强化的标准要逐步提高，强化的次数要逐渐减少。当患者的适应性行为稳定出现后，即可逐步减少正强化次数，待其又有进步时才给予强化。同时，强化物可以从实物渐变为语言。

6. 生物反馈疗法

生物反馈是通过生物反馈仪，将人体内各系统、各器官的生物活动信息加以记录处理、放大并转换成为个体可认知的信息。生物反馈疗法（biofeedback therapy）则是个体通过了解自身的生理变化信息，有意识地采取自我调节措施，进而学会控制和矫正体内生理活动的疗法。该疗法的原理主要来自操作条件反射。

目前常用的生物反馈仪有肌电反射仪、皮温反射仪、皮电反射仪、脑电反射仪等，实施治疗时，要向患者详细介绍疗法的过程，帮助患者学会自我调整技术，然后确定对疾病的反应最敏感的生理指标，配合生物反馈进行训练。除在治疗室进行治疗外，患者也可自我训练。生物反馈疗法对多种与社会应激有关的疾病如紧张性头痛、偏头痛、焦虑症、原发性高血压等都有较好的疗效。

三、认知疗法

（一）基本理论

认知疗法（cognitive therapy）是 20 世纪中后期发展起来的一种心理治疗技术。它是一组通过认知和行为技术改变患者不良认知的心理治疗方法的总称。认知疗法认为人的情感、行为及其反应均和认知有关，认知是心理行为的决定因素，人的不良情绪和行为与不良的认知或错误的思维方式有关。正如美国心理学家艾力斯（A. Ellis）所提出的 ABC 理论：A（activating events）是指诱发事件；B（belief system）是指个体在遇到诱发事件之后相应而生的信念，即对这一事件的看法、解释和评价；C（emotional and behavioral consequences）是指特定情景下，个体的情绪及行为结果。艾力斯指出，通常人们认为，人的情绪的行为反应是直接由诱发性事件 A 引起的，即 A 引起了 C。但实际上，A 只是 C 的间接原因，个体对诱发事件的看法、解释和信念 B 才是引起 C 的直接原因。

知识链接

非理性信念

艾力斯认为,人们的情绪扰乱及行为异常是由于不正确的认知即非理性信念造成的。非理性信念往往具有三个特征。

(1)绝对化要求 绝对化要求指个体从自己的意愿出发,认为某事必定发生或者必定不发生,而怀有这种信念的人极易陷入情绪扰乱中。

(2)过分概括化 过分概括化是一种以偏概全的不合理思维方式,一方面对自身评价时,一旦成功便认为自己"世界第一""人中龙凤",一旦失败便认为自己"一无是处""一文不值";另一方面对他人进行评价时,别人稍有差错就全盘否定,一味责备他人。

(3)糟糕至极 糟糕至极指一种认为一旦某事发生将会非常可怕、非常糟糕的想法,使个体陷入极端不良的情绪中,犹如受到了灭顶之灾。

(二)治疗方法

认知疗法的治疗关键在于要与患者找出存在的不合理认知,提供帮助使患者改变这些认知,使其更接近现实,随着不合理认知的解决,患者心理问题也得到了解决。

1. 心理诊断阶段

这是治疗的最初阶段,首先要与患者建立良好的工作关系,帮助患者建立自信心。其次明确患者所关心的各种问题,根据问题所属性质和患者对它们的情绪反应分类,从其最迫切希望解决的问题入手。

2. 领悟阶段

这一阶段主要帮助患者认识到自己不良的情绪和行为表现或症状是什么,产生这些症状的原因是自己造成的,要寻找产生这些症状的原因即非理性信念。

在寻找非理性信念并对它进行分析时要按顺序进行:①了解有关激发事件 A 的客观证据;②患者对 A 事件的感觉体验是怎样反应的;③要患者回答为什么会对它产生恐惧、悲痛、愤怒的情绪,找出造成这些负性情绪的非理性信念;④分析患者对 A 事件同时存在理性的和非理性的看法或信念,并且将两者区别开来;⑤将患者的不良情绪和不安全感、无助感、绝对化要求和负性自我评价等观念区别开来。

3. 修通阶段

这一阶段,治疗者主要采用辩论的方法动摇患者的非理性信念,用夸张或挑战式的发问要患者回答他有什么证据或理论对 A 事件持与众不同的看法等。通过反复不断的辩论,直到患者理屈词穷,不能自圆其说,才会触动其真正认识到,他的非理性信念是不合乎逻辑的,也是没有根据的。这时开始分清理性与非理性的信念,并用理性的信念取代非理性的信念。

这一阶段是本疗法最重要的阶段,最常用的技术是与不合理信念的辩论技术。治疗者可以用质疑式或者夸张式来对患者进行提问,质疑式提问方式是直接对患者的不合理信念进行发问,如:"你有什么证据证明自己对呢?""是不是别人想问题、做事情都必须要符合你的要求?""你怎么能要求所有的事情都得如你所愿?"等等。提问将会引发患者主动思考自己一直持有的信念,只有当患者感到再也无法为自己的信念辩护下去时,才会真正开始考虑放弃不合理信念,接受合理的信念。提问需要不断重复,才会达到动摇不合理信念的目的。夸张式提问则是将患者所持信念的不合理之处进行夸大,使其认识到自身信念的不合理、不现实之处。

4. 再教育阶段

再教育阶段也是治疗的最后阶段,为了进一步帮助患者摆脱旧有思维方式和非理性信念,还要探索患者是否还存在与本症状无关的其他非理性信念,并与之辩论,使患者学会与非理性信念进行辩论的方法,养成用理性方式进行思维的习惯,建立新的情绪。同时进行技能训练如解决问题的训练、社会技能的训练,以巩固这一新的目标。

在治疗过程中,治疗者指导患者进行科学化和逻辑化思维与分析是非常重要的,所以要求治疗者在治疗过程中平等对待患者,不以教训的口吻与患者对话,引导患者认识到自己的不合理认知,进而愿意改变。同时,改变不合理认知需要反复强化,治疗者要帮助患者制订计划,反复练习,逐渐改变自己的态度和行为。

四、森田疗法

(一)基本理论

森田疗法(Morita therapy)由日本慈惠医科大学森田正马教授于 20 世纪 20 年代创立,经过近一个世纪的发展和完善,森田疗法已经成为具有浓郁东方色彩的、国际公认的一种有效的、实用的心理疗法。其理论要点如下。

1. 疑病素质对神经症发病起决定作用

森田教授认为,神经症发生的基础是疑病素质,具有疑病素质的人有强烈的求生欲和内省力,非常看重自己的健康,对于自己的心、身活动都非常敏感,常常会把一些正常的生理反应视为病态。

2. 精神交互作用对神经症症状发展起决定作用

所谓精神交互作用是指对于某种感觉,如果注意力集中在感觉上,那么这种感觉就会变得敏锐,而感觉的敏锐又会使注意力更加固着在这种感觉上,两者互相影响,互为因果,从而使感觉变得越来越敏锐,形成感觉过敏的状态。精神交互作用也是森田疗法的核心内容。

森田疗法关于神经症症状的形成机制可概括为:由于疑病素质的存在,在偶然事件的诱因影响下,通过精神交互作用而形成神经症症状。造成神经症症状的根本原因则在于,想以主观愿望控制客观事实而引起的精神拮抗作用的加强。

(二)治疗原理

根据上述理论,森田提出了针对性的治疗原理与方法,治疗的着眼点在于打破精神交互作用,消除思想矛盾,陶冶疑病素质,帮助患者改变观点,接受躯体症状和精神症状,不再排斥、注意。其治疗原理可概括为两点。

1. 顺应自然

顺应自然即按事物的本来规律行事,既不是排斥、抗拒症状,又不是听之任之,放任自流,而是承认症状的存在,不强求改变,认清事物发展的规律,尊重规律,顺应规律,"带着症状积极生活"。

2. 为所当为

森田疗法把与人相关的事物划分为两大类：可控制的事物和不可控制的事物。所谓可控制的事物是指个人通过自己的主观意志可以调控、改变的事物；而不可控制的事物是指个人主观意志不能决定的事物。森田疗法要求患者通过治疗，学习顺应自然的态度，不去控制不可控制的事物；但对可控的事物，还是要"为所当为"，即控制那些可以控制之事。"为所当为"是在顺应自然的态度指导下的行动，是对顺应自然治疗原理的充实。

（三）治疗方法

1. 住院治疗

在确定诊断后，要向患者讲明疾病的性质，并将有关神经质心理病理学说介绍给他们，告诉他们没有严重疾病，以消除他们不必要的担心和顾虑。住院治疗过程分为四个时期。

（1）绝对卧床期　一般为4～7天。患者独居一室，除了吃饭、如厕外，其余时间不得下床活动，禁止做任何活动。在此期间，患者自然会出现各种想法，对疾病的各种烦恼和苦闷达到难以忍受的程度，部分患者甚至要求中止治疗而出院，但需坚持。

（2）轻工作期　一般为4～7天。仍然禁止读书、交际，每天卧床时间保持7～8小时，白天可以到户外活动。做一些轻体力劳动，可以开始写日记，记录病情变化和治疗体会。

（3）重工作期　一般为4～7天。继续禁止会客、娱乐，可参加一些较重的体力劳动。患者可以开始读书，患者需继续记日记。患者通过努力工作，养成向外注意的习惯，体验完成工作后的喜悦，培养忍耐力。

（4）生活锻炼期　生活锻炼期又称回归社会准备期。一般为1～2周。根据需要外出进行复杂的实际生活，晚上仍回医院居住，为患者出院做准备。要求患者坚持记日记。目的是使患者在工作、人际交往及社会实践中进一步体验顺应自然的原则，为回归社会做好准备。

森田疗法住院式治疗，一方面使患者在住院期间同与自己有相同症状的患者在一起，体会到原来认为只有自己才有的"特殊症状"其实并不特殊，从而从"特殊症状"中解脱出来；另一方面通过逐渐加强的劳动，使患者逐步养成向外注意的习惯，建立顺应规律的态度，像健康人一样生活、学习。

2. 门诊治疗

森田疗法门诊治疗主要通过施治者与患者一对一的交谈方式进行，治疗中不以症状作为讨论的主要内容，鼓励患者面对现实，接受症状的本来面目，不试图去控制，症状就会改观。最后鼓励患者要承担自己生活中应承担的责任。门诊治疗的要点是：①对患者进行详细的体格检查，以排除严重躯体疾病的可能，消除其顾虑；②指导患者接受症状，而不要试图排斥它；③嘱咐患者不向亲友谈症状，也嘱咐亲友们不听、不答复他们的病诉。

五、音乐疗法

（一）基本理论

音乐疗法（musical therapy）是将音乐具有的生理、心理、社会效应，有目的、有计划地用于某些疾病的康复和功能改善的一种心理治疗方法。音乐疗法有欣赏、演奏、创造等形式。通过生理和心理两个方面来治疗疾病：一方面，音乐声波的频率和声压会使个体生理上产生反应，引起组织细胞发生和谐共振现象，直接影响人体的脑电波、心率、呼吸频率等；科学研究表明，人体处于优美音乐的环境中可以改善人体各个系统的功能,促使人体分泌利于身体健康的激素、酶等活性物质,起到调节生理功能的作用。另一方面,音乐会引起心理上的反应。适宜的音乐会提高大脑兴奋性,改善个体情绪,同时有助于消除心理、社会因素造成的紧张、焦虑等不良心理状态,提高应激能力。音乐疗法包括患者、音乐、治疗师三个要素,缺一不可。

(二)主要作用

自 20 世纪 40 年代起,人们已逐渐将音乐作为一种医疗手段,经过研究,音乐疗法的医疗作用主要体现在以下几方面。

1. 缓解焦虑、紧张情绪

音乐可以缓和交感神经的过度紧张,促进情绪镇静,减轻压力反应,达到宣泄情感、放松的效果。

2. 减轻疼痛和消除心理不适

音乐频率可刺激脑垂体释放内啡肽而起到缓解病情的作用,帮助患者分散对疼痛的关注,对难产和早产的孕妇以及大脑受伤和慢性疼痛的患者都有帮助。

3. 改善疾病症状

临床对照研究发现,音乐疗法能增强银屑病患者的交感神经的兴奋性和提高副交感神经的张力,进而调节神经内分泌和免疫系统功能,提高疾病的治愈率,减低复发率。

基于上述作用,目前音乐疗法已经广泛应用于临床疾病的治疗中,对于高血压、冠心病、呼吸肌无力患者、慢性阻塞性肺疾病(COPD)患者均能产生不同程度的症状缓解,对照研究康复效果差异具有统计学意义,特别是对于脑部受损导致心理障碍的患者、孤独症儿童、慢性精神分裂症患者的治疗均产生积极效果,在临终关怀、围产期妇婴护理、肿瘤患者康复等方面也有显著作用。

(三)治疗过程

1. 了解患者病情,确定音乐处方

在治疗前,应对患者的病情、文化程度、个人经历、爱好等资料做必要的了解,在此基础上选择符合患者背景的音乐。不同音乐的治疗效果不同,音乐作品应丰富多样,长期治疗要注意更换音乐。常见的音乐处方有:治疗抑郁症可用《金蛇狂舞》《喜相逢》《步步高》等,治疗焦虑症可用《梅花三弄》《平湖秋月》《梦幻曲》等。

2. 治疗前指导

在治疗之前要对患者讲明治疗的基本原理,强调治疗的疗效取决于患者投入音乐、将自己融入音乐意境的程度,并不直接取决于患者的音乐修养。

3. 环境准备

实施治疗的地点应相对封闭,安静,光线柔和,音乐设备良好,患者可选择舒适体位,闭上眼睛,准备开始。

4. 音乐音量控制

音乐音量应从小逐渐增强,以患者感到适宜为佳。

5. 治疗时间

每次治疗 20~40 分钟,不宜过长,每日治疗 1~2 次。

在实施音乐疗法时应注意:①在选择音乐种类时要以患者实际情况为准,优先考虑患者喜好的音乐,这就需要提前与患者及其家属进行沟通,向他们介绍音乐疗法的相关内容,获得患者和家属的信任与配合,音乐选择因人而异,切勿千篇一律;②治疗期间限制其他活动,以防打断治疗过程,影响治疗效果,所以护理人员应暂停其他活动,鼓励患者投入到音乐中,专注于旋律,可随着哼唱、打拍子或摆动身体,有助于取得更好的治疗效果;③在治疗过程中观察患者反应,并在治疗结束后反馈治疗感受,评价治疗效果,及时调整治疗方案,确保疗效。

目标检测

一、单项选择题

1. 适合心理咨询的问题是( )

A. 孤独症 　　　　　　　　　　B. 胃溃疡病

C. 精神分裂症 　　　　　　　　D. 适应不良

E. 心肌梗死

2. 咨询师不能为亲人或熟人进行心理咨询是因为要遵守( )

A. 保密性原则 　　　　　　　　B. 自愿原则

C. 信任原则 　　　　　　　　　D. 尊重原则

E. 回避原则

3. 系统脱敏疗法是( )中常采用的方法

A. 行为疗法 　　　　　　　　　B. 音乐疗法

C. 支持疗法 　　　　　　　　　D. 森田疗法

E. 认知疗法

4. 将苦味酊涂在手指上进行治疗的方法为( )

A. 代币法 　　　　　　　　　　B. 满灌疗法

C. 系统脱敏疗法 　　　　　　　D. 厌恶法

E. 生物反馈疗法

二、多项选择题

1. 森田疗法的治疗原理是( )

A. 有求必应 　　　　　　　　　B. 为所当为

C. 细心呵护 　　　　　　　　　D. 顺其自然

E. 严格要求

2. 心理咨询和心理治疗的区别之处在于( )

A. 工作对象、工作关系不同 　　B. 工作内容不同

C. 工作用时、场地不同 　　　　D. 遵循模式不同

E. 工作方法不同

3. 支持性心理治疗常采用的方法有( )

A. 倾听 　　　　　　　　　　　B. 解释

C. 保证 　　　　　　　　　　　D. 指导与建议

E. 鼓励与安慰

4. 非理性信念的特征有( )

A. 糟糕至极 　　　　　　　　B. 客观理性

C. 绝对化要求 　　　　　　　D. 过分概括化

E. 非此即彼

三、名词解释

1. 心理咨询　　2. 心理治疗

四、填空题

1. 心理咨询和心理治疗的相同点有_____、_____、_____。

2. 按照咨询性质分类,心理咨询可分为_____、_____和_____。

3. 系统脱敏疗法的治疗步骤分为_____、_____、_____。

4. 森田疗法的治疗原理是_____和_____。

5. 行为疗法的理论基础包括_____、_____、_____、_____。

五、问答题

1. 心理咨询和心理治疗的异同点是什么?

2. 心理咨询的原则有哪些?

3. 某人害怕单独到人群密集的场所中去,一进入这样的场所就会感到胸闷、无法呼吸,出冷汗,所以一直回避去这类场所。请你根据此人的情况分析病情并提出治疗方法。

（王 霞）

第八章　患者心理

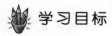 学习目标

【掌握】患者角色、心理危机和心理危机干预的概念。

【熟悉】患者的心理需要；患者角色的转化；患者心理危机及干预。

【了解】患者的权利和义务。

古希腊著名的医学家希波克拉底有句名言："了解什么样的人得了病,比了解一个人得了什么病更重要!"当一个人由社会角色转变为患者角色后,会产生一系列的生理、心理变化,而其中的心理、行为变化又会对疾病的转归和预后产生重要的影响。所以护理人员要了解患者心理特征,满足患者的心理需要,学会识别患者心理危机并掌握心理干预的技能,这对于促进患者康复有非常重要的意义。

第一节　患者心理概述

一、患者角色

角色(role)本意是舞台表演中演员所扮演的人物,带有人物特定的语言、行为模式。社会心理学中,社会角色(social role)用来描述社会生活中人所具有的身份、地位和与之相符合的行为模式、心理状态,还有与角色相对应的权利和义务。患者角色(patient role)又称患者身份,是一种特定的社会角色,其也符合社会角色的相关要求。

(一)患者角色的概念

过去认为患者就是有病痛的人,通常会有求医行为,但是并非所有患者都有求医行为,某些处于疾病早期的患者或对疾病有误解者会影响求医行为;而有求医行为者也并非都是患者,比如健康体检者、产妇分娩者或希望通过求医获得利益者。目前根据生物-心理-社会医学模式对于健康和疾病的观点,我们认为患者是寻求医疗服务或正处在医疗服务中的个体,所以,在医疗部门挂号就诊,获得医师诊疗服务的人就是患者。所谓"患者角色"就是指被医生和社会确认的患病者应具有的心理活动和行为模式。当一个人患病时,会得到与以往不同的对待,人们也期待他能适应角色,表现出相应的心理和行为特点,即履行"患者角色"。

(二)患者角色特征

美国社会学家帕森斯(Parsons)在 1951 年提出患者角色的四项特征。

（1）免除或部分免除社会责任　根据患病的种类和严重程度,可相应免除平时所担任社会角色的义务和责任。

（2）不需承担陷入疾病的责任　得病并非个体本意,患病后的转归和预后也不是患者能完全把握的。所以患者不应承担得病的责任,医护人员不应责怪患者,而应尽可能帮助患者从疾病中解脱出来,恢复健康。

（3）有寻求医疗帮助的责任　患者应寻求医疗、护理、心理等方面的帮助和支持。

（4）恢复健康的义务　患者应认识到从惯常的社会角色中解脱出来只是暂时的,患者有尽快恢复健康的义务,要为尽快恢复健康而努力。

确切说,患者角色是指患病这一事实在社会关系中得到确认,患者履行了相应的权利和义务。

我国学者认为患者角色包括以下内容:①有生理或心理异常的阳性症状;②得到医疗的确认;③处于患者角色的个体有特殊的权利、义务、行为模式。进入患者角色意味着:解除了以往角色的相关义务、责任,同时也会丧失相应权利;生活环境和人际关系都发生了深刻的变化;要重新学习该角色的行为规范,配合医疗行为,尽可能早日恢复健康。

二、患者的权利和义务

（一）患者的权利

正常人转变为患者角色后,其社会行为将发生重大的改变,其权利和义务也发生了改变。

1. 享受医疗服务的权利

作为患者,具有得到医护人员为其诊断、治疗、护理以帮助其尽快恢复健康的权利。在就医过程中,患者有平等医疗权,医护人员应平等地对待每一个患者,自觉维护患者的一切权利。患者有知情同意权,有权获知有关自己的诊断、治疗和预后的所有信息。在医疗活动中,医疗机构及其医务人员应当将患者的病情、医疗措施、医疗风险等如实告知患者,及时解答其疑问;但是,应当避免对患者产生不利后果。患者有对医疗行为的选择权和监督权,对于不负责任的医疗行为,患者可以在法律允许的范围内拒绝接受治疗,同时在就医过程中对整个医疗机构的运行、医疗行为的进行行使监督权。

2. 被尊重的权利

患者由于疾病不得不求助于医护人员,但作为人,在任何时候都有被尊重的权利,患者也不例外,有权得到医护人员和其他社会成员的尊重和理解,特别是患有某些在社会上存在一定误解和歧视的疾病的患者（如性病、肝炎、精神疾病）,须更加强调其被尊重的权利。

3. 有免除一定社会责任和义务的权利

按照患病的种类和严重程度,可以暂时或长期免除服兵役、献血等社会责任和义务,在现任工作中也可以请假或调换工种,避免进一步伤害,尽快恢复健康,这也符合患者的身体情况,符合社会公平原则和人道主义原则。

4. 保守个人隐私的权利

患者有权要求知晓其隐私的医护人员为其保守秘密,患者出于治病需要,会向医护人员提供其个人疾病情况和其他与疾病相关的个人情况,医护人员不能随意将其疾病情况和个人情况泄露。医护人员在进行医疗行为时要审慎处理相关资料,不经同意不得泄露;在将患者作为案例进行讨论研究时不得公开患者的详细资料和能引发联想的资料。

5. 有获得赔偿的权利

就医行为中造成患者人身损害的,经相关部门鉴定认为确实和医疗行为有关,患者有通过正当程序获得赔偿的权利。

(二)患者的义务

权利和义务是相对的,患者在享有正当权利的同时,也要负起应尽的义务,对自身健康和社会负责。

1. 积极配合医疗行为的义务

患者要向医护人员如实陈述病情,对于与疾病可能有关的隐私不能隐瞒;要按照医护人员的医嘱接受检查和治疗,要尽量配合医护人员,积极参与疾病的治疗方案的制订、实施;要调整或改变个人生活习惯,尽快恢复健康。

2. 遵守医疗规章制度的义务

患者要自觉遵守医疗机构各项规章制度,自觉维护医疗机构正常的诊疗秩序;不在医疗机构寻衅闹事,毁坏公共财物。

3. 尊重医护人员人格和工作的义务

患者要尊重医护人员的人格,不得随意辱骂、殴打医护人员;要尊重医疗工作,不得随意否定、阻碍医疗计划的制订和实施。

4. 接受医学强制治疗的义务

患者有不将传染性疾病传染给他人的义务,特殊疾病的患者按照国家相关法律规定,要在指定场所接受强制治疗;家属和其他人员必须配合医疗机构对患者采取的医疗措施和其他措施。

三、患者角色的转化

人们期望患者的行为模式、心理活动完全符合患者角色的要求,但是现实中的实际表现往往与期望角色有差距,从正常状态向患病状态转化,或从患病状态向正常状态转化均有一个角色适应的过程。

(一)患者角色转化的影响因素

进入患者角色意味着个体多方面的变化,不论从以往角色的权利和义务、人际交往的对象和内容、生活、工作环境、行为模式、主要任务均有所改变。患者角色适应的快慢存在个体差别,一般来说影响患者角色转化的因素主要有以下几方面。

1. 个人情况

个人情况主要指患者的年龄、性别、心理健康水平、文化程度、职业、社会经历、社会支持系统、医学常识水平等。

2. 疾病情况

疾病情况主要指疾病的性质、严重程度、发展水平、治疗效果、预后转归等。

3. 医疗机构情况

医疗机构情况主要指医护人员专业水平、沟通能力、医疗设备情况、机构运行情况等。

一般认为进入患者角色需经历三个阶段。①否认阶段:在得知自己患病后,持怀疑态度,不愿承认现实;②焦虑、恐惧阶段:在现实面前,患者接受了患病的现实,转而开始担心疾病带来的影响和疾病本身的发展、转归,产生恐惧、焦虑情绪;③接受阶段:患者此时已经与患者角色基本吻合,能够冷静、客观地面对现实,遵从医嘱,主动采取措施帮助自己恢复健康。

(二)患者角色转化类型

1. 角色适应

角色适应指能够顺利实现角色转变。适应患者角色的患者常表现为:①能客观看待疾病和自身所具有的资源,接受现实,不因患病而自责或自卑,能保持良好的情绪;②对疾病的治愈充满信心,能积极主动地配合治疗,与医护人员保持良好的人际关系,对治疗过程有充分的心理准备,遵从医嘱。患者角色适应的结果有利于疾病的康复。

2. 角色缺如

角色缺如指患者不能正确对待自己的疾病或者直接否认有病,不能正确履行患者的权利和义务。有些患者因为害怕自己的病会受到社会、单位、家庭的歧视而拒绝承认得病,不愿就医治疗,导致疾病拖延而恶化或引起其他疾病;有些患者对疾病的认识肤浅,往往觉得不是什么大事,坚持一下就没事了,心理认识和行为模式与疾病程度不相符合,以至于对疾病的康复产生了不利的影响;有的甚至因为坚持从事不能胜任的活动而使病情加重。

3. 角色冲突

角色冲突指同一个体承担多种社会角色,当患病时需从其他角色转变为患者角色,而当某个社会角色需要的强度超过患者角色时,患者就容易产生角色冲突,表现为焦虑不安,不利于疾病的康复。

4. 角色恐惧

患者对疾病缺乏正确的认识,对自身健康过度悲观,对进一步治疗缺乏信心,产生焦虑和恐惧,导致四处乱求医、滥用药物等行为发生,影响疾病的预后和转归,有的甚至产生了极其严重的后果。

5. 角色减退

已进入角色的患者,由于强烈的情感需要,或者由于外界因素的影响,产生患者角色减退,不顾自身的病情而从事力所不及或于疾病康复无益的行为活动,如过早从患者角色转变为常态角色,对疾病康复造成了影响。

6. 角色强化

适应了患者的生活,产生了习惯心理,按时治疗、依赖医护人员和家属、不承担社会责任,这些促使患者在心理上产生了"衰弱感",即使已经康复,但患者对自己的能力表示怀疑,害怕复发,害怕再次承担社会责任,导致不愿出院、不愿重返社会的现象出现。有的患者角色强化是由于"继发性获益"(secondary gain)所致,如患病使其从生活和工作压力中解脱,得到亲人和医护人员的关心、照顾,可以得到补贴、赔偿或免除某些责任等。

7. 角色异常

患者受到病痛的折磨而产生悲观、失望等不良情绪,由此出现了异常行为。比如对医护人员和家属的攻击性言行、病态固执、厌世、自伤行为、自杀行为等。如果患者出现了严重影响疾病康复或生命的行为,护理人员要及时观察并尽快开展干预。

了解患者角色转化中的问题,可以帮助患者尽早实现角色的转化,帮助患者更好地适应角色并以积极、良好的心态促进治疗。同时对于患者出现的问题进行及时有效的帮助和干预。在医疗工作中要尽量避免不利于患者角色转化的相关因素。随着疾病的好转、康复,医护人员要把帮助患者摆脱患者角色,恢复正常社会角色作为重要的工作之一。

四、患者的心理需要

(一)患者心理需要的特点

1. 心理需要错综复杂

人的需要是多层次、多内容共同交错存在的。在疾病状态下,患者会产生高强度的心理需要,如安全感、归属感、获得疾病信息的需要等,同时呈现出心理需要的错综复杂的状态。

2. 主导性需要随病程而变化

在疾病的整体过程中,低层次需要较突出。病情严重时,安全感的需要表现突出;病情平稳时,社交需要逐步上升;病情好转后,社会信息需要替代疾病信息需要成为患者的主导性需要。

3. 心理需要和疾病的相关性

某种特定疾病对某种特定的生理需要特别敏感,如哮喘患者对呼吸空气的需要,禁食患者对食物的需要,尿潴留患者对排尿的需要,这些需要如果不能满足,则会造成患者极大的痛苦,影响到患者的心理,进而影响治疗的后续进程。

(二)患者的心理需要

1. 安全的需要

安全的需要是患者最基本、最重要的心理需要。患者害怕疾病、害怕独处、害怕误诊、害怕痛苦的检查、害怕医护人员操作失误,这些都是患者安全感缺乏的表现,应引起护理人员的重视。

2. 社交的需要

在疾病过程中,患者过去的社交生活受到不同程度的干扰或限制,在病房这个小空间中,需要患者尽快适应环境,与病友打交道。护理人员要利用患者的这种需要,多与患者接触、沟通,引导患者与病房的其他患者交流,帮助患者尽快进入角色,以良好、积极的心态对待治疗。同时护理人员应指导患者家属、亲友如何与患者进行良好的沟通,以期通过社会支持系统来满足患者的社交需要,帮助其康复。

3. 尊重的需要

患者因丧失了部分能力,经常处于被动地位而导致自我评价降低,所以患者的尊重需要非常强烈,尤其是一些有一定社会地位或年老的患者,总希望得到特殊对待,对周围事物都非常敏感,动辄就与尊重需要联系在一起。如果尊重需要得不到满足,会使患者产生自卑和无助感,甚至转变为不满和愤怒。这就要求护理人员具有良好的职业道德,主动热情关怀患者,不用床号称呼患者,在进行治疗前要与患者沟通、解释,征求患者的意见,以满足患者的尊重需要。

4. 刺激的需要

患者住院后,活动空间被限定在病房中,每日治疗、吃喝、休息,生活单调乏味,会导致患者厌烦、无聊。适当的刺激对于患者转移注意力、调节情绪都有帮助。护理人员一方面可以为患者提供关于疾病和医疗机构的各种信息，满足患者对疾病信息的需要，打消患者的疑虑，提高患者对于诊疗活动的依从性；另一方面可以组织患者开展一些读书看报活动、联谊活动、团体训练，增加新鲜的刺激，改善患者的心情，促进患者的康复。

5. 良好环境的需要

人的心理和环境是相互影响的。良好的医疗环境、整洁专业的病房、规范化的流程都可以使患者对医疗机构产生信任感。所以医疗机构的管理水平、文明程度、环境陈设等方面对患者产生的影响也非常重要。

总之，作为护理人员，面对患者种种的心理需要要认真对待，尽力给予满足，不论在病程的哪个阶段，都应以温暖、和蔼的话语，专业的理论知识，耐心、细致的操作实施来增强患者在治疗中的信心和决心。

第二节 患者心理危机及干预

一、心理危机及干预概述

(一)心理危机

1. 心理危机的概念

心理危机(mental crisis)是指个体由于受到突然的、严重的重大事件或情况，无法利用现有资源或惯常的应对方法来解决，导致个体心理出现失衡的状态，通常表现为认知失调、情绪失控、行为错乱等。确定危机需符合下列标准：①存在对个体具有重大意义、产生较大心理影响的事件；②引起急性的情绪变化或躯体、行为改变，但是均不符合精神疾病的诊断；③个体使用惯常解决问题的方法手段不能应对或应对无效。

对于患病而言，突发威胁生命的恶性疾病(如恶性肿瘤)、遭遇突发事件造成肢体残疾、受到长期慢性病困扰均有可能诱发患者的心理危机状态，有些患者心理承受能力弱或者患者角色适应不良，在面对严重程度不高的疾病也会诱发其心理危机，产生较为严重的心理和行为问题。

2. 心理危机的特征

(1)通常有时间限制 通常持续 4～6 周，在危机后期，主观不适的感觉会减轻。但危机有可能会转化为慢性状态，在相当长的时间内反复出现一系列的症状。

(2)个体有求助愿望 在危机期间，个体会发出需要帮助的信号，并愿意接受外界提供的帮助或干预。

(3)危机与机遇并存 一方面危机可能会造成危险，如果危机过于严重，威胁到个体的生活或家庭和谐，则个体可能会采取某种不恰当的方式来应对或解决问题，导致严重后果，对自身、他人或社会造成危险；另一方面，危机也是一种特别的机遇，如果通过危机，个体成功地学会应对危机的技能，得到了及时的干预、指导和治疗，甚至重新构建了个体的心理结构，从混乱到有序，那么，患者不仅达到了心理平衡，甚至还获得了心理的进一步成熟和发展，对于疾病的治疗和今后的发展均产生重大的促进作用。

(4)危机程度和多种因素有关 危机程度和发生事件的强度并不一定成正比，主要取决于个体对事件的认知、个体的应对能力、个体个性特征等因素。但如果事件强度非常高,那么发生危机的可能性会大大提高,可以提前准备干预。同时危机的预后也和个体的心理素质、适应能力、个体主动性、社会支持系统等有关。

（5）危机症状复杂 危机对于个体的影响是多方面的,可以渗透到个体的生活、工作等方方面面,就像一张网,将个体所处环境的所有方面都交织在一起。一旦危机出现,就会产生很多复杂的问题需要干预,个体的环境决定着处理危机的难度。

（6）危机缺乏万能的或快捷的解决方法 一般而言,还不存在快速解决危机的方法。遭受严重刺激的个体总希望能找到快速解决问题的方法,比如药物,但这种方法虽然可以延缓极端反应的出现,但是未从根本上解决问题,没有改变造成危机的原因,甚至可能会加重危机程度。

 知识链接

心理危机的发展阶段

Caplan认为,心理危机的产生与个体认知水平、环境或社会支持以及应对技巧这三方面关系密切。他提出心理危机的发展过程可分为四个阶段。

第一阶段:创伤性应激事件使当事者情绪焦虑水平上升,因此采取常用的应对机制来拮抗焦虑所致的应激和不适,以恢复原有的心理平衡。

第二阶段:常用的应对机制不能解决目前所存在的问题,创伤性应激反应持续存在,生理和心理等紧张表现加重并恶化,当事者的社会适应功能明显受损或减退。

第三阶段:当事者情绪、行为和精神症状进一步加重,促使其应用尽可能地应对或解决问题的方式来力图减轻心理危机和情绪困扰,其中也包括社会支持和危机干预等。

第四阶段:为活动的危机状态,当事者由于缺乏一定的社会支持、应用了不恰当的心理防御机制等,使得问题长期存在、悬而未决,当事者可出现明显的人格障碍、行为退缩、自杀或精神疾病。

（二）心理危机干预

1. 危机干预的概念

心理危机干预即心理援助,或称心理救助。危机干预（crisis intervention）是指对处于困境或遭受挫折即处于危机状态下的个体给予关怀、支持及使用一定的心理咨询和心理治疗方法予以援助,使之恢复心理平衡,达到或超过危机前的水平。心理危机干预最简易的方法是心理治疗方法,如倾诉、危机处理（心理支持）、松弛训练、心理教育、严重事件集体减压。心理危机干预不是一种程序化的心理治疗,而是一种心理服务。

对于患者来说,突然的疾病状态或患者本身心理承受能力低都有可能导致心理危机的出现。这就要求护理人员掌握一定的心理危机干预知识和技能,在危机出现后及时予以快速的干预和指导,这对于患者来说具有重要的意义。

危机干预的目标可分为三个层次。①最低目标:处于危机中的患者重新获得心理控制,避免自伤或伤人;②中级目标:帮助患者恢复心理平衡,恢复到危机前的功能水平;③最高目标:

使患者达到高于危机前的功能水平,促进人格成长。

2. 心理危机干预原则

心理危机干预原则包括:①迅速确定要干预的问题,强调以目前的问题为主,并立即采取相应措施;②必须有其家人或朋友参加危机干预;③向个体提供信息,鼓励个体提高自信;④把心理危机作为心理问题处理,而不要作为疾病进行处理;⑤在危机中不责备,不抱怨,防止个体采取消极、回避的方式应对危机。

3. 心理危机干预的技术

危机干预中所使用的心理治疗技术,可以根据患者的不同情况采取对应的技术,比如认知治疗、行为治疗等方法,对于患者的情绪问题(如焦虑、紧张)可以采用放松疗法、药物治疗、休息和娱乐、脱敏疗法等。一般说来,危机干预主要采用以下三类技术。

(1)建立良好护患关系的技术　实际上,与患者建立良好的人际关系是保证干预策略贯彻和执行的基本前提,如果没有对此关系加以重视,那么很难得到患者的信任,也无法保证心理危机干预的顺利进行。同时建立良好的沟通关系有利于患者恢复自信和减少对生活的绝望,保持心理平衡、稳定和改善人际关系。在建立沟通关系时需注意:①消除内外环境的干扰,以免影响双方顺畅的沟通和表达;②避免矛盾的信息传递,如护理人员仅仅在口头上表示理解患者,但在行为上并未表现出来;③避免给予过度的保证,一旦保证无效,就会使患者产生不信任感;④避免使用专业术语,应尽量使用患者能理解的语言与患者沟通,传递信息;⑤护理人员要利用可能的机会改善患者的认知、情绪等心理问题。

(2)支持技术　该技术的主旨在于尽可能地解决目前危机,通过疏泄、暗示、保证、改变环境等多种方法,稳定患者情绪。需要注意的是,支持技术是给予患者心理上的支持,而不是支持患者错误的观念或行为。

(3)干预技术　干预技术又称解决问题的技术,其目标主要是帮助患者学会应对困难和挫折的一般性方法,不仅可以应对当前危机,还为患者以后的适应打下基础。其基本策略为:①主动倾听并热情关注;②提供疏泄机会,鼓励患者表达内心的真实感受;③解释危机发展过程,提供危机的相关信息,使患者理解当前的处境并能接受现实,客观看待自己和他人,建立自信;④给予患者希望,使其保持乐观的态度;⑤鼓励患者培养多种兴趣爱好并参加社会活动;⑥注重社会支持系统所起到的作用,鼓励患者和家属、朋友、社会人员接触和联系,减少孤独感。

二、患者心理危机的识别

患者心理危机的表现主要有认知、情绪、行为改变三个方面。

1. 认知反应

认知上出现思维混乱、敏感猜疑、迷茫、记忆力下降、思维不集中、思考理解困难、自我评价减低。

2. 情绪反应

情绪反应有无力感、挫折感、脆弱感、负疚感、悲伤、愤怒,甚至情绪失控,严重者可出现精神崩溃。不同年龄的患者表现也有差别,如儿童患者可表现为苦恼不止、冲动、自伤、行为退化,而成年患者表现为延迟反应。情绪异常或损伤往往是心理失衡状态的首发征象。

3. 行为反应

行为上则表现为攻击、退缩、坐立不安、举止不协调、口味改变、拒食或暴饮暴食、大量饮酒或服药等,甚至产生自杀、自伤或伤人等极端危险的行为。

三、危机中护理人员的角色和作用

护理人员在整个疾病治疗过程中起到非常重要的作用,既是治疗的实施者,又是患者信息的观察者和反馈者。对于患者的整体情况,护理人员都要非常了解,并要承担观察患者、评估危机、实施干预的角色。危机中护理人员的具体任务如下。

1. 建立良好的护患关系

营造温暖、真诚、尊重、平等的心理氛围,强化护患的交流沟通,帮助患者增强对抗疾病的信心。

2. 保证患者的安全

实行全天 24 小时监护。

3. 尽快确认患者危机性质、水平,并评估危险程度

了解引发心理危机的原因或诱因,评估危机对患者、家庭、社会造成的损害及程度,观察患者所呈现的心理活动、行为活动有何异常,特别是有无自杀、自伤、伤人等极端危险的行为倾向。

4. 制订危机干预计划

遵循危机干预的原则制订干预计划:①根据问题的紧急程度来确定优先解决的问题;②设立干预目标,根据患者的情况具体设定。

5. 实施干预

在实施干预前应得到对方的承诺,即要求患者复述计划,并要求患者陈述在干预中将采取哪些行动来避免危机的升级,在干预实施之前应明确是否已经达成同意合作的协议。同时在实施干预时应时刻关注患者的表现,如果患者出现了预期之外较为危险的反应,则应即刻解决当下问题,必要时需要精神科医生和专业干预人员介入以防止危机向更坏的情况转化。

6. 及时反馈、总结与评价

危机干预完成后,及时对危机干预的结果和效果进行反馈,并总结干预过程中的成功经验和不足,为下一次危机干预提供有价值的提示。通过科学化评价干预后患者的心理状况与干预目标的符合程度,并分析原因,以便制订合理目标,优化干预计划,进行标准化实施,提高干预效果。

四、患者攻击性和自杀行为的干预

(一)患者攻击性行为的干预

攻击行为的危险程度与患者的攻击是否有计划及是否使用工具有关,同时还与患者的如下特征有一定关系。①生物学特点:包括遗传、生化、神经内分泌、脑部结构与功能、疾病等。②心理学因素:包括个体情绪、性别、智力水平、人格特征等。③社会学特点:包括生活背景、生活经历、经济水平、婚姻、家庭和谐程度、社会支持系统等;如果患者有既往的攻击性行为史或存在药物、酒精依赖情况者则有可能增加攻击性行为的发生。

因为攻击行为具有一定的伤害性,所以护理人员要预防攻击性行为的发生。通常攻击行为的预示性表现包括:有既往的暴力行为、强烈的愤怒、处于妄想或躁狂状态、有伤害或杀人的念头、人格障碍、精神障碍。

预防攻击行为的方法有:了解患者的基础情况,观察患者及其家属的情绪和行为,建立适宜环境,减少诱发因素;及时提供诊疗信息,解除患者的疑惑;前瞻性地解决疾病所带来的诊疗问题或预后适应,减少应激;调整接触方式,应和缓、得体,表现出尊重、理解和关心,避免威胁和挑衅,并注意保持安全距离;鼓励患者表达与宣泄,以期缓解患者激动的情绪;改善和加强社会支持等。

当遇到患者的攻击性行为时,护理人员在处理时要沉着、冷静,避免过于焦虑而露于言表,刺激到患者;通过言语帮助患者认识到自己所处的危险情景,向患者提供真实的信息和郑重承诺,使患者相信护理人员会帮助他采取措施防止行为失控;设法帮助患者离开刺激情境,将可能刺激到患者的人员带离现场。

(二)患者自杀性行为的干预

自杀是指个体蓄意或自愿采取各种手段结束自己生命的行为。根据自杀的结果,一般分为自杀意念、自杀未遂和自杀成功三种形态。自杀与个人身心状况(人格缺陷、认识偏狭、情绪低落、精神疾患等)、家庭状况、社会环境、文化背景、负性压力事件等均有关系。在自杀死亡者中患有各种躯体疾病者占 25%～75%。大量研究表明,慢性或难治的躯体疾病,如脑损伤、癫痫、帕金森病、癌症、艾滋病及糖尿病、肾脏疾病、肝脏疾病等慢性疾病的自杀率明显高于一般人群。但关于躯体疾病者自杀的原因,与下述因素有关:①因疾病导致的功能受限,不能参加正常的职业和社交活动;②疾病导致的难以耐受的慢性疼痛;③毁形带来的痛苦;④因疾病,如"不治之症"导致的悲观、绝望情绪;⑤其他,如经济负担、累及他人等。

1. 自杀的危险性评估

要预防患者自杀,护理人员必须做到预判。患者的表现会提供相关信息,具体表现如下。

(1)个人情况　曾有过自我伤害或自杀未遂史;个体成长中遭受过严重的心理应激事件(如父母早亡);患有重病或治疗效果不理想;疾病严重影响家庭经济或个人前程;疾病引发家庭矛盾或造成家庭解体等。

(2)言语表现　直接或间接谈论死亡,询问保险赔偿或遗体捐献程序,曾谈论死后到达另一个世界会如何等,或表达出无法承受现实的压力。

(3)行为表现　将自己喜爱的物品赠予他人,明显减少与外界的沟通、联系,出现酒精、烟草、毒品依赖,工作成效、学习成绩降低,对生活中的事物兴趣减低等。

(4)生理表现　失眠、食欲降低等。

2. 对自杀行为的干预

通过对患者综合情况的了解和评估,护理人员可以从患者的表现中敏锐地发现线索,做好监护;提前消除引起患者自杀的一些因素,尽量避免极端行为的发生。具体措施有以下几点。

(1)对护理人员的要求　在处理自杀行为时,护理人员要沉着、冷静,理智地面对局面,不应有埋怨患者有此行为的想法和表现,不责备,不说教,不可用过激言语威胁、挑衅患者,必要时寻求专业人员介入帮助,始终以专业的态度面对患者。

(2)尽早接触,建立联系　在患者自杀行为发生之后,要尽快与患者接触、联系,患者苏醒后半小时之内要进行首次接触。

(3)良好的有建设性的沟通 通过护理人员的言语、神态、行为表现,以尊重、理解的态度与患者建立相互信任的关系,鼓励患者倾诉,对患者的处境予以理解,并适当指出患者想法中的问题,为患者面对困境提出多种解决方法的建议供患者选择,培养患者今后面对危机的能力。

(4)实施监护 在患者自杀行为之后要进行实时监护,做好病房的危险物品清理工作,要求患者家属参与进来,共同防止患者二次自杀。

知识链接

关于自杀行为的五个误解

误解	真实情况
不能与想要自杀的人谈论自杀	与之谈论自杀,有利于早期发现其想法,既能进行危机评估,又可使其感受到理解、尊重和温暖,减低自杀风险
把自杀挂在嘴边的人不会自杀	据研究80%的人自杀死亡者生前曾发出各种预警信号和求救声
危机过后意味着危险性解除	虽然危机干预可以减低自杀危险性,但是绝望的意愿仍有可能使其继续采取行动
自杀的人是真的想去死	大多数人其实非常矛盾
自杀者不需精神医学干预	即使自杀者不能诊断为精神疾病,但其精神状态是不稳定的,应考虑结合心理干预和适当的精神药物进行干预

目标检测

一、单项选择题

1. 患者意识不到或不愿承认自己患有疾病,属于(　　)

A. 患者角色冲突　　　　　　　　　B. 患者角色缺如

C. 患者角色适应　　　　　　　　　D. 患者角色减退

E. 患者角色异常

2. 来医院进行体检以防止疾病的发生属于(　　)

A. 有病感,有求医行为　　　　　　B. 无病感,有求医行为

C. 有病感,无求医行为　　　　　　D. 无病感,无求医行为

E. 以上都不对

3. 医务人员称呼患者的姓名,而避免叫床号,这是为了满足患者的(　　)

A. 认识接纳的需要　　　　　　　　B. 关心尊重的需要

C. 获取信息的需要　　　　　　　　D. 安全的需要

E. 早日康复的需要

4. 下列哪项不是患者角色的特征(　　)

A. 免除或部分免除社会责任　　　　B. 不需承担陷入疾病的责任

C. 寻求帮助　　　　　　　　　D. 恢复健康的义务

E. 随意用药的权利

二、多项选择题

心理危机干预的目标有(　　)

A. 患者重新获得心理控制,避免自伤或伤人

B. 患者恢复心理平衡,恢复到危机前的功能水平

C. 患者达到高于危机前的功能水平,促进人格成长

D. 患者智力水平超常发挥

E. 患者的工作能力有进一步提高

三、名词解释

1. 患者角色　　　2. 心理危机干预

四、填空题

1. 一般认为进入患者角色需经历三个阶段:_____、_____、_____。

2. 患者心理危机的表现主要有_____、_____、_____三个方面。

3. 心理危机干预一般有_____、_____、_____三项技术。

五、问答题

1. 简述危机中护理人员的角色和作用。

2. 如何对有自杀行为的患者进行心理干预?

(王 霞)

第九章　专科患者心理护理

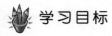学习目标

【掌握】内科患者、外科患者、妇产科患者、儿科患者的心理特点及心理护理。

患者的心理反应除与患者的个性特征、年龄、性别等有关外,还与患者疾病本身的种类、性质、病情、病程等有关。所以不同专科疾病的患者的心理特点也有一些共同之处。本章主要介绍内科、外科、妇产科、儿科患者的心理特点和心理护理措施。

第一节　内科患者的心理护理

内科疾病的病因复杂,常反复发作,有的会使患者的日常生活能力下降,很多疾病尚缺乏特效治疗,疾病治疗的成效与护理工作质量有密切关系。要提高医疗护理质量,除了给患者做好基础护理外,还必须注意患者的心理状态,了解和掌握患者的心理需要,消除各种不良的心理因素,以取得患者的积极配合。因此,护理人员必须掌握内科患者的不同心理特点,做好对患者的心理护理。

一、内科患者的心理特点

(一)焦虑

焦虑多见于初次发病或急性发病的患者。这类患者患病比较突然,许多患者没有足够的思想准备,加之住院后环境陌生,饮食起居、休息睡眠等常规生活受到干扰,对疾病的担心及经济上的损失都会使患者产生紧张、焦虑的情绪。此外,医护人员不能及时给予患者耐心、有针对性的解释,也是造成患者出现焦虑情绪的重要原因。患者常表现为紧张和忧虑的心境,如注意困难、记忆不良、对声音敏感、易激惹,还可伴发以交感神经系统兴奋为主的躯体症状,如疲乏、失眠、腹泻、恶心、呕吐、多汗、心悸、胸闷。患者的焦虑程度与疾病的性质、严重程度、病程及患者的个性特征、性别、经济收入及付费方式等因素有关。女性患者的焦虑程度明显高于男性患者;经济收入较稳定、公费医疗患者的焦虑程度明显低于经济收入不稳定、自费的患者。

(二)丧失信心和抑郁

内科很多疾病为慢性病,病程长,常反复发作,药物疗效差。患者在反复治疗过程中,对疾病的发生、发展和预后均有不同程度的了解,往往对疾病的恢复缺乏信心。疾病的发生使患者担心丧失或已经丧失劳动力,家庭、事业、经济均蒙受损失。认为自己成为家庭的累赘,患者又

145

会出现抑郁情绪,表现为对将来的工作和生活失去信心,情绪低落,丧失生活热情,有自罪感,哭闹不止,不配合治疗,甚至产生轻生的念头。

(三)恐惧

对自己病情不了解的患者或病情比较严重的患者容易出现恐惧情绪。对进行的必要诊断方法和综合治疗措施不了解,在接受不熟悉的医疗操作中患者也会产生恐惧和不安心理。此外,重症监护患者由于24小时昼夜不停的医护工作、监护设备的持续照明和声音以及连接于身体的各种导管和设备,加之同病室患者的抢救甚至死亡,其恐惧情绪的发生率和严重程度均高于一般患者。常表现为烦躁、易激动、健忘,注意力过度集中在疾病信息上,并有惧怕、忧虑和不安的感觉,多采取攻击和逃避的方式来降低恐惧感。

(四)愤怒

愤怒多发生于慢性病的患者,以男性多见。由于长期躯体不适,患者常会无故发脾气,随时寻找泄怒的对象和机会。如当他人以友好、同情的态度询问、解释病情或者为其进行必要的诊疗护理服务时,患者却怒目相向或恶言以对。患者常表现为怨天尤人,以自我为中心,爱挑剔、易激惹,常对护理人员或家人提出过高的要求,埋怨他人对自己不够关心或未尽力照顾,导致人际关系紧张。

(五)急躁

患者自觉症状明显,而医务人员不能及时给予诊断;或病情严重,害怕恶化;或对于反复进行的众多检查项目及治疗缺乏信心时,患者易出现急躁情绪,主要表现为情绪波动很大,不配合治疗;有的与医护人员争吵不休,严重时甚至发生医患纠纷。

(六)敏感多疑

这类患者过分关注自己的躯体症状,稍有不适就认为是病情加重;特别注意观察家属和医护人员的言行,稍有小声说话的情形,就怀疑他人对自己隐瞒了病情;常常会认为自己的疾病很严重,因此整日卧床不起,依赖性强,心理负担较重。

(七)盲目乐观

有些患者对病情发展认识不足,或虽有认识却满不在乎,不能从饮食、休息、活动等多方面加以调整,从而影响治疗效果。也有些患者在病情严重时,能按照医护人员的要求,配合治疗,并调整自己的生活方式,但病情好转后,又盲目乐观,恢复以往不健康的生活方式。

(八)孤独

孤独又称社会性隔离(social isolation),是一种无依无靠或没有人陪伴的感觉。患者生病后,离开了自己的工作单位、家庭及熟悉的环境,住进医院,接触的人简单了,接触的事情单调了;医院的探视和陪护制度,限制了家属和朋友与患者的接触;另外,医护人员工作繁忙,与患者沟通交流的时间有限,这些都会导致患者感到孤独和寂寞。

(九)抗药或药物依赖心理

内科住院患者由于长时间的肌内注射、静脉输液、口服药物,对药物治疗产生抵触情绪;加之药物本身的不良反应、药物对血管的刺激作用、药物疗效不佳等,均会导致患者拒绝打针、吃药。也有的患者认为自己"久病成医",擅自认为某种药物对他不起作用,或认为疗效不佳,则采取不配合的态度,点名要药和私自停用或加用药物。还有些患者偏信"偏方治大病",或是相信媒体广告上的药物,点名要求服用。

(十)依赖性增强

内科慢性病患者常出现依赖性增强的表现,尤以长期住院、长期有人陪护和老年住院患者多见。表现为习惯于患者角色,依赖护理人员及家属的照顾,卧床不愿活动,自己能做的事情也不想去做,主观体验与客观不符。

二、内科患者的心理护理

(一)建立良好的护患关系

患者入院后护理人员应以和蔼可亲的态度来接待他们,介绍医院的环境、主管医生、护理人员,消除患者的紧张、陌生感;尊重患者,经常与患者交谈,这往往能缓解由于环境改变而产生的陌生感、孤独感和焦虑感。和谐的护患交往能增强患者对治疗和护理的信心,改善对疾病的消极心理,提高治疗的依从性,增强与疾病做斗争的勇气。

(二)及时有效的健康宣教

在建立良好护患关系的基础上,耐心细致地向患者及家属介绍疾病的发病原因、发病机制、临床表现、治疗原则,药物的作用、不良反应、注意事项等,以及不良习惯和不良情绪在治疗中的不利影响,以减少患者的紧张、焦虑、烦躁和恐惧情绪。另外对于慢性病的患者,要让其认识到疾病治疗不是一朝一夕的事情,做好打"持久战"的心理准备,积极配合医护人员的治疗和护理。加强知识宣讲,改变患者的不良饮食习惯和不良行为方式,同时对于患者提出的疾病相关问题及健康咨询问题,要认真回答,耐心解释,不能因工作繁忙而敷衍了事。

(三)有针对性的心理疏导

心理疏导是医护人员在与患者沟通的过程中对患者的不良心理状态进行疏通引导,以促进患者心理健康的过程。护理人员在采取心理疏导时要以温暖的语言、真诚的态度尊重每一位患者,通情达理地理解每一位患者,深入到患者的内心世界,体察其情绪,了解其思想,归纳出患者的问题。针对不同的心理反应,采取不同的心理疏导方法,如对抑郁、自信心减弱的患者,要分析其原因,鼓励家属多与患者交流,使患者体会到家人、同事、朋友的支持,得到精神上的安慰,从而提高战胜疾病的信心;对孤独的患者,鼓励患者多与外界接触,使自己的生活变得丰富多彩;鼓励有运动能力的患者适当参加锻炼,如散步、打球、慢跑、练太极拳;对抗药或药物依赖的患者,护理人员应向患者详细讲解所用药物的作用、适应证、禁忌证和副作用以及遵医嘱用药的重要性。

(四)帮助患者获得更多的社会支持

协助患者启动更多的社会支持系统,我国的传统观念比较注重亲情和家庭的和谐,家属对患者的支持非常重要。如果个体在得到家庭成员尤其是配偶的支持时,会感到特别满足。因此,护理人员应尽可能发挥家属的社会支持作用,向家属讲解家庭支持对患者康复的重要性,鼓励家人尤其是配偶与患者沟通,给予患者情感支持,以提高家庭支持质量,从而减轻患者不良情绪,促进疾病康复。也可以调动亲戚、朋友、单位和社会对患者的关心体贴和安抚。同时,鼓励患者参加力所能及的社会活动,减少患者确诊后社会功能和价值转变带来的心理落差,使患者感受到其存在的价值,增强其对生活的热爱。

(五)运用心理治疗技术

有效心理护理的开展必须结合心理治疗的手段,如针对高血压患者进行松弛疗法、生物反馈疗法、运动疗法;对冠心病患者及其家属开展心理咨询,矫正患者的 A 型行为、危险行为,克服依赖性等;对慢性肾衰竭患者进行情绪干预,指导患者学会放松、深呼吸等方法保持情绪稳定,调动正性情绪;对敏感多疑的患者给予综合性暗示疗法,包括心理支持、言语诱导,配合药物,强化暗示,使患者达到自我暗示,改善心理状态,消除敏感多疑心理。

由于内科系统疾病有病情复杂、病程长、见效慢、易反复等特点,患者的心理反应也非常复杂,在护理过程中,护理人员应根据患者的具体情况,迅速识别其出现的心理问题及情绪障碍,并找到原因,才能对患者实施有针对性的心理护理。

第二节　外科(手术)患者的心理护理

手术是外科的重要治疗手段,但手术对患者的心理也是一种严重的刺激,会引发患者出现多种情绪反应,这些情绪反应又会影响手术的进程和效果。因此,了解外科手术患者的心理特点,为患者做好心理护理,是提高外科(手术)治疗效果的手段之一,也是顺应医学模式的转变和满足患者需求的重要举措。

一、外科患者的心理特点

(一)手术前患者的心理特点

1. 焦虑、恐惧

外科手术前患者的焦虑、恐惧,主要是由于患者面临着很多不确定,或确定的、模糊的,或明确的危险所导致的。常见的危险和威胁有:①担心手术过程会出现意外,如术中出血过多、麻醉意外;②怀疑手术效果,对手术成功缺乏信心;③害怕因手术引起剧烈疼痛与不适;④其他方面,如担心手术费用增加家庭负担,对医护人员的技术水平不信任或认为医疗设备落后等。患者往往表现为沉默寡言、食欲下降、睡眠不佳,以致引起生理变化。如一见手术推车便血压升高、心跳加快、呼吸加快、面色苍白,有的患者还可能因此而推迟手术时间。

术前焦虑水平和疾病的严重程度、手术的大小及患者的文化水平、职位高低有关。焦虑水平高,会降低患者的痛阈,在术中或术后感觉到更剧烈的疼痛,往往对手术效果自我感觉不佳。术前焦虑水平较低的患者,往往对手术的危险性认识不够,缺乏必要的心理准备,一旦出现特殊情况,患者往往手足无措,无法应对。术前焦虑水平适中的患者,对手术和手术带来的种种问题有正确的认识和充分的准备,能更好地适应手术和术后的各种情况,同时轻度焦虑有利于机体生理功能的调节,能够促进患者的康复。

2. 愤怒、烦躁

患者由于担心,常常会出现愤怒、烦躁的情绪,对医生、护理人员的解释指导没有耐心,对他人的安慰恶言相向,常常会迁怒于他人,无理取闹,甚至出现攻击性行为。

3. 无助感

患者自觉对即将进行的手术无能为力,只能听之任之,感觉自己完全处于一种被动状态,表现出严重的无助感。

（二）手术中患者的心理特点

手术中的患者一般处于高度的恐惧和孤独中,对任何刺激都比较敏感。如医务人员的谈话、手术器械的传递与操作时发出的碰撞声,监护仪、吸引器等各种仪器的声响,对切口、出血情况的想象、内脏牵拉疼痛及其他手术间患者发生异常时的情景,都可能使患者产生紧张、恐惧的情绪。另外,患者进入手术室与家人分离,陌生的环境、陌生的人群、各种陌生复杂的仪器以及无法与他人交流的状态,都使患者感到孤独,尤其是非全麻患者,他们的恐惧和孤独会更严重。

（三）手术后患者的心理特点

多数患者在得知手术顺利完成后会产生轻松、庆幸心理,即使有躯体不适和疼痛,仍能积极配合治疗和护理。但也有些患者因手术后疼痛、手术未达到预期效果、部分生理功能丧失、生活不能自理、不能恢复工作等因素的影响,出现相应的心理问题。

1. 意识障碍

术后意识障碍(conscious disturbance)多发生于采用全麻的高危性大型复杂手术后,尤其是老年人更易发生。意识障碍分为觉醒障碍(嗜睡、昏睡、苏醒延迟或昏迷等)和意识内容障碍(谵妄状态、意识模糊),多在术后 2~5 天出现,1~3 天后可恢复正常,呈一过性,预后较好。意识障碍临床表现轻重不一,轻者表现为定向不全、理解困难、应答缓慢、思维混乱、近事记忆障碍等;重者出现不同程度的幻觉、错觉、烦躁不安,甚至躁狂。

2. 感觉异常

感觉异常主要表现为术后持续疼痛。一般来说,伤口愈合后,疼痛即消失。但如果患者的手术伤口愈合良好,而疼痛却持续存在数周或更长时间,又不能用躯体情况解释时,则是一种术后不良心理反应。可能的原因有:①因手术而"继发性获益",获得了较长时间的休息、家人的关注等;②对自己手术伤口的过分关注,出现"臆想性疼痛"。这些因素可能会使患者的疼痛在无意识中保持下去。也有些患者出现其他的感觉异常,如手术伤口麻木或针扎样感觉。

3. 抑郁、绝望心理

有时为了挽救生命,外科手术不得不摘除某些器官、截肢或改造某些器官的功能,这样的术后伤残、缺损给患者心理上、生活上带来沉重的负担,使其对生活失去信心,出现术后抑郁状态,表现为悲观失望、自我感觉欠佳、睡眠障碍等,有的患者甚至出现自杀行为,多见于瘫痪患者。

4. 患者角色强化

有些患者手术后出现依赖心理增强,伤感自怜,生活不能自理,患者角色强化。

二、外科患者的心理护理

无论何种手术,对患者都是一种应激刺激,不仅有身体上的创伤性刺激,而且会产生一定的心理反应。严重的消极心理反应可影响手术效果,导致并发症的发生。因此,护理人员应及时了解手术患者的心理特征,采取相应的心理康复措施,减轻患者的心理应激反应,帮助其顺利度过手术期,并取得最佳康复效果。

(一)手术前患者的心理护理

1. 术前健康宣教

医护人员应耐心细致地做好解释工作,向患者及家属说明手术的目的、意义、方法、预后,实事求是、恰如其分地解答患者的问题,以消除患者顾虑,详细地告知术前、术后的注意事项,如术前备皮、检查、禁食、禁水,术后放置引流管的目的、时间、更换和保护问题,术后有效咳嗽及深呼吸的技巧,减轻切口疼痛的方法,手术过程、麻醉及手术医师的技术水平,让患者放心、安心。由于术后多数患者需要卧床休息,因此还应做好床上排便、排尿及床上下肢运动的训练,以减少术后不适和并发症的发生。

巡回护理人员于患者手术前一日,到病房访视患者,了解基本情况,向患者及家属做自我介绍,说明访视目的,倾听患者对手术的期望、感受等,了解其焦虑程度。同时,向患者及家属说明手术当日的相关程序,详细介绍麻醉方法、手术目的、手术过程、配合要点及手术间的环境、布局等,以减少患者的顾虑,稳定其情绪,使其以最佳的心态接受手术。

2. 心理干预

及时有效地干预和处理术前焦虑反应,可增强患者对手术的心理应对能力,使之具有良好的心理状态,有利于促进患者术后的躯体和心理康复。鼓励患者把引起焦虑、恐惧的原因讲出来,并尽力给予解决,对患者关心的问题耐心给予解答,解除顾虑,消除恐惧心理。应用放松技术减轻患者的术前焦虑,常用的方法有音乐疗法、放松训练、深呼吸、分散注意力等。采用示范法,通过观看录像或请手术成功的患者介绍自己的经验,学习他人缓解焦虑、恐惧的方法。术前给患者以积极的暗示,使其相信施术者的医术、医德会确保手术的成功和患者的安全,让其相信手术一定能成功,减轻顾虑。

3. 社会支持

护理人员应以热情诚恳的态度、亲切柔和的语言来接待患者,使其尽快熟悉医院环境,消除陌生感,产生安全感,增强对医护人员的信任。安排家属、亲友及时探视,引导他们安慰和鼓励患者,帮助患者稳定情绪,减轻患者对手术的焦虑情绪,使其积极配合治疗。

(二)手术中患者的心理护理

患者进入手术室的陌生环境后,巡回护理人员应主动、热情地向患者简单介绍手术室的布局和设备,以打消其对手术室的恐惧及神秘感;有时手术患者需要使用约束带加以固定,以保持正确的手术姿势,应向患者说明原因,以取得患者的配合。

手术室应整齐清洁,床单无血迹,手术器械要掩蔽。在手术过程中,如出现紧急情况,要临危不乱、沉着冷静、反应迅速、操作准确,同时给患者以心理支持,让其以稳定的情绪安全度过手术期。在局部麻醉和椎管内麻醉时,患者会始终处在清醒状态,医务人员谈话应谨慎,避免说令患者恐惧、担心的话,如"大出血、止血困难、包块太大"等;不谈论与手术无关的话题,不闲谈嬉笑、不窃窃私语。对于需要做病理切片检查,等待检查结果以决定是否进一步实施手术的患者,医护人员应及时给予安慰。

整个手术过程中,巡回护理人员应密切观察患者的病情变化及心理反应,对于精神紧张的患者,可指导其进行深呼吸,促进放松;或与其谈话分散注意力。

还可采用音乐疗法,在手术室内播放一些柔和、舒缓、悠扬的乐曲,这样可平复患者的紧张情绪。

（三）手术后患者的心理护理

在对术后患者进行心理护理时，除了要进一步强化社会支持之外，还应注意以下几个方面。

1. 及时反馈手术信息

在患者麻醉苏醒后，医护人员应以亲切和蔼的语言告知患者手术的情况和效果，告诉手术进行得很顺利，目的已经达到，医护人员应当更多地传达有利的信息，给予鼓励和支持，以免患者术后过度痛苦和焦虑。不利的信息，一般只告诉家属，做好保护性医疗措施。

2. 处理术后疼痛等不适

患者术后疼痛不仅与手术部位、切口方式和镇痛剂应用是否得当有关，而且与个体的痛阈、耐受能力和对疼痛的经验有关。告诉患者术后 24 小时内疼痛最明显，2～3 天后逐渐缓解，使患者有充分的心理准备。另外，患者的情绪、注意力、意志力及所处的环境等因素均可影响患者的疼痛感觉。积极的情绪可减轻疼痛，消极的情绪（焦虑、不安、恐惧等）可加重疼痛。个体对疼痛的注意力越集中，疼痛的感觉越强烈。疲劳、意志力薄弱也会加剧疼痛。从环境方面说，噪声、强光和暖色都会加剧疼痛。因此护理人员除遵医嘱正确使用镇痛剂外，还应正确引导患者，帮助其消除那些会加重患者疼痛的诱因，以减轻疼痛。对患者进行必要的心理调整，适当放松以分散其注意力，如听音乐、戏曲、相声；还可以用暗示疗法减轻疼痛；提供舒适整洁的病床单位，保证良好的采光和通风，调整适宜的室内温度和湿度，满足患者对舒适的需求来减轻疼痛。此外，患者还可能出现体温升高等不适，应向患者说明术后一周体温偏高是正常的，不必过于担心，经过输液、抗感染、止血等处理很快会恢复正常。

3. 心理疏导

医护人员要帮助患者克服各种负性情绪。有些患者术后会出现抑郁情绪，表现为不愿说话、不愿活动、易激惹、食欲缺乏及睡眠不佳等，患者的这种心理状态不及时排解必将影响患者的康复。护理人员应根据患者病情特点、手术情况及术后检查情况，实施有针对性的心理护理。主动关心、体贴、照顾他们，用积极的情绪去感染他们，使他们信任我们，帮助患者恢复自信，争取早日康复。

鼓励患者积极对待人生，对手术效果不好或预后不良（如恶性肿瘤已转移）的患者，应执行保护性医疗制度。有些患者术后出现部分功能永久或暂时的丧失，如截肢、偏瘫、失语、视力下降等，必然会给患者心理上带来极大创伤。护理人员要做好患者的心理疏导，同情、支持、鼓励他们，多与患者进行沟通和交流，以减轻患者的心理压力；提供克服困难的方法，克服心理障碍适应现实；设法帮助患者得到更多的社会及家庭支持，通过外因的良性刺激激发患者的内在潜能，给患者以精神力量，让他们勇敢地承认现实、接纳现实，积极地对待人生。

面对患有不治之症、绝望的患者，护理宗旨是让患者在有限的生命里，积极乐观地面对生活，提高生活质量。通过给他们讲解成功治愈的鲜活病例，鼓励他们要勇于同病魔做斗争，勇于挑战自己；同时使他们认识到心理因素在战胜病魔中起着至关重要的作用，积极乐观的心态能促进身体的康复，消极的心态则阻碍身体的康复。

4. 做好出院心理准备和出院指导

有些患者在住院期间习惯了别人的照顾，习惯了一切听从医护人员的安排，对于出院后的护理、康复、复诊和复治存在一定的顾虑，出院时不能及时转化患者角色。医护人员应做好出院指导,让患者安心出院。向患者及家属介绍出院后的注意事项,如饮食指导、用药指导、自我功能锻炼及复诊、复治的时间和计划等,越详细越好,可以用宣传页、健康教育手册等方式进行,确保患者能准确理解并记住相关问题。还可告知科室电话,让患者有问题可以随时询问医护人员,解除患者的顾虑。另外,患者出院后,也可采用电话随访的方式,随时了解患者的康复情况,提醒患者按时服药,按时就诊,对患者提出的疑问给出合理解释,以满足患者的需求。

手术作为一种直接针对患者身体安全的应激源,不可避免地会引起患者出现各种心理问题,不同的患者表现各不相同,围手术期的不同阶段,患者的心理反应也均有所不同,护理人员应准确观察,针对不同患者、围手术期的不同阶段的心理问题,采取有针对性的心理护理措施,帮助患者应对各种不良情绪,获得更多的信息、情感支持和社会支持,以积极的心态应对手术,促进患者早日康复。

第三节 妇产科患者的心理护理

一、妇科患者的心理特点及心理护理

妇科患者具有女性敏感、细腻的心理特征,当不同年龄、不同社会层次的女性在转变为患者角色时,她们的心理状况多种多样,而同为女性的护理人员在工作中更要以善于理解的态度针对患者各种心理特点做好相应的护理。

(一)妇科患者的心理特点

1. 紧张、羞怯

由于疾病的部位及受传统道德观念的影响,妇科疾病患者不愿在人前谈论自己的疾病,妇科检查也会让很多患者感到羞怯,尤其是遇到男医生检查时,会感到窘迫、羞涩、紧张不安、手足无措。年轻、未婚患者羞怯心理更为严重。人工流产者常因害怕刮宫术的疼痛、怕出血多或者引起不孕等并发症,表现出紧张情绪,特别是未婚先孕者,担心被熟人发现,紧张、害羞,不能很好地配合手术。

2. 焦虑、恐惧

有些患者实施的手术会切除某些生殖器官,选择这类手术的患者会出现明显的失落感,有丧失了女性角色的感觉,患者会出现"阉割性焦虑"。另外,妇科的一些特殊的检查及检查所带来的痛苦,手术和麻醉的风险、术中和术后的疼痛及手术室的陌生环境都会使患者感到恐惧。

还有一些急重症患者,她们是由正常的社会角色意外地进入危重患者的角色,且起病突然,发展迅速,病情凶险,此时缺乏足够的思想准备,受到病痛和死亡的威胁,以及未安排好家庭生活,加之自己对所处环境没有控制力且无力改变,就会产生失助感,常出现极度的焦虑不安、恐惧。

3. 急躁不安,挑选医生

患者普遍存在着"早就诊、早治疗"的迫切心理,急于得到医务人员的关注和安慰,常表现为:自我认为病情复杂,应先于诊治,常有坐立不安或者来回踱步。多数刚进入患者角色的患者,行为退化,感情幼稚,依赖心强,希望得到高年资、医术高明的医师诊治,以尽早明确诊断,了解最佳治疗方案,并且怀疑年轻医师的医术,害怕男医师诊疗。

4. 忧郁、多疑

忧郁、多疑多见于一些中年或者更年期的患者。中年是一个应激时期,生理和心理的稳态常趋向紊乱,面临的问题多、负担重(上需赡养老人、下需抚养子女),又是许多疾病的好发年龄,常对医生的各项检查顾虑重重。担心患病后给家庭、工作带来许多困难和经济损失,牵挂父母、子女,并担心自己是否成为配偶的累赘等一系列问题,因而忧心忡忡。久病不愈或一时不能确诊者,易盲目猜疑,对医生的表情、语言、神态、行为特别敏感,他人低声细语,就认为自己病情严重或无药可治;担心误诊,怕用错药,有的凭一知半解的医学知识推断预后,害怕药物副作用,担心医疗差错和事故降临在自己身上,常表现为食欲缺乏、失眠、固执、挑剔、易激惹、猜疑心重等,严重者甚至精神失常。有些妇科疾病需要手术切除才能治愈,如子宫肌瘤、卵巢囊肿,手术会摘除部分内生殖器官,如子宫、卵巢。患者会担心自己术后丧失生育能力,特别是未婚或者无子女的患者;有些患者则担心术后会改变内分泌、体形,影响性生活,心理负担更重,情绪忧郁。

5. 自卑

自卑常见于不孕和性病患者。受传统生殖观念(如"多子多福""不孝有三,无后为大")和妇女社会角色的影响,不孕妇女往往会受到家庭、邻里的歧视,在心理上长期处于孤独、苦闷、压抑的状态,社会地位得不到承认,产生自卑心理。性病患者,早期症状较轻时因羞愧而讳疾忌医,当病情加重时因恐惧而就诊。大多数患者在精神和心理上充满了痛苦、恐惧和懊悔,她们怕受到医务人员的歧视和耻笑,担心家庭婚姻破裂,担心朋友、同事知道后冷落自己,担心治愈困难和以后的生育问题。还有些患者认为性病和艾滋病一样不可治愈,持听之任之、坐以待毙的态度,情绪低落,从而产生悲观、失望、自卑、自责心理。

(二)妇科患者的心理护理

1. 建立良好的护患关系

妇科患者心理细腻、问题多,医护人员要不厌其烦地对患者提出的各种问题给予耐心解答。在妇科病房,护理人员与患者的沟通,首先注意的是礼节性的沟通,在尊重、同情患者的基础上,倾听患者诉说,了解患者对疾病的看法,耐心解答患者提出的各种问题,态度要和蔼可亲、热情大方,安慰鼓励患者,想患者所想,急患者所急,为患者排忧解难,使患者获得安全感,得到其信任,让其乐于与护理人员沟通。另外,在妇科护理中,与患者家属沟通很重要。护理人员在减轻患者家属心理负担的同时,要让他们对护理人员产生信任感,从而共同为患者解除思想负担和心理压力。

2. 有针对性的心理疏导

(1)对于紧张、羞怯的患者 当进行妇科检查时,提前向患者解释,介绍检查过程及患者如何进行配合,缓解患者的紧张、羞怯心理。检查时注意保护患者的隐私部位,耐心细致地给予患者指导。

进行人工流产手术的患者,在操作前,做好精神上的鼓励,稳定患者情绪,介绍治疗过程中及术中的相关问题、应对疼痛的技巧。护理人员应陪护在旁,关心照顾患者,促进手术顺利进行。

针对未婚先孕的患者,医务人员要尊重、同情她们,主动关心、安慰,消除思想顾虑,严禁冷嘲热讽,更不能伤害她们的自尊心,并适时把未婚怀孕的危害告之她们,避免再次怀孕,并为之保密,使她们从内心痛苦中解脱出来。

(2)对于焦虑、恐惧的患者 对于需要进行手术的患者,医护人员应向患者介绍手术前的检查项目、手术目的、手术的大致过程、手术的安全性及必要性,手术医师技术水平,尤其是手术后对于患者生活、内分泌、形象的影响,以减轻其焦虑情绪。

在对危重症患者的救治中,护理人员要镇静自如、熟练操作,多安慰和鼓励患者,主动向患者及家属说明疾病的性质、程度、治疗和预后等,需向患者保密的信息要向家属讲解清楚,通过家属向患者传达有关治疗的信息,以获得患者的信任,使其尽快消除恐惧心理。

(3)对于急躁不安、挑选医生的患者 对急躁候诊的患者,护理人员要主动迎接和引导,和蔼地询问患者就诊的目的和症状,耐心解答患者提出的问题,组织有秩序的候诊。对复诊患者尽量安排原来的医生诊治,以保证其治疗的连续性。对病情较重的患者及老年人给予优先照顾,及时治疗,以体现医务人员对患者的关心,增强患者的安全感和对医务人员的依赖感。

(4)对于忧郁、多疑的患者 医护人员在与忧郁、多疑的患者沟通时,语言应诚恳、大方、得体、流畅,眼睛直视患者,避免窃窃私语。同时应注意介绍疾病相关知识,以减轻其忧郁、多疑心理。对更年期患者,应理解其特殊的心理反应,给予更多的心理指导,同时争取家属、朋友及同事的关怀和同情,为其提供更多的心理支持,增强战胜疾病的信心。

(5)对于自卑的患者 对于不孕不育的患者,向患者及家属介绍一些先进的生殖技术,鼓励其进行试管婴儿或领养孩子,同时给予患者心理上的安慰,还要说服患者的家属尤其是配偶,给予患者更多的关心和爱护。

对于性病患者,要以热情、保密的态度来接待,不讥讽、嘲笑;介绍疾病的可治性和预防的必要性,强调疾病的传播途径及不正常的性行为给个人、家庭和社会带来的痛苦和危害,增强患者心理健康意识,并进行相关知识宣教。

3. 提高患者对疾病的认识

有些患者对自己的病情一知半解,或者道听途说一些不正确的内容,对疾病产生了误解,并由此产生了一些心理问题。医护人员应加强疾病相关知识的介绍,根据患者的文化水平、人生观和心理承受能力,进行生殖系统解剖知识和性知识教育。

临床上由于子宫切除给妇科患者带来生理、心理、生活适应的负面影响,常成为影响夫妻感情及术后性生活的障碍。由于患者对性问题难以启齿,护理人员应提供隐蔽的安全环境,向患者解释子宫切除术后月经不再来潮,但夫妻生活不会有影响,待术后 2～3 个月阴道残端愈合后可恢复正常性生活,消除患者丈夫的疑虑,向患者丈夫说明妇科手术后,性生活的美满与否,关键因素之一是丈夫对妻子的态度,鼓励其给予妻子更多关爱。

对卵巢切除的患者,告诉患者切除一侧卵巢另一侧还有排卵功能,即使两侧切除还有其他分泌器官,如肾上腺也可以分泌少量雌激素及较多的雄激素,后者也可以在外周组织生成雌激素,可以维持女性特征及性生活需要,以解除患者的心理负担,做好未生育小孩患者的心理护理,对那些担心术后没有小孩会影响夫妻感情的患者,要帮助她们解除思想顾虑,不断从各方面充实自己,丰富自己的生活,从而加深夫妻感情。

4. 利用社会支持系统

(1)争取家属的配合 女性患者家庭观念较强,温暖的家庭和亲人亲切的关怀是她们生活的动力,应经常向家属讲解陪伴、安慰患者的重要性,劝导他们不要在患者面前流露出焦虑的情绪,要正视现实,乐观对待。探视患者时,避免总将话题围绕在患者的病情上,应多谈些院外的事情,满足患者了解、关心社会的需要。对愤怒阶段的患者要给予理解并允许患者自由表达自己的情绪,不应把患者看成是不通情理的人,采取回避的方式或对患者做出不满的反应。鼓励家属经常与患者一起参加一些力所能及的娱乐活动,使生活丰富多彩,避免患者产生被抛弃的感觉。

（2）给予患者精神上的鼓励　医护人员要理解关心患者,用坚定而又体贴的言语让患者的情绪稳定下来,以科学负责任的态度,耐心、详细地解答患者提出的问题,避免在言行方面给患者造成心理伤害,为患者解决实际存在的困难。医护人员应根据患者不同心理特点、不良心理因素采取适当的心理疏导,使患者相信医师的医术,建立健康合理的诊疗信念。

（3）利用社会支持　利用患者家属、好友、单位同事对患者的关心帮助,使患者尽快适应医院这一新环境,另外还可利用同室病友的现身说法,促进其对疾病的认识和对治疗效果的了解,也有助于提高患者对医护人员的信任感。鼓励患者适当参加社会活动,去找到属于自己的快乐时光和来自周围人们的关爱,学会发泄,找到值得信赖的人诉说,从周围的人或朋友得到帮助和快乐,也学着帮助别人,融入社会,让患者体会到自己的存在感和价值感。

对妇科患者来说,疾病不仅改变了其正常的生理状态,女性敏感的特质又容易引起一系列心理反应。因此护理人员要利用同为女性的这一优势,善于理解与沟通,帮助其解决心理问题,做好心理护理工作,促进患者的身心健康。

二、孕妇的心理特点及心理护理

随着围产医学的发展,孕妇的心理保健已成为围产保健中一个不可忽视的部分,现在已经引起了学者的广泛关注。随着孕程的不断推进,孕妇生理变化日渐明显,生理负担逐渐加重,进而会产生心理情绪的波动,心理冲突也可能随之而来。孕妇积极的心理调适将会促进胎儿的正常发育,有利于整个分娩过程和结果。负性心理反应如焦虑、抑郁、恐惧、紧张等不仅严重威胁着产妇和胎儿的健康,增加自然流产和早产的风险,并可能生出畸形儿;还容易造成婴幼儿日后的神经发育障碍。医护工作者应清楚了解妇女在妊娠期出现的各种心理变化以及产生的心理问题,并做到能够早期发现和识别,以便及时采取各种切实有效的心理护理与治疗措施,调节孕妇心理平衡,使其以良好的心理状态去应对妊娠和分娩。

（一）孕妇的心理特点

1. 焦虑与担忧

怀孕初期常出现早孕反应,有些孕妇呕吐剧烈,往往产生焦虑、紧张等情绪。随着孕程的进展,尤其是出现胎动时,孕妇感受到"孩子"的存在,但同时又会担心孩子是否正常,这也是大多数孕妇产生焦虑的主要原因。妊娠晚期,孕妇担心的重点又转至能否顺利分娩,胎儿性别能否被家人接受,害怕自然分娩的疼痛,纠结于分娩方式的选择,孕妇常出现茫然与无助,加重焦虑情绪。

2. 依赖性增强

此类妇女多见于独生子女家庭,在家中备受丈夫、父母和公婆的关心照顾,怀孕后成为家庭的保护中心;孕晚期,随着胎儿的增大,孕妇行动不便,对家人的依赖心理会进一步加强,表现为娇气,偏食,挑剔,被动性、依赖性强。

3. 情绪波动

怀孕后体内激素水平的变化及妊娠生理性改变,如妊娠早期的呕吐,妊娠晚期的水肿、腰背痛、行动不便及睡眠不佳等均会给孕妇带来躯体上的不适,引起情绪波动,会为一些小事生气、哭泣,常使配偶茫然不知所措。家庭对孕妇的过度重视,同样会使孕妇出现心理改变。许多家庭对孕妇每一个细微的变化与要求都给予足够的关心与满足,因而使某些孕妇产生自骄自怜的心理,稍有不满就发泄怒气。另外,如果孕妇在怀孕期间经历重大生活事件或危机事件会加重孕妇的不稳定情绪。

(二)孕妇的心理护理

1. 提供保健指导

护理人员应根据孕妇不同的社会文化背景、不同的孕周及个体具体信息需求情况,选择合适的时间、方式、内容进行有效的孕期保健指导,并对孕妇即将面临的问题进行讲解并告之其应对方法。内容包括:不同孕期营养、休息、活动等注意事项,孕期贫血的预防,妊娠呕吐的应对方法,胎动的观察,孕中期合理补钙,孕期水肿的预防,如何正确进行胎教,临产的识别等。同时也对孕妇家属进行相应的宣教,并强调孕期保健过程中家属的作用。

2. 心理疏导与心理干预

指导孕妇应处世豁达而不疑虑,凡事要保持心胸开阔,特别是在孕期更应注意,帮助其转移注意力,减少对自身和胎儿情况的过度关注。闲暇时间多听一些轻松、舒缓的音乐,阅读一些图文并茂的关于孕期保健知识以及育儿方面的书籍。做一些自己喜欢的事情,尽量保持心情舒畅,以轻松度过这一特殊的时期。医护工作者也可以按照孕妇不同情况进行有针对性的心理咨询和指导。教给孕妇一些有效缓解负性情绪的方法,用以应对不良情绪的困扰。通过干预,使孕妇在认知、情绪以及态度等方面能够更好地适应环境,保持身心健康与和谐。

3. 利用社会支持系统

护理人员应对孕妇周围重要的家庭成员,如丈夫、父母及公婆进行心理卫生宣教,使他们了解孕期妇女处在这一特殊时期的特点,建议他们除了在生活上关心体贴孕妇外,还要多与她进行情感交流,让孕妇有一个充满温馨和谐的家庭环境,增加孕妇的社会支持,减少应激事件的发生。要引导家属多给孕妇正确积极的评价,增强其自信心,减少负性情绪体验,让其感到舒适安慰,减轻心理负担,全身心地投入到分娩的准备中去。

妊娠作为女性的一个正常的生理过程,只要孕妇和家人对其有着正确的认识,加上医护人员有针对性的心理护理,使孕妇在妊娠期保持积极、乐观的心理状态并非难事。

三、产妇的心理特点及心理护理

分娩是一个正常、自然而健康的过程,产妇和胎儿都有潜力主动参与并完成分娩过程。但有时也存在一些危险,如胎儿急性宫内窘迫、宫缩过强有先兆子宫破裂、脐带脱垂、试产失败,此时必须施行剖宫产术尽快结束分娩。自然分娩会给产妇带来巨大的疼痛,还有会阴撕裂、侧切;手术也有一定的风险,这些都会给产妇带来心理上的压力及不适。因此,了解产妇的心理特点并为其做好心理护理,是保证产妇顺利生产的重要条件。

(一)产妇的心理特点

1. 焦虑、恐惧

产妇出现阵痛、进入产房,由于剧烈疼痛、对产程的不了解或分娩的时间过长,会产生焦虑、恐惧感,表现为紧张不安,拒绝饮食和休息,哭闹不停,情绪不稳定。另有些人缺乏自信,思想上不接受阴道分娩,因疼痛和担心而要求行剖宫产术。实施剖宫产的产妇由于手术的创伤(如担心留下难看的瘢痕)及手术的并发症同样会产生恐惧情绪。因为无法忍受疼痛或者是因为其他原因导致分娩无法顺利进行,被迫选择了剖宫产,这类产妇的焦虑、恐惧程度更高。

2. 矛盾心理

多数分娩期妇女会表现出矛盾心理。一方面对即将出生的小生命抱着期待、喜悦的心情;另一方面又因各种原因(如怀疑医务人员技术不高、对即将来临的分娩的恐惧、担心分娩不顺利、担心胎儿安危以及对婴儿未来的抚养)而感到忧虑和紧张。少数产妇及其家属受封建思想影响,重男轻女,害怕生女孩,也会让产妇的这种矛盾心理加重。

3. 孤独与烦躁

产房陌生的分娩环境、周围待产孕妇痛苦的呻吟或哭喊都会形成一种恶性刺激,增加待产孕妇的心理压力。某些医护人员对产妇痛苦的喊叫早已习以为常,使产妇得不到关心和照顾,再加上连续数小时的宫缩痛,都会对产妇造成不良刺激,导致其缺乏安全感,使产妇一直处于高度紧张的状态,感到孤独、恐惧和焦虑,表现为烦躁不安、无所适从、紧张恐惧,甚至大喊大叫。这样会消耗过多的体力,导致宫缩无力,产程延长,甚至威胁母婴生命,形成恶性循环。

4. 产后抑郁

产后是妇女一生中发生精神障碍的高危时期,随着生活节奏的加快,产后抑郁也逐渐成为临床妇产科常见的疾病。精神科学者认为,通常在临床工作中所说的产后抑郁是一个笼统的称谓,包括了从严重程度不等的不良情绪到符合常用诊断标准的情感性障碍,即泛指产后处于抑郁的情绪状态,包括了产后心绪不良(maternity blues,MB)、产后抑郁症(postpartum depression,PPD)以及超出产后心绪不良界线又未达到产后抑郁症诊断标准的"产后抑郁状态"。

产后沮丧即短暂的抑郁,发病率为 $50\%\sim70\%$。其主要表现为情绪不稳定、易哭、情绪低落、感觉孤独、焦虑、疲劳、易忘、失眠等。这种状态可持续数小时、数天至 $2\sim3$ 周。产后沮丧可发生在产后任何时间,通常在产后 $3\sim4$ 天出现,产后 $5\sim14$ 天为高峰期。

产后抑郁是一组非精神病性的抑郁综合征。这与产褥期雌激素和黄体酮急剧下降有关,也与分娩过程,丈夫与家人的态度,本人的健康状态及是否适应母亲的角色,婴儿的喂养状况及性别是否如愿等因素有关。根据 DSM-Ⅳ 诊断标准,产后抑郁指产后 4 周内发生的抑郁发作。典型的产后抑郁症常于产后 2 周发病,产后 $4\sim6$ 周症状明显,病程可持续 $3\sim6$ 个月。产后抑郁的主要表现为疲劳、注意力不集中、失眠、乏力、对事物缺乏兴趣、社会退缩,常失去生活自理及照顾婴儿的能力;或有自责、自罪感;重者可发生伤害自己或婴儿的行为。

(二)产妇的心理护理

1. 提供保健指导

首先,护理人员应向产妇介绍分娩的相关知识,如产程及宫缩的特点,帮助产妇做好分娩的心理准备,教给产妇一些分娩过程中的放松技巧,以缓解其紧张、恐惧心理。其次,还要教会产妇一些育儿的知识与技能,如婴儿的喂养、脐带的护理。

2. 建立良好的护患关系

医护人员应克服"习以为常"的心态,要关心、理解、尊重、爱护产妇。护理人员应耐心倾听她们诉说心理困惑和烦恼,做好心理疏导工作,增加患者对医护人员的信任感。

3. 倡导导乐陪伴分娩

导乐陪伴分娩由于有经验丰富的助产士的全程的观察指导、陪伴、照顾,能有效地减轻产妇对分娩的焦虑、恐惧和疼痛,避免了由于心理、精神紧张造成的难产,使产妇在生理和心理上得到支持、安慰和帮助,在整个分娩过程中保持最佳的心理及精神状态,产妇情绪稳定,增强了分娩的信心;且助产士对产程及时处理,从而缩短产程,降低剖宫产率,提高阴道分娩率。也可以允许一名家属,尤其是丈夫参与分娩的全过程,使产妇在舒适、安全、轻松的环境下顺利分娩。

 知识链接

导乐陪伴分娩

　　导乐陪伴分娩是一种全新的分娩模式,它将妊娠期、分娩期和产褥期视为一个完整的自然过程,是由美国克劳斯医生提倡的。导乐是"Doula"的译音,是指一个有生育经验的妇女,在产前、产时、产后,给予孕产妇持续的生理上的支持、帮助及精神上的安慰,使其顺利完成分娩的过程。Doula 者不一定是医务人员,但她们均有生育体验,接受过相应的系列理论和实习培训,富有爱心,乐于助人。

　　目前在我国实施的导乐陪伴分娩通常由一名有生育经验并富有爱心的护士(助产士)担任 Doula 者,随时为产妇提供全方位的服务以及个性化的护理,充分发掘产妇的自然分娩能力和潜力,从而帮助其实现自然分娩。

　　有资料表明,导乐陪伴分娩使产程缩短 25%,对硬膜外麻醉的需求减少 60%,缩宫素应用减少 40%,镇痛药的应用减少 30%,产钳助产减少 40%,同时还使产后出血、新生儿窒息、产褥感染等母婴并发症的发生率明显降低。

4. 心理治疗和疏导

　　在分娩过程中可以采用音乐疗法,缓解产妇的抑郁和焦虑。产妇进入待产室后,为其播放轻松柔和的音乐,音量在 70 分贝以下,音乐刺激产生的内啡肽具有镇痛作用;同时,音乐的节奏、优美的旋律,可以引导产妇进入一个轻松愉快的境地,能分散产妇注意力、掩盖和缓解疼痛。

　　针对产后心理脆弱、易受暗示及依赖性强等心理特点,护理人员应采用积极的语言暗示产妇,如"这孩子真强壮""您恢复得很好"等,提高产妇自信心。对于因婴儿性别不如愿而闷闷不乐的产妇,应耐心劝导使其身心愉快,对其家属的态度、言行做必要的安排及嘱咐。

5. 帮助产妇克服沮丧、抑郁情绪

　　产妇的心理障碍如不能及时排解,将影响乳汁分泌和产妇的健康。对于产后沮丧、抑郁的妇女,因其言语不多,医护人员更应注意观察其行为,及时与家属沟通了解患者的性格特点和气质类型,并分析产妇出现沮丧、抑郁的原因,有针对性地帮助产妇解决问题,减轻焦虑。同时也要告知产妇,产后沮丧、抑郁对自身健康和婴儿健康的影响,希望能获得患者的配合。对于抑郁严重、有自杀倾向的患者,要及时通知家属,提供心理辅导或建议进行心理治疗,并严密观察,以防发生意外。

6. 利用社会支持系统

　　做好孕产妇家属的宣教工作,注重配偶的支持作用,为孕产妇和婴儿创造温馨的孕育环境。对于有心理障碍的产妇,鼓励配偶及其他家庭成员多关心、体贴产妇,帮助她们解决一些实际困难。

除此之外,有些特殊的孕产妇(高龄孕产妇、采用辅助生殖技术的孕产妇、染病孕产妇、死胎孕产妇)的心理特点和心理护理措施也引起了医护人员的注意,也是目前心理护理研究的热点之一。

实践表明,心理护理是降低心理压力的有效途径,是调节患者心理应激状态的必要措施。对住院的待产孕妇或临产孕妇做好分娩期的心理护理,有利于调动产妇的主观能动性,使产妇在最佳的心理状态下进行分娩,达到缩短产程、减少出血量、降低难产率,促进产妇正常分娩,维护母婴健康的目的。

第四节 儿科患者的心理护理

一、儿科患者的心理特点

儿科患者的特点是年龄小,对疾病缺乏深刻认识;加之患病带来痛苦,住院治疗时又离开父母,常引起一系列的心理变化。因为不同个性特点、不同家庭环境、不同年龄阶段的患儿的心理活动差异较大,所以患儿的心理变化比较复杂。但儿童的注意力转移较快,心理活动多随治疗情境而迅速变化,且情感表露直率、外露、单纯,不善于掩饰自己的情绪,所以只要依据其心理活动特点进行合理的心理护理,就可以较好地引导其配合治疗。

(一)分离性焦虑

患病儿童住院治疗,离开母亲或亲人,会引发极大的情绪反应,首先出现分离性焦虑(separation anxiety),这是婴幼儿患病住院后最突出的心理反应,表现为 3 期。①抗议期:患儿连续呼喊妈妈、拒绝护理、拳打脚踢、胆怯、不配合治疗。②失望期:患儿感到没有希望找到父母,表现出悲哀、压抑、面带愁容、没精打采,对周围的一切不感兴趣,如吸吮自己的手指或紧抱玩具不放,当父母来探视时表现哭泣,以安慰自己。③否认期:住院时间长的患儿易发生,他们感到回家找父母已经没有希望,于是克制自己的情感,与周围的人交往,出现适应医院环境的表面现象。患儿表现为不再抑郁,假装对周围的一切有较大的兴趣,假装乐意与其他人接触,表现得很愉快;把对父母的感情全部压抑下来,父母来院探望时表现满不在乎,父母离开后不哭。出现此期反应的患儿则更需要精神上的支持和安慰。学龄期儿童的分离性焦虑较 7 岁以下的患儿轻,但由于担心自己的病情及能否继续上学,也会烦躁焦虑,想尽快出院。

(二)恐惧

恐惧是住院患儿常见的心理反应之一,可发生在所有患儿身上。患儿住进病房,对陌生的环境、陌生的医护人员缺乏安全感,产生恐惧情绪。与父母的分离,有时会被患儿认为是对自己的惩罚,产生被父母抛弃的恐惧感。另外,各种检查和治疗所带来的痛苦,也加重了恐惧心理。表现为怕生人、怕黑暗、怕孤独、怕穿白衣服的工作人员,拼命啼哭或想哭而不敢哭等,进而可能有愤怒和逃避行为。少数年龄较大、个性早熟的儿童,会通过大人的言行判断自己的病情是否严重,是否给家庭带来经济负担,甚至会想到死亡,进而感到恐惧,表现为孤僻、胆怯、悲伤。

(三)孤独

患儿住进医院,离开了他熟悉的环境、熟悉的玩具和熟悉的父母、亲人、朋友,没有玩具玩,没有小朋友玩,没有动画片看,因而感到孤独、寂寞。

(四)违拗反抗心理

患儿到医院后,要接受各种会引起痛苦的检查和治疗,有些儿童,尤其是在医院有过不愉快经历的儿童就会表现出羞怯、疑虑,甚至是不合作、反抗。表现为对医护人员不理不睬,或者故意喊叫、哭闹、摔东西,或者对父母表现出怨恨。

(五)行为退化

行为退化(behavior degradation)是儿童倒退出现过去发展阶段的行为。疾病的折磨、各种侵入性操作都可使危重症患儿感到痛苦,在住院期间出现行为退化,如不吃奶、不吃饭、尿床、剧烈哭闹、过度依赖,是儿童逃避压力常用的一种行为方式。

二、儿科患者的心理护理

(一)与患儿建立良好的护患关系

护理人员应运用各种语言、非语言沟通与患儿建立良好的护患关系。采取多种方法安慰患儿,将母爱融入护理工作中,与患儿家长沟通,了解该患儿常用语句及要求的特殊方式。婴幼儿及学龄前儿童语言沟通能力差,在交流中以非语言沟通为主,患儿的面部表情、动作、态度、语调等能提供重要线索,护理人员应注意观察;同样,护理人员的面部表情、动作、态度、语调等也会影响患儿的情绪和心理变化,可能一个眼神都会使患儿感到温暖、体贴。如果病情允许经常抚摸、拥抱患儿,尽量减少约束时间。

(二)医院环境的设计要符合儿童的心理特点

医院中的病床、治疗车、各种医疗器械、嘈杂声及消毒水的异味都给患儿带来了不良刺激,护理人员应运用心理学、美学的知识来改造、美化病区环境,使其符合儿童的心理需要。

1. 护理人员着装亲切化

儿科护理人员的工作服一般要求颜色柔和(如粉色),胸前佩戴卡通图案的徽章,可以增加儿科护理人员的亲和力,减轻患儿惶恐不安的心理。

2. 病区布置温馨化

病区墙壁的颜色要柔和(如粉色、鹅黄色、草绿色),并用各种图案(如花朵、小草、树木、动物)进行装饰,还可在窗台上摆放一些活泼可爱的小玩具。另外,在病区中还应设有儿童游乐场所,配上滑梯、海洋球、秋千、跷跷板、摇椅等设施,供病情较轻的患儿游玩,使患儿能在治疗之余心情得到放松。有条件的医院还可设立母子病房,以减少陌生感和分离性焦虑。

(三)用儿童可以理解的语言介绍病情

在与患儿家属讨论病情时,应避免儿童听到,引起不必要的误解和恐慌。如果需要向患儿介绍病情,应使用适合儿童的语言,进行简单、形象的介绍。尽可能使用儿童熟悉、可以理解的语言,可以用讲故事、打比喻的方式进行介绍。避免使用医学术语,避免使用引起患儿恐惧的词语,如切除。

(四)针对不同心理问题的患儿进行心理护理

患儿在医院治疗会出现各种不同的心理问题,护理人员应密切观察,准确判断,采取有针对性的心理护理措施才能起到事半功倍的效果。

1. 分离性焦虑的患儿

医护人员应根据患儿焦虑产生的原因,采取合适的方式缓解焦虑。对于出现分离性焦虑的患儿,应尽量安排固定的护理人员对患儿实施全面护理,像亲人般(如父母)关心、爱护他们,允许患儿把自己喜欢的玩具和物品带到医院,以解除寂寞,减轻分离性焦虑;病情允许时,可以给患儿更多的抚摸和拥抱,以缓解其皮肤饥饿。对于担心学业的患儿,要鼓励他们多与同学联系,允许老师、同学来探视,交流学习进展,鼓励其在医院坚持学习。

2. 恐惧的患儿

医护人员应耐心地向患儿介绍医院的环境、生活安排及相关工作人员,帮助患儿尽早适应医院的环境,消除其恐惧感。用表扬、鼓励的方式调动患儿战胜疾病的勇气,把胆小害怕治疗的患儿与勇敢的患儿安排在一起,在进行输液等治疗时,让勇敢的患儿先进行,利用他的榜样示范作用,促进胆小的患儿能勇敢地接受治疗。

3. 孤独的患儿

医护人员应给予更多的关心,多与患儿沟通、交流及玩耍,并鼓励其在治疗之余进行一些感兴趣的活动,如画画、看书、做手工,以缓解其孤独情绪。

4. 违拗反抗的患儿

护理人员应关心、理解患儿,在患儿出现发怒、吵闹、哭泣、拒绝家长离开或拒绝执行医护人员的要求时,护理人员应尽量安慰患儿,允许其适度发泄自己的情绪,不要轻易责备训斥,更不能以成年人的标准来要求儿童,以免给患儿造成新的心理压力,增加心理上的痛苦。

5. 行为退化的患儿

医护人员应耐心帮助患儿,尽可能及时满足患儿的各种需求,帮助其进行生活活动,如进食、穿衣、如厕。多与患儿交谈,在获得患儿的信任后,鼓励其生活自理。

(五)对患儿父母的心理支持

目前,我国儿童大多数是独生子女,患儿是父母、爷爷奶奶、姥姥姥爷的"掌上明珠",一个孩子生病,牵动着几个大人的心。但是有些家长对孩子的溺爱,也会成为医护工作的障碍,因此,做好患儿家长的心理护理,也是儿科医护人员的重要工作之一。

医护人员应及时与患儿家长沟通,使其了解医院的各种规章制度,及时向家长介绍患儿的病情,促进其配合护理和治疗工作,并主动影响患儿的心理,使患儿愿意与护理人员进行交流,促进治疗和护理工作的顺利进行。同时护理人员还应加强巡视,及时解决患儿及家长出现的各种问题。

医护人员在提高诊疗水平和护理操作技术的同时,也要提高自己的沟通交流水平。护理人员在进行静脉穿刺时尽量做到"一针准",不断提高服务质量,切忌说一些让家长不信任的话,如穿刺时说"试试看",在穿刺失败后,也要做好解释工作,注重交流的技巧,使其感到亲切和可信赖。以高超的技术,良好的服务态度来博得家长的信任。

有些家长因为孩子生病一味地纵容孩子,满足其不合理要求,甚至对于一些错误行为如打骂医护人员也不加管教。医护人员要在恰当的时机,以恰当的方式向其指出对孩子的溺爱行为是不利于儿童身心健康发展的,指出孩子不仅要有健康的体魄,也要具备良好的心理素质,希望家长对患儿不要一味袒护。

家长之间,尤其是患有相同疾病的患儿家长之间非常容易沟通,医护人员可以利用这一特点,向大家推荐积极配合治疗和护理而使疾病恢复良好的病例,由这些家长亲自指出配合治疗和护理的重要性和有利之处,促进家长主动配合。但要避免家长间乱传所谓的"偏方",一旦发现,要及时制止,并向家长指出这样做的错误和严重后果。

"一切为了孩子,为了孩子的一切"应成为儿科病房、儿童医院医护人员的行为准则。为了孩子的治疗与康复,医护—患儿—患儿家长作为一个整体,应加强沟通与合作,满足患儿及家长的合理需要,除了提供精湛的技术,还要做好心理护理,以诚心、爱心、细心、耐心为患儿服务,取得患儿及家长的理解和信任。

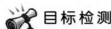 目标检测

一、单项选择题

1. 有些患者患病后,非常关注他人的一举一动,他人小声说话,则认为是自己病情加重,这种心理状态是(　　)

A. 焦虑心理　　　　　　　　　　　　B. 恐惧心理

C. 敏感多疑　　　　　　　　　　　　D. 抑郁心理

E. 紧张心理

2. 婴幼儿患病住院后最突出的心理反应是(　　)

A. 分离性焦虑　　　　　　　　　　　B. 思念亲人

C. 恐惧　　　　　　　　　　　　　　D. 皮肤饥饿

E. 行为异常

3. 患儿住院后原本能完成的日常活动,如吃饭、穿衣服等行为,均不能独立完成,此时患儿出现了(　　)

A. 行为退化　　　　　　　　　　　　B. 行为异常

C. 恐惧　　　　　　　　　　　　　　D. 分离性焦虑

E. 违拗反抗行为

4. 关于手术患者的心理护理,错误的一项是(　　)

A. 及时反馈手术信息　　　　　　　　B. 处理术后疼痛等不适

C. 心理疏导　　　　　　　　　　　　D. 做好出院心理准备和出院指导

E. 无论手术情况如何均如实向患者反馈

二、多项选择题

1. 妇科患者常见的心理反应有(　　)

A. 紧张、羞怯　　　　　　　　　　　B. 焦虑、恐惧

C. 忧郁、多疑　　　　　　　　　　　D. 急躁不安,挑选医生

E. 自卑

2. 某青年男性在车祸中轧断了左腿,经医院抢救并为其做了截肢手术。对此患者的心理护理哪项措施是正确的(　　)

A.允许患者发泄悲伤的情感

B.认同患者对自身采取回避、隐藏和拒绝的态度

C.利用医疗资源弥补缺陷,可与患者讨论装配假肢,改变形象并提高肢体的活动能力

D.鼓励患者树立自信心,发挥潜能,逐渐做些力所能及的事情,恢复自理能力

E.设法帮助患者得到更多的社会及家庭支持

3.有利于产妇顺利分娩的心理护理措施有(　　　)

A.教会产妇一些育儿的知识与技能

B.护理人员耐性倾听产妇诉说心理困惑和烦恼

C.鼓励产妇一人面对分娩,不允许家属陪伴

D.帮助产妇克服产后沮丧、抑郁情绪

E.护理人员应对产妇进行积极的语言暗示

三、填空题

1.术前患者的心理特点主要表现为_____、_____和_____。

2.妇科患者常表现出_____、_____、_____、_____和_____的心理特点。

3.对孕妇进行心理护理的措施有_____、_____和_____。

四、问答题

1.简述内科患者常有的心理反应。

2.儿科患者的心理护理措施有哪些?

（许　燕）

163

第十章　临床特殊问题的心理护理

学习目标

【掌握】急性病患者、癌症患者、疼痛患者的心理特点及心理护理。

【熟悉】门诊患者、传染病患者、临终患者的心理特点及心理护理。

在临床上有些特殊患者有一些特定的心理问题，与其他患者不尽相同。在心理护理过程中既要注意共性的问题，又要注意不同患者特有的问题。特殊患者主要指门诊患者、急性病患者、癌症患者、传染病患者、疼痛患者、临终患者等。护理人员应根据特殊患者的心理特点，运用专业的心理护理技术进行心理护理，改变他们不良的心理状态和行为方式，促进他们早日恢复健康。

第一节　门诊患者的心理护理

门诊具有患者结构复杂、服务面宽、患者流动量大等特点。门诊患者也因疾病因素、个人素质、经济状况、个体心理特征不同，心理反应也不一样。在整个医疗过程中，由于过程复杂，环境生疏，加之疾病的痛苦，常使患者产生复杂的心理活动。

一、门诊患者的心理特点

(一)烦躁不安,急于就诊

患者在候诊时，焦虑烦躁的心理甚为明显。常常表现为坐卧不安或来回踱步，不断询问就诊的号码，围观医生诊疗等。遇到与自己疾病相类似的患者，又想探听其诊断结果，或探听医生的医术是否高明。

(二)期待名医诊治

候诊患者有初诊和复诊之分。初诊患者对自己疾病知之甚少，希望得到有经验、技术好、年长、态度和蔼的医生诊治。有的患者为了达到请高明医生诊治的目的，不惜托熟人找关系求治。复诊患者对病情了解较多，对医疗过程比较熟悉，甚至对医院的技术力量也比较清楚，迫切希望得到熟悉的医生继续治疗。当治疗效果不佳时，他们与初诊患者一样期待名医诊治。

(三)期待正确诊疗

患者就诊时希望医生对他的病进行全面详细的检查，期望得到正确诊治。患者往往详细叙述自己的患病过程，以期得到医生的重视，若医生不耐心倾听他的主诉便产生埋怨心理，觉得医生不负责或怨恨自己为什么得病。

(四)紧张不安,诉说杂乱

当患者就诊时,心情十分紧张。因为就诊时间短,患者为了使医生了解自己的病情,希望详尽地诉说,但又不知从何说起,所以叙述病情杂乱无章,若遇到医生表现厌烦,就会更加的不安,生怕错过就诊机会。

(五)期待快捷、周到的服务

患者希望得到就医指导,盼望有人接待,希望检查、交费、取药方便快捷,就诊环境安静、整洁。当患者是慕名而来的、外地的、老年人、慢性患者时,其心理需求各有侧重。对慕名而来的患者来说,他把医院、医生视为救星,内心充满期待,在快速检查和确诊方面需求较为强烈;而慢性病患者则希望得到周到、安全的服务,希望医生能有新的治疗方法;老年患者除了老年人的一般心理特点外,有的老年人常常伴有多种器官疾病,就诊时行动不方便,厌烦过多的检查,老年人又普遍存在孤独自卑感,所以更希望得到快捷、周到的服务及医护人员的尊重和鼓励。

二、门诊患者的心理护理

(一)营造温馨适宜的就诊环境

在日常生活中,人们常体会到宽敞明亮的环境使人感到心情开朗,拥挤暗淡的环境令人感到压抑和烦躁。作为心身状态失衡的患者,当他们无可选择地步入人头攒动的就医场所时,其情绪更容易受到周围环境的影响。因此,在医疗条件许可的情况下,医护人员应该为患者提供有采光通风条件的、宽敞明亮的候诊场所,注意保持场所内空气流通,及时清除场所内混浊空气和不良气味。同时注意维持井然有序的就诊秩序,对失去耐性而拥挤在诊室里的患者,要在体谅他们急于就医心理的基础上,耐心地给予开导、劝说,合理安排患者有秩序就医。

(二)就诊各环节的心理护理

1. 挂号时护理

挂号室是门诊的第一窗口,护理人员要热情相接,礼貌相待。用言行去赢得患者的信任,认真解答患者的疑问,对老年人、儿童、残疾、文盲、农村患者给予适当的照顾和必要的指导。也可另设咨询处(台),解决患者就诊时的心理障碍和实际困难。

2. 诊前护理

创造良好的就诊环境,做好开诊准备,维持就诊秩序,对年老体弱重病者优先安排就诊。做好分诊工作,主动了解患者病情,准确分诊,协助就诊,做到态度和蔼,消除患者的陌生感与茫然不知所措的心理。设置询问处,指导患者就诊,耐心解答患者的问题,尊老爱幼,热情称呼,消除患者焦虑不安的情绪。做好诊疗前物品准备,节约医生诊病时间,消除患者候诊的焦虑心理。候诊室设电视机、宣传栏,对患者进行健康教育,增加患者对疾病防治的认识,减轻患者候诊时焦虑紧张的情绪。建立名医一览表,利用多媒体导医系统或宣传栏,详细介绍专家的专业技术情况。

3. 诊时护理

医护人员要有高度的同情心,能体贴和宽待患者,态度认真负责,问诊详细。查体时神态严肃,不可粗枝大叶或漫不经心地闲谈与病情无关的事情。需要做辅助检查时,要讲明检查目的、意义,并指明去向,消除患者恐惧和疑虑。未婚女性患者在查体时,多有羞怯心理,女性护理人员应在旁陪伴,做好必要的遮挡,使患者有安全感。检查结果出来后,对患者做恰如其分的解释,使患者正确认识和对待自己的疾病,积极配合治疗。

4.诊后护理

普通患者了解病情,经过适宜治疗,身体很快康复,呈现情绪稳定,心情愉快;慢性病患者病程长、治疗效果差,表现出焦虑、抑郁、烦躁不安等不良情绪;疑难疾病患者病情较重,诊断、治疗难度较大,患者忧心忡忡;癌症患者心理受到打击最大,极度悲观。护理人员应根据患者不同的心理反应,分别给予相应的心理安慰、鼓励、支持、暗示、疏导,使患者面对现实,保持乐观的情绪,树立战胜疾病的信心和力量。总之,门诊护理人员要善于发现患者心理特征及规律,满足患者的心理需要,使患者心情愉快,获得最佳治疗效果。

因此,作为一名门诊护理人员不仅必须具备熟练的业务技能,而且要有高尚的医德修养,要善于发现就诊患者的心理特点并掌握变化规律,及时满足门诊患者的心理需要;能沉着冷静和主动导医,使患者产生战胜疾病的信心;态度亲切和蔼,热情真诚,使患者感到温暖和信赖,这样才能达到诊疗工作的最佳效果。

第二节 急性病患者的心理护理

急性病患者是指那些发病急、病情重、需要紧急抢救的患者。过去一般认为,急性病患者病情紧急,医护人员的主要任务是以最佳的技术和最快的速度抢救患者,无须实施心理护理。但随着现代医学的进步,随着救治水平的显著提高,医护人员不仅要注意挽救患者的生命,还要注意患者的心理问题。因为其心理问题往往直接影响到患者的病情稳定、疾病转归和生活质量等。因此,应从患者身心全面康复的角度出发,做好急性病患者的心理护理。

一、急性病患者的心理特点

急性病患者包括危、重、急症及普通急诊患者,他们共性的心理特征为心理反应强度很高,并且高度关注疾病的发展与结果。在心理需求上强调一个"快"字,其表现多为:①希望立即得到医务人员的高度关注;②尽快明确诊断、减轻痛苦;③检查、交费便捷;④护理技术娴熟等。急性病患者的心理活动是复杂多变的,影响因素也涉及多方面。常见的共同心理特征有情绪冲动、认知狭窄、意志减弱、焦虑和恐惧等。

(一)惊慌恐惧

急性病患者大多是遭受突然的意外伤害或病情急剧恶化而来院就诊的,因此,就诊时,表现出惊慌失措、恐惧万分,迫切要求减轻痛苦,患者入院后常需进行一系列检查和采用各种综合治疗措施。这些诊断方法和治疗措施对患者来说,都是陌生的,甚至有些还会增加患者的痛苦。如肾结石患者,入院后除进行血、尿常规和生化检查外,还要进行 B 超、腹部 X 线平片、尿路造影等,在治疗上除了服用药物,还要进行各种注射,必要时还要手术等。患者要在一定时间内接受那么多平时不熟悉的医疗操作,会产生恐惧情绪。大出血、四肢断伤、面部毁容等急症,更易产生惊恐情绪。急性心肌梗死患者心前区的剧痛,常使其感到濒临死亡的危险,更易产生十分明显的恐惧感。

（二）焦虑不安

急性病常起病急骤，自觉症状明显。如发热、疼痛、呼吸困难等躯体症状，都会导致患者焦虑不安。诊治时，他们期望医生的业务水平高，能以最快的速度、最大限度地减轻其症状。需手术的患者则会担心有无术后并发症、后遗症和经济负担等，这些都可能引起患者焦虑不安。

（三）情绪冲动

由于起病突然或病情凶险，患者缺乏足够的思想准备，大多伴有情绪冲动、缺乏理智等心理特点。他们高度关注自身健康问题，对任何自认为有可能影响其康复的细节都十分敏感、计较。有的患者激惹性明显增高，难以自控地计较琐碎小事，稍不顺心便乱发脾气；有的患者一见到医护人员，就求助般大呼小叫，并伴有纠缠医护人员的行为；有的患者及其亲属甚至无视必要的秩序，一味强调自己应优先就诊的理由，动辄与医护人员或其他患者起冲突。

（四）认知狭窄

急性病患者易出现典型的应激反应。在应激状态下，个体的认知范畴变得狭窄，注意力较多局限于自身病情变化，对周围其他事物的判断更多地依靠主观感受，因此很容易出现偏差，导致一些过激行为的发生，影响到医患关系的建立和干扰疾病的治疗过程。

（五）意志减弱

伴随着急性病患者的认知、情绪等方面的各种变化，在每个患者身上几乎都会出现不同程度的意志改变，表现为自我约束力减弱、独立性下降、依赖性增强等。本来很有主张的人突然变得犹豫不决、优柔寡断。他们较多依赖于高明的医生、现代化设施、先进救治手段等，却较少考虑如何发挥自身主观能动性，积极配合医护人员。

（六）孤独抑郁

为了监护和抢救，有些急性病患者需要安置在一个特殊的病室环境中，如监护室、抢救室。因与外界隔离，同室病友之间因病情严重缺乏交流，家属探望的时间受限制，医护人员与其交谈的机会也少，这些均易引起患者的孤独抑郁感。

二、急性病患者的心理护理

急性病患者发病急骤，病势凶猛，所以应以抢救患者的生命为先。同时针对患者出现的各种心理问题，采取切实可行的心理护理措施。急性病患者不是面临生命威胁，就是遭受躯体伤残，心理处于高度应激状态，此时，如果进行良好的心理护理，就会缓和其紧张情绪，有助于转危为安。否则，如果在患者心理高度紧张之时，再加上抢救时的种种不良刺激，就会加重病情，甚至造成严重后果。

（一）建立良好护患关系，缓解紧张气氛

急性病患者大都求医心切，一旦进入医院，都对医护人员寄予极高的期望，也希望从医护人员的表情和语言中探寻自己所患疾病的严重程度，试探医护人员是否真正关心自己的病情。这时，医护人员应亲切耐心地询问病情，悉心照顾患者，让患者感受到亲人般的温暖，使患者逐渐放松下来，更好地配合治疗。医护人员还应针对患者的不同心理特点及需要，做好心理疏导和心理支持工作。鉴别区分急诊患者中的轻重缓急，在危重患者及陪同人员面前，用沉着冷静与稳定的情绪缓解患者及家属焦虑和恐惧心理,同时还要争取与陪同人员密切协作,与他们一起共同构筑支持患者内心信念的精神长城。以敏捷、娴熟的护理技术与医生默契配合,迅速提供患者最需要的救护措施,让患者从心理上获得安全感。总之,护患关系融洽与否将会对抢救过程能否顺利进行产生极大的影响,甚至决定抢救和治疗的效果。

(二)增强患者的安全感,给患者战胜疾病的信心

除了言语的关心和照顾外,护理人员良好的技术操作和严谨的工作作风都可给患者带来安全感,如护理人员在抢救时动作快而不慌乱,态度和神情镇定自若,这些都可使患者感到医护人员是可以信任的、可以依靠的,从而感到安全。这种安全感能够给患者带来心理上的支持和鼓舞,有利于患者稳定情绪。另外,无论预后如何,原则上都应给予患者肯定性的支持和鼓励,以调动患者内在的积极性,使其勇敢面对疾病,树立战胜疾病的信心。尽量避免消极暗示,尤其注意来自家属、病友方面的消极暗示,保证患者身心放松,感到安全,以最佳的心理状态接受治疗和护理。

(三)做好解释工作,加强患者的社会支持

护理人员应向患者及时反馈病情诊断、治疗等方面的信息,向患者耐心解释病情、发展及其预后,根据患者的个体差异、心理承受能力,尽量说得客观具体,满足患者的心理需要。同时,在救治过程中,抓住一切机会向患者提供心理支持。可采用简短的语言或眼神、手势等肢体语言安慰、鼓励患者,增强其战胜疾病的信心,促进患者以积极稳定的心态配合各种急救处置。另外,在急救过程中,家属有时也会表现得格外焦虑和恐惧,这种状况会加剧患者本人的心理负担,因此,医护人员还应适时缓解家属的负面情绪,避免家属对患者的消极影响,减轻患者的心理压力。

第三节 癌症患者的心理护理

癌症是当今世界严重威胁人类健康和生命的疾病之一。在欧美一些国家癌症的死亡率仅次于心血管系统疾病而位居第二位。随着科学技术与医疗水平的不断发展,癌症的治愈率与生存时间均有了很大程度的提高,但是癌症患者的心理十分复杂,不同的心理反应直接影响治疗效果和预后。因此,对癌症患者实施必要的治疗和基础护理仅是临床治疗的一个方面,要想达到理想的治疗效果,更重要的是认识和掌握患者的心理特征及发展规律,在患者治疗时,配合有效的心理护理和医学知识宣教,为患者提供一个良好的休养环境,增强患者战胜疾病的信心。

一、癌症患者的心理特点

(一)癌症患者的心理反应分期

1. 休克恐惧期

当患者突然得知自己患癌症后,心理受到极大的冲击,反应强烈,可表现为眩晕、惊慌、恐惧,有时出现木僵状态。

2. 否认怀疑期

当患者从惊恐的情绪中冷静下来,便开始怀疑诊断的正确性,企图以否认的心理方式来达

到心理平衡,急于求医确诊并存在侥幸心理。一方面怀疑自己的病可能是癌症,但另一方面又希望通过四处求医会诊否定癌症的诊断,以逃避死亡的威胁。

3. 愤怒沮丧期

当明确诊断后,患者会表现为埋怨、沮丧、愤怒、悲伤、痛苦、不思饮食,甚至拒绝治疗,要求出院等情绪和行为反应。他们常因小事对家人或医护人员大发脾气,借以发泄内心痛苦。有些患者甚至会出现自杀倾向或行为。

4. 接受适应期

患者最终不得不接受和适应患癌症的事实。有的患者对各种疗法失去信心,厌世轻生,消极等待生命之终结,产生绝望心理。有的患者在了解自己的最终结局后,能正确认识和评价生命终点的到来,为了不给家人增加麻烦和痛苦,努力克制自己悲愤的心情,甚至表现得异常平静,有条理地安排后事,默默地准备离开人间。

(二)癌症患者常见的心理问题

1. 否认、恐惧和愤怒

患者一开始会拒绝接受身患不治之症的事实,怀疑诊断,否认自己得了癌症,到处寻求名医,想尽早确定诊断,有的患者还假说是他人的病情去寻医问药,存在一定侥幸心理,祈求不是癌症。同时又非常恐惧,害怕死亡,害怕离开自己的亲人,离开美丽的世界,精神紧张,反应过于敏感,此时患者特别想了解关于疾病的信息,并有强烈的求生欲望。需手术的患者手术前后多有不同程度的恐惧心理,怕手术不成功或复发,加之癌症的检查较烦琐,治愈率低,易复发,手术创面大,放化疗反应大,常出现脱发、呕吐、烦躁不安等症状,这些都会导致患者恐惧情绪的发生。患病之初,恐惧可能会淹没愤怒,但当患者领会了疾病对他的全部含义后,就会从心底感到不平衡,认为世界不公平,为什么事情偏偏发生在自己身上,表现为烦躁不安,向他人乱发脾气、敌视周围人,甚至出现一些过激行为。

2. 焦虑和抑郁

焦虑是癌症患者普遍存在的一种不愉快情绪,患者表现为眉头紧锁、面容枯槁、姿势紧张有震颤,生活能力下降或不能正常工作和生活。一些文化程度高的患者感到被社会抛弃,社会地位下降,心情闷闷不乐。部分患者由于反复长时间的医治,出现严重的经济负担,患者担心家庭经济问题,终日思绪不断,六神无主,反复自言自语,睡眠差,记忆力下降。因为绝大多数人都持有癌症就是死亡的观念,所以,癌症患者往往异常悲观和抑郁,对生活失去信心,甚至感到绝望,患者觉得生存毫无意义,只能拖累亲人,因此不愿意再接受治疗,变得整日郁郁寡欢、沉默寡言、情绪低落、面色呆板、心灰意冷、动作减少、茶饭不思、失眠易醒等,甚至萌生自杀念头。

3. 孤独和无助

首先,癌症患者的孤独感是伴随疾病而来的,在得知患癌症后,患者会感觉到生命偏离了大多数人正常的轨道,从而产生孤独感。住院治疗后,由于病程长,亲人不能长期守在身边照顾,依恋亲人的需要不能满足,加上社会信息剥夺,进一步加重孤独感。其次,患者认为自己对所处环境没有控制力,有一种无能为力、无所适从的情绪。特别是长期卧床、生活不能自理的患者,长期躺在床上,与外界不能接触,仿佛与世隔绝,心理的孤独与无助更为突出。与无助感相联系,患者往往有自怜和自卑情绪,内心中有无数的冤屈需要发泄,或处于梦样状态,常常回首往事,顾影自怜。

4. 被动依赖

出于对疾病的担心,患者在行为上产生退化,自己能做的事也要让家属来做,不愿让家属离开,变得被动、依赖,对医院环境不能很快适应,情感脆弱甚至带点幼稚的色彩,生活处处需要别人帮助照顾。家人出于对患者的关心,往往代替患者做很多事,更助长了患者的依赖心理。

5. 多疑

多疑是消极的自我暗示,患者对周围的一切过分敏感,认为医生、家人、同事都在有意欺骗,影响其对客观事物的正确判断,严重者出现偏执,甚至出现被害妄想、夸大妄想、疑病妄想。

6. 易激惹

治疗无望使患者灰心丧气而易激惹,常因小事而激动、发怒、气愤、悲伤、哭泣,如家属未按时间前来探视、饮食不可口都可以引起患者的极大不满,给人以难以相处的感觉,而患者则感到别人在故意疏远他,对周围的人抱敌视态度。

二、癌症患者的心理护理

临床心理学家认为,心理护理可以减轻癌症患者的心理反应,并能直接产生治疗作用,改善机体的免疫功能,从而提高疗效。

(一)建立良好的护患关系

在整个医疗护理工作中,护理人员与患者接触时间最长。护理人员对待患者应热情大方、积极主动、态度和蔼,经常与患者交谈,了解患者的心理状况,取得患者的信赖。对于刚确诊的患者,应视不同情况决定是否将癌症的诊断和病情告诉患者,一般以不过早告诉患者为好。同时也要做好家属的工作,让家属不要在患者面前谈论病情,勿将悲观失望情绪流露给患者,以免加重患者的心理负担。对已得知病情的患者,针对患者的不同心理状况给予不同的心理疏导,如年轻患者,事业刚刚开始,鼓励其配合治疗,疾病是可以得到控制的,甚至有治愈的希望。对于老年患者,多数人认为自己会增加家庭负担,是个累赘,反正距死亡不远,无须治疗,护理人员应安慰患者,不要悲观失望,治疗固然会增加经济负担,但子女失去亲人会更痛苦,帮助患者树立战胜疾病的信心。在整个治疗过程中,护理人员应有过硬的技术操作、扎实的理论基础知识、高度的责任心,使者获得安全感和亲切感。同时,由相对固定的护理人员来护理同一患者,便于掌握患者的心理状态及性格特点,及时发现心理变化并随时疏导,认真倾听患者的倾诉,减轻其心理上的压力。

(二)加强患者的心理支持

癌症患者不仅忍受着来自躯体的各种痛苦,还承受着巨大的精神压力。为此,给予无条件的情绪支持尤为重要。仔细观察患者的心理状态,认真倾听患者倾诉,不要嫌患者啰唆,啰唆的话语经常会暴露出患者的心理状态,借此了解患者的心理反应,有针对性地进行心理护理。护理人员以启发、同情、鼓励、劝导、安慰等方式与患者沟通,以温和、沉着、带有权威性的语气告诉患者,只要与医护人员密切配合,心理支柱不垮,就能控制疾病。同时,可向患者介绍"抗癌俱乐部",鼓励其积极参与,通过与已经治愈或情绪乐观、疾病控制较好的患者进行沟通,从多方面获得支持和鼓舞。帮助患者分析造成不良情绪的原因,进行开导安慰,鼓励患者发泄情绪,表达情感,吐出心中不快。

(三)增强患者战胜病患的信念

癌症患者一旦获悉自己患了不治之症以后,生的欲望会降低,而死的欲望会增强。这时,护理的主要目的就在于唤起患者的希望和求生的信念。护理过程中护理人员要用坚定的表情、不容置疑的语言取得患者的信赖。在患者萌发希望之后,要进一步鼓励患者承担力所能及的生活事项,鼓励他们敢于驾驭生活。适当的活动不但使身体得到直接锻炼,而且能从压抑、焦虑、烦恼、苦闷中解脱出来,对心理起到积极的调控作用。护理人员应以同情的态度和足够的耐心进行有效引导,给患者以宣泄的机会,对于患者提出的问题要耐心解答,病情解释要恰当,提高患者对病情的认识,并讲解医疗技术的进步,让患者心存希望,尽量减轻患者的心理压力,使患者在良好的心理状态下接受治疗。护理事业的创始人南丁格尔指出:要使千变万化的人达到所需要的最佳身心状态,本身就是一项最精湛的艺术。因此,医护人员的同情、关怀、尊重及耐心倾听患者的述说,让他们明确生活目的,看到前途希望,是患者战胜癌症的重要精神支柱。

(四)解除顾虑

化疗是治疗癌症的主要方法之一。在化疗中多数患者会出现恶心、呕吐、头晕、头痛、静脉炎等不良反应。化疗后,有的患者会出现脱发,有的患者会因无法承受化疗药物的副反应欲中断治疗,特别是女性患者,担心化疗后头发稀疏或脱光,自尊心受到打击而拒绝化疗。要告知患者,这些不良反应是化疗中的正常现象,持续时间短,只要有信心,一定能挺过去。对于担心脱发的患者,应给予疏导,并引导使用补偿机制,使其密切配合治疗。

(五)提高疼痛阈值

疼痛是晚期癌症患者的主要症状之一。性质剧烈,呈持续性,患者因无法忍受疼痛的折磨,常依赖注射止痛剂缓解。所以护理人员应关心患者,了解其心理需要,耐心解释有关使用止痛剂(如哌替啶)的副反应,告诉患者长期注射会成瘾,且止痛效果会减弱。遵医嘱,按"三阶梯止痛"方案控制癌痛,止痛的同时口服地西泮、阿米替林、百忧解等药物,可起到镇静、改善心情的作用,还可以减少止痛药物的剂量,并能调节患者的精神状态,改善睡眠和提高生活质量。同时护理人员应具有同情心,安慰患者,作风严谨稳重,操作熟练敏捷,提高患者的疼痛阈值。癌症患者的疼痛常呈顽固性,会产生自杀念头,护理人员应注意执行医疗保护制度,防止意外发生。

(六)争取家属配合

家属是患者最亲近、最相信的人,他们的关心、鼓励和支持能使患者的心灵得到很大的安慰,家属和亲友在探视患者时,不要总将话题围绕在患者的病情上,多谈些病情外的事情,满足患者了解、关心社会的需要。护理人员应对家属和亲友进行卫生健康和心理学教育,使他们增强信心,配合工作,有利于患者疾病的康复。

(七)睡眠指导

癌症患者睡眠的好坏严重影响病情,内心的焦虑、恐惧、病房环境、药物的作用都会影响患者的睡眠,可以有针对性地给予心理疏导,加强疾病知识的宣教并实施睡眠限制,白天不是特别困倦尽量不睡觉,晚上困倦后再睡,按时起床,保持室内安静。患者禁烟、酒、浓茶、咖啡,晚饭不要吃过饱,睡前热水泡脚。通过以上措施,患者睡眠将有所改善。

（八）良好的休养环境

护理人员应保持病室环境清洁、安静、舒适、美观,可适当摆放常青绿叶植物和时令鲜花,以激发患者对生活的热爱,从而增强其生活的勇气,树立战胜疾病的信心。同时应尽力满足患者的各项需求,一时难以满足的应耐心做好解释,使患者感到温暖。

癌症患者的心理护理是整体护理的重要组成部分,是一门医学艺术。根据癌症患者的具体情况,护理人员要灵活运用心理学和护理学的知识,调动一切内在的潜力改善患者的心理状态和行为方式,增强他们战胜病魔的信心,提高应对能力,保持心理平衡,积极配合治疗,减少疾病带来的困惑。护理人员要帮助患者更好地解决实际遇到的问题,改善由于癌症带来的躯体功能、身体形象、社会地位、家庭关系等变化而产生的多方面的身心反应,增强自我效能,发挥主观能动性,与疾病积极斗争,即使患者处于弥留之际,也能正确坦然面对现实,平静地度过人生的最后时刻。

 知识链接

心理因素与癌症

古希腊著名的医学家希波克拉底有句名言:"了解什么样的人得了病,比了解一个人得了什么病更重要!"西方解剖学和医学鼻祖盖伦曾发现,生性活泼的妇女要比情绪抑郁的妇女患乳腺癌的机会少。无独有偶,我国古代中医学早就有情志治病论,认为情志不畅、抑郁寡欢状态下的妇女,会因气血淤结、经络瘀涩而产生乳岩(乳腺癌)。国内学者对癌症患者的一项调查表明,76%的癌症患者发病前有明显的精神因素,而一般内科患者只有32%。中国科学院心理研究所提出了心理致癌三个重要因素:①工作和学习上的长期紧张;②工作和家庭中的人际关系不协调;③生活中的重大不幸。现代医学通过大量的研究发现,严重的精神创伤、错综复杂的心理矛盾、长期的情绪压抑、长期怀有不满情绪和不安全感的人最易罹患癌症,心理学家把具有这类性格特征的人称为"癌症人格"。

第四节 传染病患者的心理护理

传染病患者一旦被确诊,不仅遭受疾病折磨之苦,而且要承受因传染病性质而导致精神需求的重大缺失,如传染病隔离制度限制甚至部分剥夺患者爱与归属、社会交往等高层次需要,必然引起患者剧烈的心理变化。

一、传染病患者的心理特点

（一）传染病患者的心理反应分期

1.恐慌否认期

患者确诊患有传染性疾病时,心理相当恐惧。感染者不愿接受被感染的事实。患者对传染病缺乏正确的认识,自怨自责,精神高度紧张,伴有强烈的自主神经紊乱。患者感到绝望,抑郁焦虑,不能面对现实,否认自己患有传染病,以怀疑诊断有误来减轻心理压力,觉得自己不可能那么不幸,觉得一切发生在梦中,自己是个旁观者,此阶段持续数天或数周。

2. 怨恨期

表现为怨天尤人或自责,或迁怒于使之感染的人,甚至责怪政府控制感染力度不够,产生悲观绝望的情绪。

3. 妥协期

向现实妥协,不再怨天尤人,心境恢复平静,但威胁仍未摆脱,于是四处求医问药,祈求一线生机。

4. 接受期

绝大多数患者最后都能接受现实,开始比较明智地处理疾病与个人生活和工作的关系。改变原来的生活计划,开始调节自己的心态与行为适应患病的事实。

(二)传染病患者常见的心理问题

1. 恐惧、焦虑

为了防止传染病的传播,要对传染病患者进行适当隔离。有些患者不理解隔离的目的和意义,觉得医护人员害怕他们、嫌弃他们,亲朋好友也疏远他们,患者感到处于一种孤立无援的境地,加重了恐惧心理。此外,传染病患者住院后,除了像一般患者一样牵挂自己的家庭、工作和学习外,还担心自己的疾病是否已传染给亲人,特别是自己的孩子。有的患者怕再染上其他的传染病,也有的患者害怕自己隔离在医院,得不到家人应有的照顾,甚至想到病情突然恶化会见不到家中亲人。因此,患者经常是忧心忡忡,不能安心住院治疗,处在恐惧和焦虑之中。

2. 孤独、抑郁与自卑

传染病室对患者实行严格的隔离制度,住院患者的活动常常被限制在一定的范围之内,患者也不能经常与家人、朋友相见。这样,患者常常感到被压抑和被限制,生活单调乏味、精神空虚无聊,易产生孤独感。有些患者可能对各项隔离防护措施不理解,甚至反感,误认为自己被人瞧不起,遭人嫌弃,自我价值感降低,产生自卑的心理反应。传染病患者需要适当休息,如果病情严重时,还要长期休息,暂时不能上班,同家人、亲友隔离时间长,于是患者会产生失落、抑郁情绪。

3. 急躁与敏感

某些传染性疾病具有病程长、难根治的特点,易导致患者产生急躁与敏感等心理反应。他们常因病情反复而苦恼,因病情不能迅速好转而烦躁,日夜企盼灵丹妙药。有些患者治病心切,对周围相关的治病信息特别敏感,经常揣度他人尤其是医生和护理人员谈话的含义。他们还格外关注自身的生理病变,十分重视各项检查结果。

二、传染病患者的心理护理

(一)提供正确的疾病知识

客观如实地报告病情,耐心地向患者讲解传染病致病源的性质、传播方式、预防措施与及时治疗的重要性,并说明"既来之,则安之"的道理,使患者正确认识自己的疾病,鼓励患者面对现实积极配合医治,主动调整情绪,调配膳食营养,增强自身的抗病能力。建议与患者有接触的家人进行必要的检查,以消除患者的忧虑。对探视者加强防护措施,使患者放心。

(二)加强护患之间的沟通与理解

加强护患沟通交流,增强患者的抗病信心,营造轻松的治疗气氛,帮助患者缓解紧张情绪,让患者理解隔离的内涵,即"隔而不离"。让患者理解医院的很多隔离措施,是为了避免疾病的扩散,并防止传染给他人,是对社会负责任的表现。要让患者感受到亲人、朋友和社会的关心和支持,重视亲人对患者态度。医护人员应以身作则,不歧视传染病患者,以免自己的言行影响患者的情绪及治疗。

(三)帮助患者克服负性情绪

在护理过程中,针对患者的负性情绪,护理人员应表现出真诚、理解、无条件积极关注的态度。既客观地向患者说明传染病并不可怕,只要积极配合治疗是可以好转或治愈的,又表示理解患者的心情,愿意帮助患者应对生活中出现的问题和心理上产生的困惑。通过组织读书、看报、听音乐或散步等健康有益的活动,转移患者的注意力,增加其生活的情趣,从而消除孤独和急躁的情绪反应。总之,通过心理护理,帮助患者正确认识自己的疾病,克服不合理信念,让患者感受到良好的人际关系的力量,从而树立战胜疾病的信心和勇气。

(四)提高患者的社会支持

社会支持是患者的基本需求。家人、朋友、同学及社会的支持对消除传染病患者的心理问题、提高患者的生活质量、延长患者的生存时间起着至关重要的作用,是临床护理中不可缺少的一部分。医护人员应尊重患者,不歧视对待,正确引导患者家属,使其了解到他们的一言一行直接影响患者的情绪和治疗效果,鼓励患者的亲朋好友安慰、开导、支持患者,以轻松愉悦的态度让患者忘记伤悲和痛苦,重新燃起生命的希望,使患者坚信疾病是可以战胜的,切忌在患者面前表现出焦虑、烦躁、忧心等负性情绪。医护人员应最大限度地帮助患者获得来自家人、朋友、医生、护理人员、病友、社区等多方面的社会支持。对孤独感受性较高或伴有抑郁倾向的患者,医护人员需适当放宽家属亲友探病的限制,或提供多种探视方式,如视频、电话。消除消极因素,鼓励患者尽快地恢复正常的心态,积极配合医护人员的治疗。

(五)恢复患者的社会适应力

由于传染病的特殊性——传染性,患者产生自卑、悲观等一系列负性消极情绪,患者逐渐封闭自我,产生躲避社会人群,远离家人和朋友等消极退缩行为。传染病患者的后顾之忧,使他们在心理和行为上与周边的人群有了一道不可逾越的鸿沟。护理人员需加强患者社会功能的恢复,在日常护理中除耐心引导鼓励患者与病友之间的言语交流与相互扶持外,在病情许可的情况下,还需鼓励患者积极参加力所能及的活动,鼓励患者坚持日常锻炼、多做感兴趣的事、看电视、听广播、关注社会动态,为患者康复后回归社会奠定基础。

第五节　疼痛患者的心理护理

疼痛是许多疾病的常见临床症状,也是人们求医的常见原因。一方面,疼痛与机体组织的损伤相联系,是身体器官的物理、化学损伤或病变的结果;另一方面,疼痛又与某种心理状态相联系,常伴有不舒服、不愉快的情绪反应。心理因素会加剧或减轻疼痛,或是疼痛的原因。总之,疼痛是一种非常复杂的心理、生理状态。因此对待疼痛患者应了解引起疼痛的原因和患者的心理状态,有的放矢地调节患者心理状态,使患者早日康复。

一、疼痛概述

(一)疼痛的概念及分类

1. 疼痛的概念

世界卫生组织(WHO,1979年)和国际疼痛研究会(LASP,1986年)为疼痛所下的定义是:"疼痛是组织损伤或潜在组织损伤所引起的不愉快感觉和情感体验"。如果疼痛的早期不能对疼痛进行全面控制,长期的疼痛刺激会引起中枢神经发生病理性重构,急性疼痛可能发展为慢性疼痛,而严重影响患者的工作效率和生活质量。

2. 疼痛的分类

(1)按疼痛的持续时间和性质分类 ①急性疼痛:指最近产生并可能短期存在(3个月内)的疼痛;②慢性疼痛:指持续3个月以上的疼痛。

(2)按病理学特征分类 ①伤害感受性疼痛:指完整的感受器受到有害刺激引起的反应,疼痛的感知与组织损伤有关;②神经病理性疼痛:当神经纤维受损或神经系统因创伤或疾病发生异常改变而产生自发冲动,从而引起痛感并反射到神经起源部位。

(3)按疼痛部位分类 骨科常见疼痛可以分为关节痛、颈椎痛、肩痛、腰背痛、下腰痛等。

(4)特殊的疼痛类型 特殊的疼痛类型有反射性疼痛、心因性疼痛、躯体痛、内脏痛、特发性疼痛等。

(二)影响疼痛的心理因素

1. 早期经验

疼痛从某种意义上看与社会学习过程有关。儿童对疼痛的体验深受其父母态度的影响。通常认为,父母对子女的轻微损伤表示大惊小怪或者泰然处之,对他成年后对疼痛的态度有很大的影响,如果儿童从小受到疼痛警告过多,日后可能成为容易焦虑、对疼痛敏感的人。因此疼痛体验受到环境和教育的影响不能忽视。

2. 对情境的认知评价

人对产生疼痛的情境赋予的意义如何,极大地影响人对疼痛感受的程度和性质。第二次世界大战时,Beecher曾对重伤士兵进行观察,发现只有1/3诉说非常疼痛,要求使用吗啡;可是研究有类似伤势的平民却发现,有4/5伤员感到非常疼痛,要求注射吗啡。Beecher认为,这种疼痛差异与对伤害的不同理解有关。对于受重伤的战士来说,从战场上死里逃生使他感到庆幸,疼痛也算不了什么;而对于平民来说,重伤则是一件沮丧的不幸的事件。

3. 注意力

如果把注意力集中在自己的痛觉上,疼痛就会更加强烈,相反,把注意力转向疼痛以外的事物上,对疼痛的感觉处于抑制状态,这时候疼痛会明显减轻。例如运动员在激烈的比赛中,不同程度的碰擦伤,往往都不引起注意,不感到疼痛和不适,但比赛一结束,疼痛就开始出现,有时甚至到使人无法忍受的地步。所以任何内外环境的刺激,只要能吸引机体的注意,皆会使同时出现的其他刺激包括伤害性刺激暂时处于被忽略的地位。

4. 情绪状态

心理生理学家发现,恐惧、生气、内疚等情绪是疼痛的强化剂,其对疼痛的影响远大于药物的作用。情绪不但可以影响疼痛的强度,而且有些不良情绪本身可以引起疼痛,尤其是焦虑和抑郁。由心理因素导致的疼痛,被称为心因性疼痛(psychogenic pain),它并非器质性损伤所引起。如不注意消除不良情绪或心理问题,这种疼痛可能迁延不愈。

5. 人格特征

不同人格的人,其痛阈也有差异,而且对痛的表达方式或行为反应也不相同。自尊心强的人常常表现出较高的疼痛耐受性;具有疑病、抑郁、癔症、紧张、容易焦虑等人格特征的人,对疼痛更敏感。

6. 暗示

暗示对痛觉影响很大,安慰剂止痛是最好的例证。外科手术后的疼痛 35% 可被安慰剂止痛,而吗啡也能使 75% 的手术患者疼痛缓解。Wolbb 让患者进行自我暗示,心想"我不感到痛"时,痛阈上升 7%～20%。

二、疼痛患者的心理护理

(一)减轻心理负担,提高疼痛阈值

任何能使患者精神愉快、情绪稳定、思想放松的办法,都可以提高疼痛阈值,增强其耐受力,减轻痛苦。对疼痛患者,护理人员应当给予必要的解释和对疾病知识的宣教,态度要亲切和蔼。护理人员要有高度的同情心,特别是对于神经衰弱所致的功能性疼痛,医务人员应给予全面的体格检查,排除器质性病变,绝不能主观认为患者是无病呻吟,重视疼痛与心理的关系,注意患者的心理需要,帮助患者提高疼痛阈值,往往会使治疗护理收到事半功倍的效果。

(二)减少疼痛刺激

医护人员在对患者进行检查、治疗、护理时,动作应轻柔、准确,在进行清创、换敷料、灌肠、导尿、换床单、翻身等护理操作而必须移动患者时,应给予支托、协助,使患者保持舒适体位,减少疼痛刺激。

(三)分散注意力

分散患者对疼痛的注意力,可使其疼痛处于抑制的状态,从而减轻其疼痛的感受强度。如看电视、相互交谈、读书看报,把注意力转移到其他事物上,疼痛就会减轻甚至消失;给患者打针时与其边交谈边注射,或者为其局部按摩,都可分散患者的注意力,对减轻注射及疾病所致疼痛具有良好的效果。

(四)利用暗示

当患者疼痛剧烈时,应使患者清楚疼痛是机体的一种保护性反应,说明机体正调整状态,疼痛感是暂时的,鼓励患者,增强其与病魔做斗争的决心和信心。消极的暗示可以引发或增加疼痛,而积极的暗示则可以减轻或消除疼痛。因此采用积极的暗示可以使患者情绪放松、消除紧张,从而提高其疼痛阈值,对减轻疼痛或止痛有良好的效果。如使用安慰剂,或合理利用某些医生的权威均可有效地缓解患者的疼痛。

（五）放松训练

让患者集中注意力想象自己身处于某一意境，再配上优美的音乐，可以起到松弛和减轻疼痛的功效。做诱导性想象前，引导患者先行做有节律的深呼吸，通过自我意识集中注意力，放松肌肉，对减轻疼痛强度、增加耐痛力具有良好的作用。此外，还可以采用呼吸控制（如深呼吸、叹气式呼吸）进行放松训练。

（六）争取家属配合

当患者发生疼痛时，陪伴家属往往表现出焦虑不安的情绪，这种情绪会影响到患者，致使患者疼痛加重。所以，医护人员一方面要积极地为患者治疗疾病，减少家属担心；另一方面要对家属进行卫生健康和心理学教育，并解释患者疾病情况，让他们鼓励患者，增强患者战胜疾病的信心。

（七）良好的治疗环境

温馨的环境能使患者心情舒畅，对于疼痛减轻有很大的好处。病房应该保持整齐清洁，室内的色调也会对患者的心理产生一定的影响，如室内主色调为白色，患者比较容易保持一种平静的心理状态；室内主色调为绿色，患者比较容易产生一种被安抚的感觉；室内主色调为蓝色，患者比较容易减缓紧张的情绪，能产生一定的镇痛作用。因此，良好的环境对于疼痛患者的治疗与护理是不可或缺的。

疼痛既是躯体性疾病，又是身心疾病，在护理过程中要以最大的爱心稳定患者的情绪，以最诚挚的同情心建立良好的护患关系，以最科学的态度做好疼痛知识的宣教，以最好的语言感染患者，最大限度地减轻患者的痛苦，这样才能有效地提高患者的生活质量。

第六节　临终患者的心理护理

生老病死是人类自然发展的客观规律，临终是生命过程中的最后一个阶段。作为护理人员，在患者行将达到人生终点之时，了解临终患者生理心理反应，实施有效的临终护理，可以提高其临终生命质量，维护其尊严。

临终护理是对已失去治愈希望的、生存时间有限（6个月或更少）的患者在生命即将结束时所实施的一种积极的综合护理。护理人员实行从心理、生理、社会等多方面的关怀，尽最大努力、最大限度地减轻患者痛苦，稳定情绪，更好地提高临终患者的生命质量，帮助其安详地走完生命的最后历程。

一、临终患者的心理特点

临终患者的心理反应因人而异，与个体的人格特征、病情发展快慢、家庭与社会的支持等均有关系。但大多数临终患者心理活动变化可以分为以下五个阶段。

（一）否认期

当患者得知自己的疾病无药可治，即将面临死亡时，第一个反应便是"不，这不会是我，那不是真的！"患者此时拒绝接受事实，想尽一切办法否认即将面临的死亡，并抱有侥幸心理，总希望其他医院能否认这个诊断，或希望有治疗奇迹的出现而挽救其生命；有的患者不但否认自已病情恶化的事实,而且还可能热衷于谈论病愈后的设想和打算;也有的患者为了避免家属悲伤,故意装作欢乐和不在乎的神态,以掩饰其内心的极度痛苦。

否认是一种心理防御机制,可以缓解病情恶化带来的沉重心理压力,并使患者和家属有时间仔细考虑,以做好心理上和躯体上的应变准备,进行自我调整。大量的研究证明,一定程度的否认对缓解心理应激是可取的,也可以说,否认是健康的心理表现。否认犹如瞳孔的对光反射,一旦遇到外界的强光刺激瞳孔就自行收缩,以此来防止视网膜受到过分的刺激。患者的否认也有类似的作用,当难以承受的病情来袭时,自我否认可以避免过分的焦虑和恐惧。在一项对冠心病并发心肌梗死患者的研究中发现,有明显的否认心理者,死亡率较无否认心理反应者要低。否认期的长短因人而异,大多为期短暂,也有部分患者永久否认,直到死亡。

(二)愤怒期

当确诊后,患者意识到否认已经改变不了事实,他们很快会从否认期过渡到愤怒期。患者会产生"为什么是我,这不公平"的愤怒反应,表现为情绪激动,烦躁不安。有的患者在确诊后,求生的愿望和绝望交织在一起,一反常态,理智减弱,将愤怒的情绪向医护人员、家属和朋友等人发泄,或对医院的制度、治疗等方面表示不满,这种粗暴无理的行为是愤怒和恐惧的心理发展到极致的表现,借此弥补其心理上的不平。

(三)妥协期

患者经过愤怒期的发泄之后,逐渐认识到这种行为对疾病和自身所处的环境并无帮助,慢慢地妥协并接受治疗。此时患者的愤怒情绪逐渐消失,表现为安详、平静和友善,对康复仍抱有希望,并积极配合治疗和护理,以此减轻痛苦,延长生命。有的患者甚至与医生商讨对策来改变现状,并要求生理上给予舒适、周到的护理,精神上希望得到慰藉。有的患者会向医护人员许愿,甚至后悔自己曾经的冲动行为,以求得到更多的治疗来延长生命,同时他们也非常珍惜与家人团聚的日子。

(四)抑郁期

当患者自觉身体状况日趋恶化,各种治疗护理措施已无法阻止死亡的进程时,可产生很强烈的失落感和无可奈何,临床上表现为悲伤、退缩、情绪低落、沉默、哭泣等情绪,这是患者放弃战斗的反应。抑郁从某些方面看是不可避免的,甚至是必需的,是临终患者从生活中脱离的一种过程。抑郁意味着放弃,保存着仅有的能量,用一种安全、享受的方式度过余下的时间。这个时候,大多数患者不愿多说话,但又不愿孤独,希望多见些亲戚朋友,得到更多人的同情和关心。

(五)接受期

当一个患者能够正视现实,面对死亡不痛苦、不伤感时,说明患者已进入接受期,接受了患病的事实。此时,患者会变得被动、顺从、依赖、脆弱,甚至带有幼稚的色彩。即使患者曾经是一个意志坚强、处于支配地位的领导干部,他们也会对医务人员的嘱咐百依百顺,这是他们依赖心理的表现。这时,患者的爱和归属感增加,希望得到更多亲友的探望,或希望会见某一个人以便安排后事,了却心愿。患者不再叫喊,不再呻吟,会平静地等待死亡。

虽然以上五个阶段是患者临终前的心理变化过程,但并不是每一个患者都遵循此规律,或按照这样的时间顺序发展。有的患者可能没有心理变化,也有的患者心理变化不明显,还有的患者可能会重复出现。因此,医护人员要细心照料患者,仔细观察,针对临终患者不同的心理表现给予适当护理,以满足临终患者的生理和心理需求,使他们平静、安详地离开人世。

二、临终患者的心理护理

临终期是人生旅途的最后一站,为临终患者提供心理护理,使他们的生命得到尊重,可以减轻患者痛苦,提高生存质量,使患者平静、安详、有尊严地走完人生的最后历程。

（一）对可告知的临终患者进行病情告知

1. 告知病情前的准备

对临终患者进行诊断告知,要求护理人员与患者关系融洽,患者充分信任护理人员;护理人员不仅要具有较高的人际交往能力、敏锐的观察力及判断力,还要有丰富的专科护理知识。在征得医生同意,取得家属支持后,选择在患者病情相对稳定、情绪良好时进行。

2. 告知病情的方法

告知病情的方法有主动告知与被动告知。主动告知是有计划地选择合适的时间、地点、人员与患者交流,气氛应轻松、融洽,灵活运用语言与非语言技巧,发挥参与人员各自的优势,并随时观察患者的反应。被动告知是在与患者讨论其病情时,通过语言、表情、手势等沟通交流手段,诱导患者逐渐了解自己的病情,或使患者的猜测及认识得到证实。

3. 告知病情后的护理

告知病情后,要对患者密切关注,防止意外发生;随时为患者提供必要的帮助,减轻患者痛苦,保持患者舒适,合理安排患者的生活,尊重患者的权利,帮助患者完成心愿。

（二）对不同阶段临终患者的心理护理

大部分患者的临终过程呈渐进性,时间可长可短,护理人员应根据患者的社会、文化背景,分析患者的心理状态,有针对性地做好心理护理。

1. 否认期的心理护理

在病程的否认期中,护理人员应当给予理解和支持。首先,不要揭穿患者的防卫机制,不要强求患者面对现实,劝说家人顺应患者的内心需要,这既是对患者的尊重,又可以使患者在心理上得到一定程度的安宁。其次,根据患者对自己病情的认识程度,耐心倾听患者的诉说,使之消除被遗弃感,缓解其心灵创伤,时刻感受到护理人员的关怀,并因势利导,循循善诱,使患者逐步面对现实。

2. 愤怒期的心理护理

当患者处于愤怒期时,护理人员应宽容、大度,对患者的愤怒表示接纳和理解,千万不要把患者的攻击记在心上,更不能予以反击。要充分理解患者的愤怒是发自内心的恐惧与绝望,宣泄内心的不愉快。此时对患者要更加真诚和体贴,要疏导发怒的患者,必要时辅助药物,帮助平息愤怒情绪。此期,要多陪伴患者,保护患者的自尊,尽量满足患者的心理需求。

3. 妥协期的心理护理

处于妥协期的患者,正在用合作、友好的态度试图推迟死亡期限,尽量避免死亡的命运。此时,护理人员可以选择恰当的时机与患者进行生命观、生命意义等问题的讨论,了解患者对于生与死的态度和当前的想法,同时也可以有针对性地安慰患者,并且尽可能满足患者的各种需求,努力为患者减轻疼痛、缓解症状,使患者身心感到舒适,创造条件让患者安详地度过生命的最后时光。必要时配合药物以控制症状、减轻痛苦。

4. 抑郁期的心理护理

护理人员对抑郁期患者应当认真评估患者的抑郁情况,给予同情和照顾。允许患者自由地表达其悲哀情绪。同时应让其家属及亲戚朋友多探望和陪伴,使患者有更多的时间和自己的亲人在一起,尽量帮助患者完成他们未尽的事宜,顺利度过抑郁期,防止自伤、自杀等严重行为的发生。

5. 接受期的心理护理

患者处于接受期时,能够理性地思考即将到来的死亡,对自己的身后之事也能够理性地一一安排。此时,护理人员应该尊重患者的选择,尊重患者的信仰,让家属继续陪伴患者,不要勉强与患者交谈,不过多打扰患者,给予最大支持,保证患者临终前的生活质量,使患者在良好的护理服务中安详、肃穆地告别人间,使患者带着对人间生活的满足走向生命的终点。

(三)对临终患者家属的心理支持

临终患者家属的心理护理是临终关怀的重要组成部分。通过与家属的交谈、倾听,护理人员需要了解并主动关心家属目前的身体状况、家庭经济状况、对患者病情的了解。临终患者家属的心理反应一般包括悲伤、委屈、忧虑、烦恼等,护理人员应给予相应的心理支持,使患者家属尽可能地减少悲伤情绪,在自己亲人死前充分满足患者的各种需求,从而得到心理慰藉,减少遗憾。患者死后,护理人员应用真诚的态度去安抚家属,使他们能积极面对生活。

总之,提高临终生命的护理质量,需要全社会正确的认识和共同努力,护理人员要以无限的爱心充分满足患者心理、生理、社会的需要,帮助他们平静地走完人生之路。护理人员应保持冷静,允许患者发泄不良情绪,让其逐渐平息心理上的冲突。

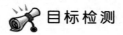 **目标检测**

一、单项选择题

1. 急性病患者的心理护理应以(　　)为先

A. 抢救生命,稳定其情绪　　　　　　　　　B. 鼓励安慰,帮助其树立信心

C. 耐心劝导其接受现实　　　　　　　　　　D. 增加社会支持

E. 营造良好的环境

2. 在第二次世界大战中重伤士兵只有 1/3 诉说非常疼痛,要求使用吗啡;有类似伤势的平民却有 4/5 感到非常疼痛,这说明疼痛与(　　)有关

A. 个人素质　　　　　　　　　　　　　　　B. 医院环境

C. 个体的早期经验　　　　　　　　　　　　D. 对情境的认知评价

E. 个体的情绪状态

3. 临终患者的一般心理变化规律是(　　)

A. 否认期—愤怒期—妥协期—抑郁期—接受期

B. 否认期—妥协期—愤怒期—抑郁期—接受期

C. 否认期—愤怒期—抑郁期—妥协期—接受期

D. 愤怒期—否认期—妥协期—抑郁期—接受期

E. 否认期—愤怒期—妥协期—接受期—抑郁期

4. 临终患者的心理护理不正确的是（　　）

A. 对可告知的临终患者进行病情告知

B. 对否认期患者,护理人员应当给予理解和支持

C. 对否认期患者,护理人员应当让患者尽快面对现实

D. 对愤怒期患者,护理人员应宽容、大度,不要计较,更不能予以反击

E. 对抑郁期患者,允许患者自由地表达其悲哀情绪

5. 癌症患者的心理护理不正确的是（　　）

A. 加强患者的心理支持　　　　　　　B. 增强患者战胜病患的信念

C. 提高疼痛阈值　　　　　　　　　　D. 良好的休养环境

E. 满足患者一切愿望

6. 影响疼痛的心理因素不正确的是（　　）

A. 人格类型外向者疼痛阈值高

B. 父母在儿童受轻伤时泰然处之,则该儿童长大后疼痛阈值提高

C. 抑郁常引起慢性和持续性疼痛

D. 人格类型内向者疼痛阈值高

E. 焦虑或持续的紧张可明显增强疼痛

二、多项选择题

1. 门诊患者的心理特点有（　　）

A. 烦躁不安,急于就诊　　　　　　　B. 期待名医正确诊治

C. 紧张不安,诉说杂乱　　　　　　　D. 羞怯自卑

E. 期待快捷、周到的服务

2. 癌症患者的心理反应分期为（　　）

A. 休克恐惧期　　　　　　　　　　　B. 否认怀疑期

C. 愤怒沮丧期　　　　　　　　　　　D. 接受适应期

E. 焦虑抑郁期

3. 急性病患者的心理特点包括（　　）

A. 惊慌恐惧　　　　　　　　　　　　B. 焦虑不安

C. 情绪冲动　　　　　　　　　　　　D. 认知狭窄、意志减弱

E. 孤独抑郁

4. 癌症患者常见的心理问题包括（　　）

A. 否认、恐惧和愤怒　　　　　　　　B. 焦虑和抑郁

C. 孤独和无助　　　　　　　　　　　D. 被动依赖

E. 多疑、易激惹

三、名词解释

疼痛

四、填空题

1. 影响疼痛的心理因素有早期经验、_____、_____、_____、_____和_____。

2. 传染病患者的心理反应分期为_____、_____、_____、_____。

五、问答题

　　1.简述对疼痛患者的心理护理。

　　2.对不同阶段临终患者应如何开展心理护理?

　　3.如何对癌症患者进行心理护理?

(刘丽华)

参考文献

[1]周郁秋.护理心理学[M].北京:人民卫生出版社,2010.

[2]胡永年,郝玉芳.护理心理学[M].北京:中国中医药出版社,2012.

[3]蒋继国.护理心理学[M].北京:人民卫生出版社,2011.

[4]戴肖松,蓝琼丽.医护心理学[M].北京:北京大学医学出版社,2011.

[5]周英,姬栋岩.护理心理学[M].武汉:华中科技大学出版社,2010.

[6]钱明,周英.护理心理学[M].北京:人民军医出版社,2013.

[7]刘瑞海,刘卫平.护理心理学[M].武汉:华中科技大学出版社,2012.

[8]邓红,胡岗.护理心理学[M].西安:第四军医大学出版社,2010.

[9]李妍.护理心理学[M].北京:人民卫生出版社,2011.

[10]赵小玉.护理心理学[M].南京:江苏科学技术出版社,2012.

[11]汪洪杰.护理心理学[M].合肥:安徽科学技术出版社,2009.

[12]齐俊斌.医学心理学[M].西安:西安交通大学出版社,2013.

[13]张贵平.护理心理学[M].北京:科学出版社,2012.

[14]吴斌.护理心理学[M].合肥:安徽大学出版社,2011.

[15]马存根.医学心理学[M].北京:人民卫生出版社,2009.

[16]郑希付.心理咨询原理与方法[M].北京:人民教育出版社,2011.

[17]姜乾金.护理心理学[M].杭州:浙江大学出版社,2011.

[18]杨艳杰.护理心理学[M].北京:人民卫生出版社,2012.

[19]赵淑萍.实用护理心理学[M].北京:北京大学医学出版社,2011.

[20]刘晓虹.护理心理学[M].上海:上海科学技术出版社,2010.

[21]胡佩诚.护理心理学[M].北京:北京大学医学出版社,2009.

[22]彭聃龄.普通心理学[M].北京:北京师范大学出版社,2012.

[23]蓝琼丽.护理心理学[M].西安:西安交通大学出版社,2014.